皮膚科医の「見る技術」!

一瞬で見抜く疾患100

Snap Diagnosis
トレーニング帖

【編著】梅林芳弘 秋田大学医学部皮膚科 准教授

秀潤社

―― 推薦の言葉 ――

診断は直観だ

　芸術は爆発だ、岡本太郎にならってみました。皆さんが皮膚科医になるきっかけとして、目で見ただけで診断がぴたりと言い当てられる、その醍醐味に魅せられたのではありませんか？　勘働き、テレビの鬼平（火付盗賊改、長谷川平蔵）シリーズでもしばしば耳にする言葉です。その勘を理論的に裏付けしたのが本書です。勘は決して当て推量やあてずっぽうではありません。それなりの根拠に基づいているのですが、他人を納得させられるように語るのが難しい。著者の梅林先生は、それをきちんと科学的に説明してくれています。読者の方は演繹法、帰納法というのは高校時代に習っているはずですし、幾何や物理の試験問題で答えを出した後に、さかのぼって検算した経験をお持ちでしょう。それと同じことだったのです。

　直感が磨かれるためには経験が必要だ、それは当然です。そのためには日夜勉強し、多くの症例を診察し、先輩の話を聞き、学会で耳を傾ける、そういう努力を抜きにして、楽して成果を得ようというのは虫が良すぎます。そういう機会が得られなければ、図譜、アトラスをたくさん、繰り返し見ることです。読むのではなく、見て覚えるのです。図譜は大部で高価なので個人で買うのはためらわれるかもしれません。それなら医局で購入してもらいましょう。勉強のための図書購入を嫌がる医局長や部長は、教育に熱意がないので見限ってしまえばいいのです。

　そういう勉強法では見たことがない疾患は診断出来ないのではないかという反論がありそうですが、決してそうではありません。臨床像を分析できる目が養われ、診断に至る思考回路が確立されれば、当たらずといえども遠からずという境地にまでは到達できます。

　この本はそういったアトラスとしての側面と、思考過程の理論武装・教育の両方を兼ね備えています。

　著者の梅林芳弘先生は、私の信頼する数少ない医師の一人です。私が筑波大学の医局で講演するたびごとに適切なコメントや鋭い質問を投げかけてくださり、私はその知識の深さと幅広さに感銘を受けていました。そのようないきさつでVisual Dermatologyの編集を依頼し、見事に期待に応えていただいたわけです。

　Yes, no の二者択一で進むアルゴリズム、これは私の性に合いません。どちらでもない、どちらか判らない、そういう曖昧さを許さない思考方法は、一旦道を踏み外すととんでもない結論に導かれかねません。いまだに世界中で続く、人と人との諍いも、敵か味方か、味方でなければ敵だ、そういう思考に根ざしているように思えてなりません。

大原　國章

編著者，執筆者，症例提供・執筆協力者一覧

編著者
- 梅林芳弘　　秋田大学皮膚科

執筆者
- 中村泰大　　埼玉医科大学国際医療センター皮膚腫瘍科・皮膚科
- 伊藤周作　　日立総合病院皮膚科

症例提供・執筆協力者（五十音順）
- 石田晋之介　石田皮ふ科
- 伊藤美佳子　水戸赤十字病院皮膚科
- 榎本久子　　守谷第一病院皮膚科
- 大原國章　　虎の門病院皮膚科
- 小笠原理雄　あきわ皮膚科
- 片寄喜久　　市立秋田総合病院乳腺内分泌外科
- 川内康弘　　東京医科大学茨城医療センター皮膚科
- 河村智教　　河村皮膚科
- 高野なぎさ　つくばセントラル病院皮膚科
- 小玉光子　　秋田看護福祉大学
- 小松崎寛子　きぬ医師会病院皮膚科
- 小谷野博正　秋田大学形成外科
- 佐藤俊樹　　さとう皮膚科クリニック
- 津田昌明　　とまこまい北星皮膚科
- 豊島あや　　秋田大学皮膚科
- 長門　一　　ながと皮膚科クリニック
- 南野義和　　ひたちなか総合病院皮膚科
- 能登　舞　　秋田大学皮膚科
- 丸山　浩　　筑波大学皮膚科
- 輪湖雅彦　　国立病院機構千葉医療センター形成外科

緒言／本書の使い方

　Snap diagnosis というのは，snapshot のように瞬時に閃き下される診断のことである．これを貶める言説は「診断は絵合わせでなく論理的に考えよ」というものであるが，診断の「論理」とは診断仮説を立ててそこから次に行うべきことを演繹し検証して行く，という作業（仮説演繹法）にほかならない．では，作業の端緒となる診断仮説はどうやって立てているのかというと，そこには万人向けの「論理」はなくて，仮説生成を行うのはやはり閃き（パターン認識＝snap diagnosis）としかいいようがないのである．

　皮膚科疾患の多くは snap diagnosis で診断がつく．これが皮膚科診断の醍醐味の一つであり，これに魅せられて皮膚科を選んだ向きも多いのではないかと推測する．もちろん一目見てわからない疾患にも多々遭遇するのであるが，上記の仮説演繹法まで含めれば snap diagnosis の守備範囲は広い．

　筆者はかねてこのことに興味を抱き，皮膚科学における診断のパターンをまとめてみたいと考えていたが，数年前 Visual Dermatology（VD）誌の責任編集の機会を与えられたため，同誌10巻6号（2011）で「snap diagnosis トレーニング帳」と題した特集を編纂した．同号は幸い江湖に受け容れられたらしく（本当かどうかは知らない），書肆の求めに応じ再編集して書籍化することにしたのが本書である．

　とはいえ既に VD 誌の特集号をお求めになった方は，そのままでは購入意欲をそそられないであろうから，雑誌版60問の一部を整理し，更に40問超の新作を加えて全体で100問に膨らませた．雑誌版から据え置きの問題においても，症例や写真の入れ換え・追加，解説文の加筆・彫琢を全編にわたって細かく行った．雑誌版は紙幅の関係で1ページに上下2問の抱き合わせとなり，2問ずつ解くことを勧奨せざるを得なかったが，書籍版では1ページ1問でより読みやすくなったと思う．

　以下は，簡単な本書の「取扱説明書」である．

1．問題（右ページ）

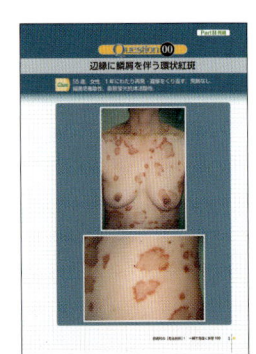

　ヒントは，写真とごく簡単な現病歴（Clue）である．しかし，例えば drug-induced hypersensitivity syndrome（DIHS）が答えだったとして「抗痙攣薬内服中」などという重要なヒントは書いていない．試験の場合これを書かないと受験生から「わかるか！」と文句を言われかねないが，実際の診療の場で中毒疹の患者が「抗痙攣薬内服中です」と言ってくれるとは限らない（往々にして言わない）のだから，「抗痙攣薬というヒント→DIHS」という解法テクニックは役に立たないかもしれないのである．実際は，発疹を見て DIHS と仮説を立てられなければ，薬歴を確認することも怠ってしまう可能性がある．本書では，限られた情報の組み合わせから診断仮説を導くトレーニングになるように作問を行った．

2．解答と解説（開いて左ページ）

　疾患の一般論を一定のフォーマットで述べる教科書的な作りは避けることにした．どういうパターンで診断に到るのか，どこに pitfall があるのか，などの clinical pearl と思われる内容を，よく言えば自由闊達な筆致で書いている（悪く言えば××だが，緒言に相応しくないので書かない）．

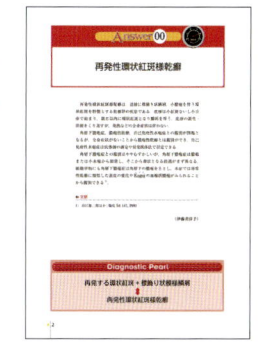

　診断の骨子は，「 Diagnostic Pearl 」に凝縮して示した．pearl とは何かというと，例えば「女性を見たら妊娠と思え」というようなことであろう．これを図式で示すと「女性→妊娠」となる．しかし，この一方通行のアルゴリズムは余りに乱暴に思われる．というのは「妊娠」というのが「妊娠と診断する」ということではなく「妊娠しているかを確認する」という意味であるのに，その含意が消えてしまうからだ．そこで，一方通行でないことを示すために「→」ではなく「⇔」を用いて「女性⇔妊娠」のように表記した．妊娠を疑って問診するも否定されたら戻ればいい，というニュアンスである．更に言えば「妊娠」には「妊娠の確認」と「妊娠の診断」が一体となっている．これを分解するなら「女性→妊娠の確認⇔妊娠の診断」になるだろう．本書の「 Diagnostic Pearl 」はこのような考えの下に表記している（もっとも，一目見て妊娠の可能性のない女性もいるから，「女性⇔妊娠の確認⇔妊娠の診断」とした方がいいのかもしれないが，そこまでは考えなかった）．

　難易度 ◎ はおおまかな目安として，レベル0が医学生，レベル1が研修医，レベル2が専門医，レベル3は指導医を想定している．レベル4は恐らく難問と思われる．ただし，すべて皮膚科医の立場での難易度を付した．他科の医師からすれば診断容易な疾患でも，皮膚科医にとってなじみがなければ難問になる場合がある．

　雑誌版と同様，多くの問題を中村泰大先生（埼玉医科大学国際医療センター）と伊藤周作先生（日立総合病院）にご執筆いただいた．思えば，雑誌版のときは筆者の提出した写真の質が低く，両先生から提供された写真で何とか面目を保ったものである．その後，二人に臨床写真の撮り方をレクチャーしてもらったので，本書では幾分ましなものを供覧出来たのではないかと思う．両先生とも虎の門病院で大原國章先生の薫陶を受けており，この点，私は不肖の孫弟子ということになる．

　大原先生が推薦文を寄せて下さったのは孫弟子のためではなく二人の愛弟子のためだと思いますが，深く感謝申し上げます．また，症例提供にご協力下さった先生方，何かと修正の多い筆者に長く辛抱強くお付き合い頂いた学研メディカル秀潤社編集部　宇喜多具家さんにも感謝致します．

2014年4月

梅林芳弘

皮膚科医の「見る技術」！ 一瞬で見抜く疾患100
―Snap Diagnosisトレーニング帖―

2 ｜ 推薦の言葉
3 ｜ 編著者, 執筆者, 症例提供・執筆協力者一覧
4 ｜ 緒言

Snap Diagnosisトレーニング帖　Q&A100

Part 1 頭頸部

15 ｜ Qestion01 こめかみの結節
17 ｜ Qestion02 頭部の紅色結節
19 ｜ Qestion03 頭部の膿疱・痂皮・脱毛局面
21 ｜ Qestion04 びまん性脱毛と手の褐色斑
23 ｜ Qestion05 頭部の皺襞
25 ｜ Qestion06 頭部の脱毛斑
27 ｜ Qestion07 頭部の小結節
29 ｜ Qestion08 前額部の皮下腫瘤
31 ｜ Qestion09 上眼瞼の結節
33 ｜ Qestion10 顔面の多発性丘疹・小結節
35 ｜ Qestion11 上眼瞼の紅色局面
37 ｜ Qestion12 眉毛部の皮下結節
39 ｜ Qestion13 頰部に多発する小結節
41 ｜ Qestion14 顔面の角化性紅斑
43 ｜ Qestion15 顔面の紅斑・丘疹
45 ｜ Qestion16 顔面・上肢に多発する角化性丘疹
47 ｜ Qestion17 頰のびらん・潰瘍
49 ｜ Qestion18 左頰の変形
51 ｜ Qestion19 耳介上部の腫脹
53 ｜ Qestion20 耳介後部の結節
55 ｜ Qestion21 下口唇の半球状小結節
57 ｜ Qestion22 口唇の色素斑
59 ｜ Qestion23 下顎の排膿を伴う小結節

61	Qestion㉔	頸部の黄白色局面
63	Qestion㉕	口唇・陰嚢・四肢の紅斑・びらん
65	Qestion㉖	顔面の浮腫
67	coffee break 1	メタ認知，徹底的検討法，アルゴリズム法

Part 2　上肢・体幹

69	Qestion㉗	指背の結節
71	Qestion㉘	植皮片の異常
73	Qestion㉙	母指の紅斑・鱗屑・亀裂
75	Qestion㉚	中指の紅斑・水疱
77	Qestion㉛	示指末節の腫脹
79	Qestion㉜	手背の褐色斑・脱色素斑
81	Qestion㉝	掌蹠の落屑性紅斑
83	Qestion㉞	手背の白い発疹
85	Qestion㉟	手背に多発する小結節
87	Qestion㊱	手背と前腕の角化性結節
89	Qestion㊲	手背〜前腕の皮斑
91	Qestion㊳	体幹・四肢に散在する丘疹
93	Qestion㊴	左腕の水疱・びらん
95	Qestion㊵	肘の腫瘤
97	Qestion㊶	上腕屈側の皮下腫瘤
99	Qestion㊷	上肢〜側胸部の発赤・腫脹
101	Qestion㊸	肩の色素斑
103	Qestion㊹	肩の皮下結節
105	Qestion㊺	体幹の色素沈着
107	Qestion㊻	左胸の硬結
109	Qestion㊼	右頸部〜胸部の発赤・腫脹
111	Qestion㊽	全身の発疹
113	Qestion㊾	全身に播種する丘疹性紅斑
115	Qestion㊿	体幹を一周するくびれ
117	coffee break 2	パターン認識，仮説演繹法，二重過程理論

Part 3 体幹・陰部・臀部

- 119 **Qestion 51** 全身の痒み・搔破痕
- 121 **Qestion 52** 背部の局面
- 123 **Qestion 53** 背部の紅斑
- 125 **Qestion 54** 体幹の丘疹・結節
- 127 **Qestion 55** 背部に多発する赤褐色斑
- 129 **Qestion 56** 体幹の多発性丘疹
- 131 **Qestion 57** 腹部の痒い発疹
- 133 **Qestion 58** 腹部の褐色局面
- 135 **Qestion 59** 左側腹部の腫瘤
- 137 **Qestion 60** 恥骨部の手掌大腫瘤
- 139 **Qestion 61** 臍の結節
- 141 **Qestion 62** 臍の炎症
- 143 **Qestion 63** 臍の腫瘤
- 145 **Qestion 64** 外陰部の白色局面
- 147 **Qestion 65** 外陰部の多発性丘疹
- 149 **Qestion 66** 陰嚢の有茎性結節
- 151 **Qestion 67** 陰茎の索状硬結
- 153 **Qestion 68** 腰部の結節
- 155 **Qestion 69** 腰部〜臀部の紅斑・色素斑
- 157 **Qestion 70** 腰背部の色素沈着
- 159 **Qestion 71** 臀裂近傍の膿瘍
- 161 **Qestion 72** 臀裂正中部の結節
- 163 **Qestion 73** 尾骨部の褐色局面
- 165 **Qestion 74** 臀部の紅斑・びらん
- 167 **Qestion 75** 臀部の結節
- 169 **Qestion 76** 右臀部の皮下腫瘤

- 171 **coffee break 3** アブダクション, ホームズの推理法, ヒューリスティック

Part 4 主に下肢

175	Qestion 77 臀部～大腿の茶褐色斑
177	Qestion 78 外陰部周囲に多発する結節
179	Qestion 79 大腿皮下の数珠状結節
181	Qestion 80 大腿の有毛性局面
183	Qestion 81 大腿の紅斑・痂皮
185	Qestion 82 大腿の腫瘤
187	Qestion 83 下腿の結節
189	Qestion 84 下腿の皮疹
191	Qestion 85 四肢の色素斑
193	Qestion 86 下腿の腫脹・悪臭
195	Qestion 87 下腿の色素斑
197	Qestion 88 踵内側の多発性丘疹
199	Qestion 89 下肢の著明な腫脹・疼痛
201	Qestion 90 足の潰瘍
203	Qestion 91 足の紅斑・丘疹・小水疱
205	Qestion 92 足趾の結節
207	Qestion 93 足趾の小結節
209	Qestion 94 爪の黒色斑
211	Qestion 95 小趾の発赤・腫脹
213	Qestion 96 足趾の爪が変形
215	Qestion 97 足底の小結節
217	Qestion 98 足底の結節
219	Qestion 99 足が痛い
221	Qestion 100 尿バッグの着色

223	Snap diagnosisトレーニングのための参考図書案内
225	Snap diagnosisトレーニング帖　Q&A100：解答一覧
228	索引

皮膚科医の「見る技術」！ 一瞬で見抜く疾患100 ─Snap Diagnosis トレーニング帖─

写真でみる目次

Part 1 頭頸部

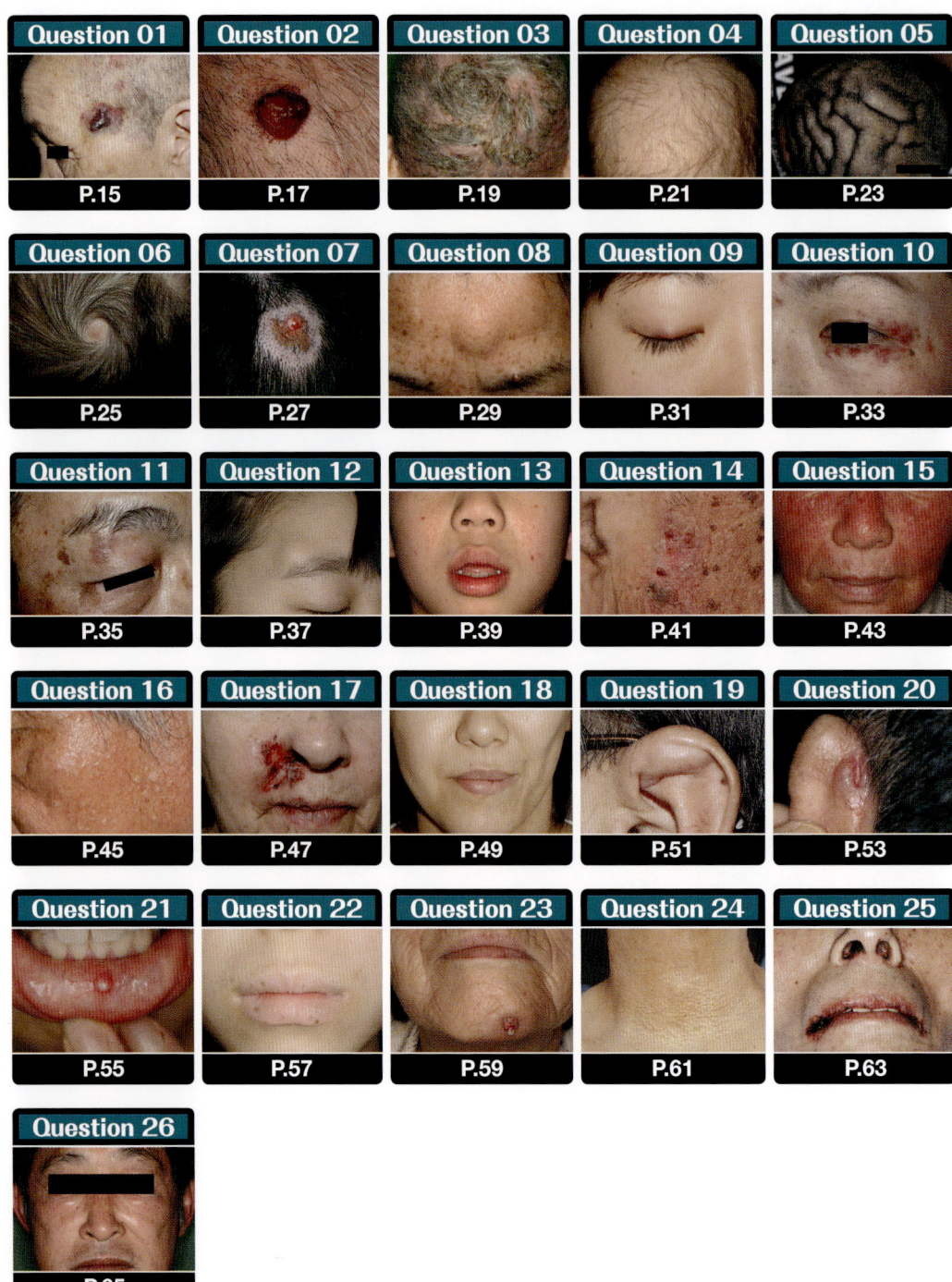

Part 2 上肢・体幹

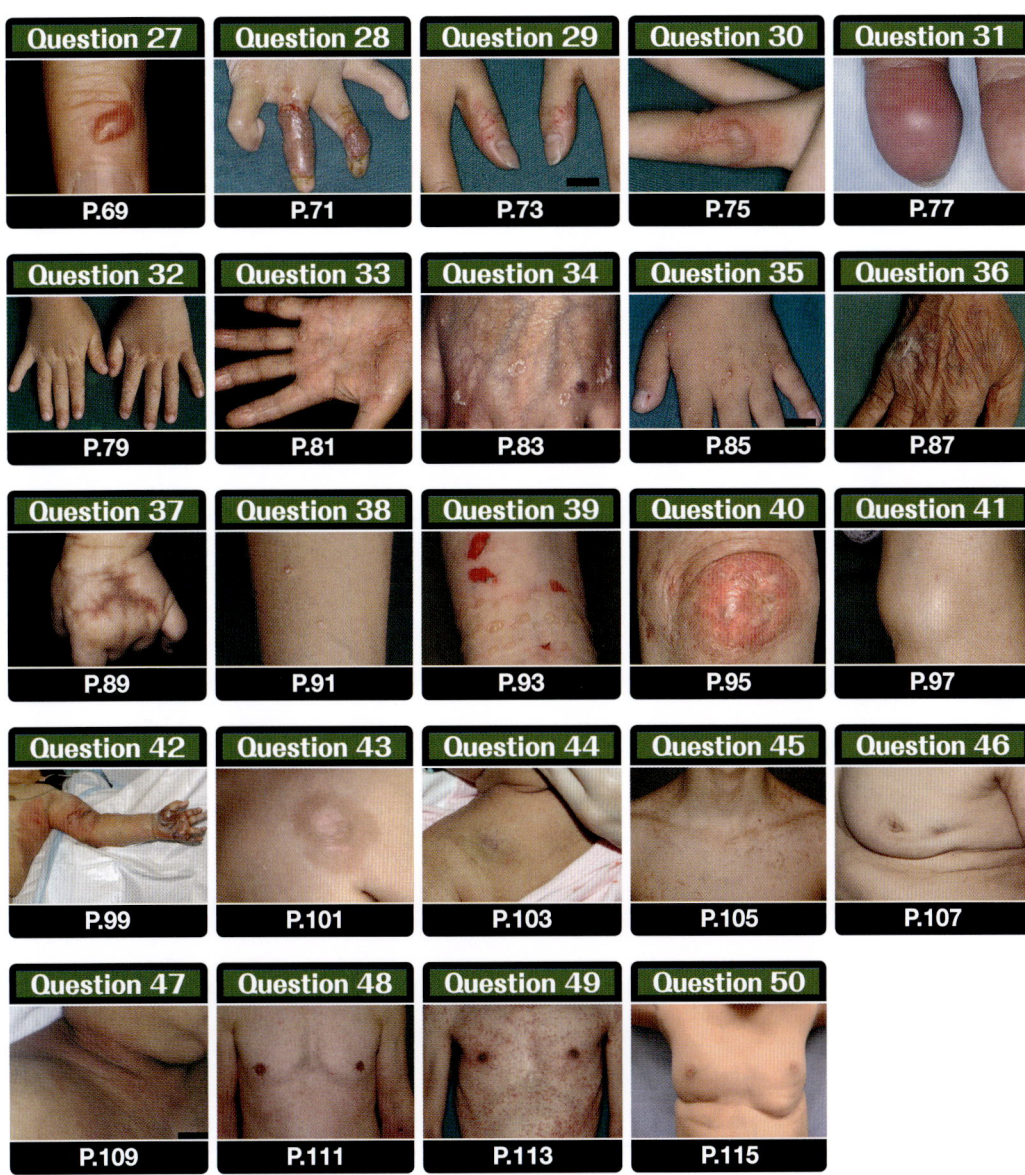

Part 3 体幹・陰部・臀部

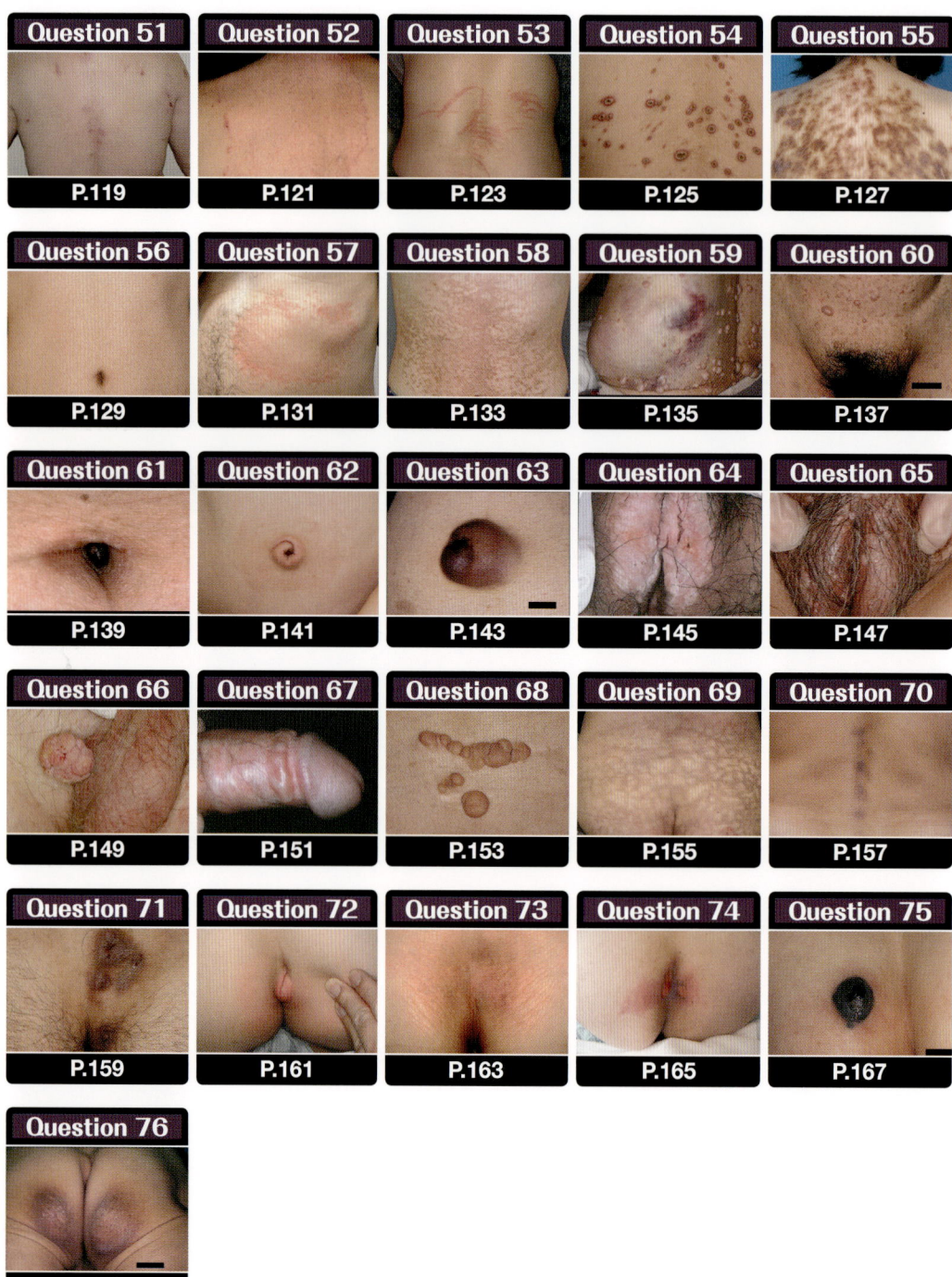

写真でみる目次

Part 4 主に下肢

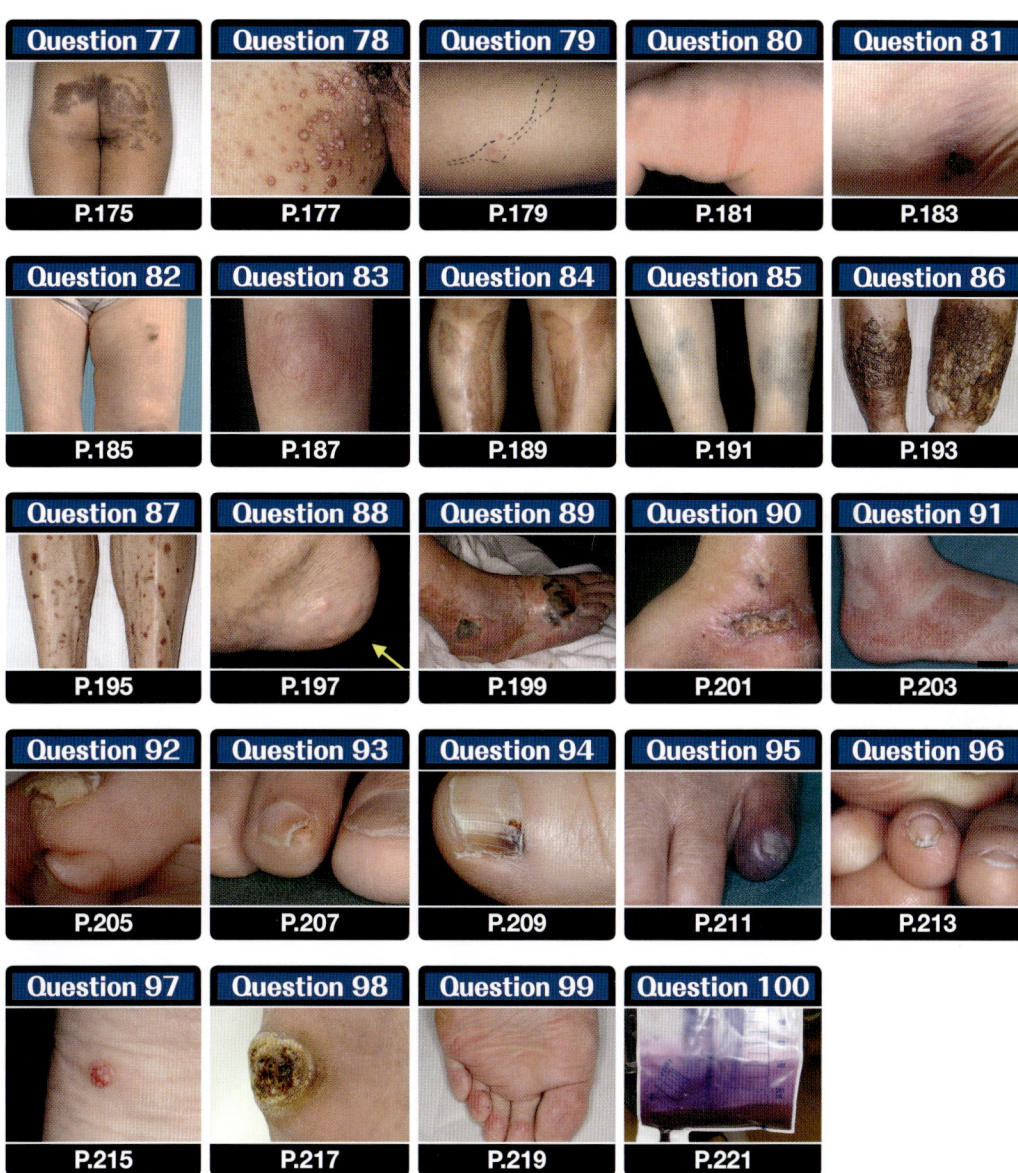

本書に記載されている内容は，出版時の最新情報に基づくとともに，臨床例をもとに正確かつ普遍化すべく，著者，編者，監修者，編集委員ならびに出版社それぞれが最善の努力をしております．しかし，本書の記載内容によりトラブルや損害，不測の事故等が生じた場合，著者，編者，監修者，編集委員ならびに出版社は，その責を負いかねます．
　また，本書に記載されている医薬品や機器等の使用にあたっては，常に最新の各々の添付文書や取り扱い説明書を参照のうえ，適応や使用方法等をご確認ください．

株式会社 学研メディカル秀潤社

Question 01

こめかみの結節

Clue 83歳，女性．2カ月前に出現．隆起してきた．

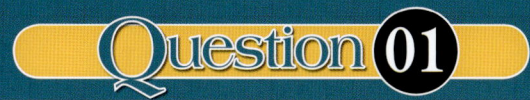

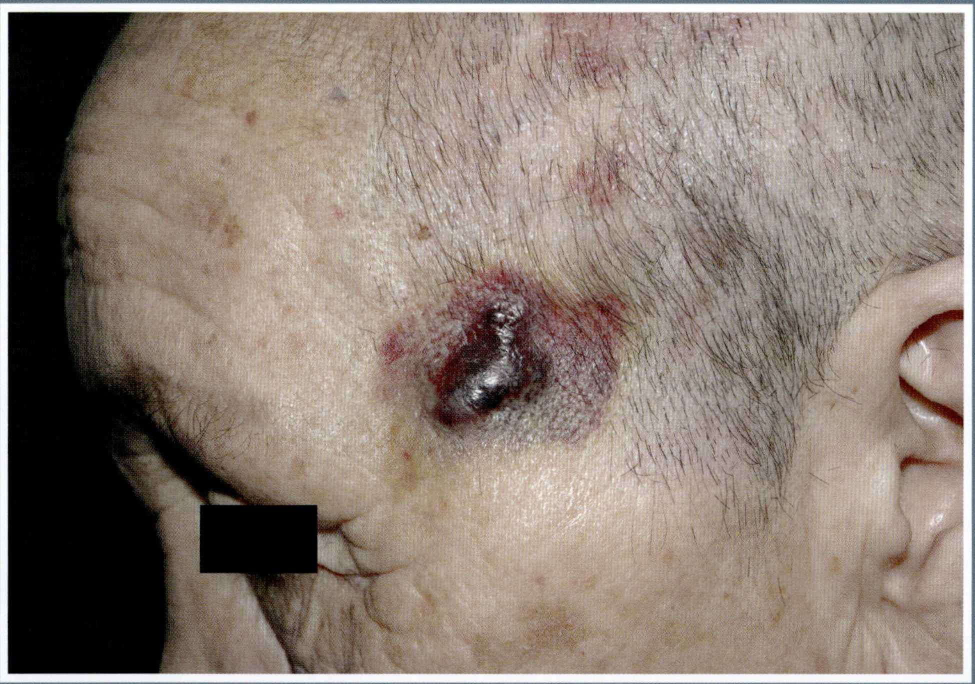

Answer 01

血管肉腫
(angiosarcoma)

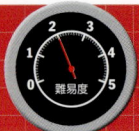

　血管肉腫の臨床病型は，斑状型，結節型，潰瘍型に分ける．潰瘍型は，潰瘍のみに着目すると診断がむずかしいことがある．臨床病型は混在することが多い[1]ので，髪を短く切って潰瘍周囲を広く観察すれば，斑状病変・結節性病変が現れてくることが期待できる[2]．

　本例のこめかみの病変は暗赤色の結節性病変である．周囲に赤い斑状病変が囲み，さらに淡い紅斑が側頭部にも拡がっているのがわかるから，潰瘍型よりは血管肉腫を想起しやすいと思われる．本例は元々髪が短く，容易に頭皮全体を見渡し得た（下図）ため，血管肉腫の診断に迷うところはなかった．

　ただし，髪が長く伸びて頭皮を覆い隠している症例では，眼前の結節だけに着目され，血腫や血疱などと考えられて安易に切開されてしまうこともある．これは他科の医師が本腫瘍を知らないことが多いからである．予後の悪い皮膚腫瘍としてメラノーマは人口に膾炙しているが，もっと予後の悪い血管肉腫については啓蒙，といって悪ければ注意を喚起する必要がある．ちなみに，本例は手術，放射線療法，インターロイキン2による治療を行ったが，術後約1年で死亡している．本腫瘍の予後はきわめて不良である[1]．

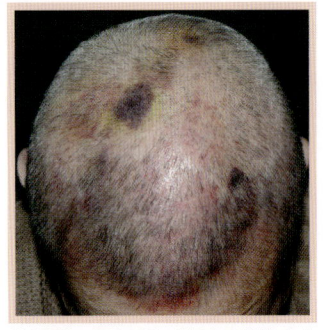

前頭部〜頭頂部に拡がる斑状病変
（文献3より引用，改変）

● 文献

1) 増澤幹夫，増澤真実子：1冊でわかる皮膚がん，文光堂，東京，p289, 2011
2) 梅林芳弘：J Visual Dermatol 10: 561, 2011
3) 眞鍋 求，梅林芳弘：シンプル皮膚科学，南江堂，東京，p292, 2014

（梅林芳弘）

Diagnostic Pearl

高齢者の被髪頭部 + 急速に拡大する斑・結節・潰瘍
↓
まず髪を切る
↕
血管肉腫

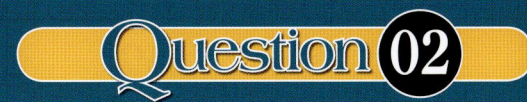

Question 02

頭部の紅色結節

Clue 65歳，男性．2カ月前から左側頭部に，易出血性の紅色結節が出現．急速に増大し，初診時17 × 15mm大．

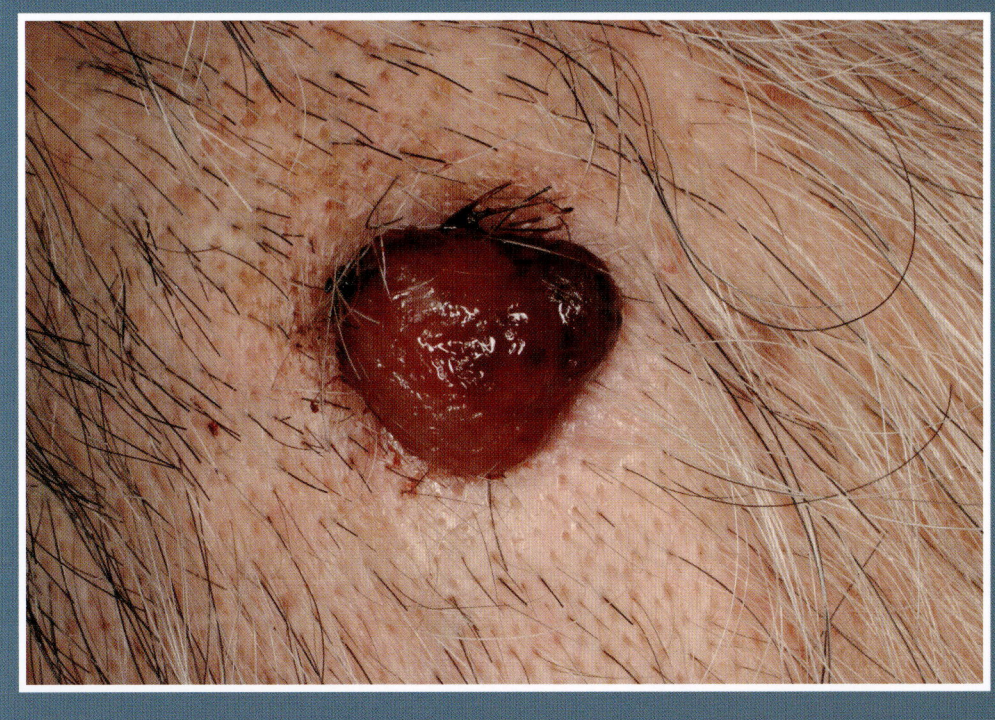

Answer 02

amelanotic melanoma
（無色素性黒色腫）

　本例のような易出血性の紅色結節を来す疾患で，もっとも頻度が高いのは毛細血管拡張性肉芽腫，稀ではあるものの常に鑑別にあげるべきなのは amelanotic melanoma である．
　amelanotic melanoma もよく観察すると，一部が黒色から褐色調を呈していたり，病変の基部に色素斑が隠れていたりすることも多い．本例は病理組織像にてわずかにメラニン色素を認めたが，臨床像では手掛かりが少ないから snap diagnosis で amelanotic melanoma と診断できるわけではないが，診断仮説としては必ず考えるべき，という意味で出題した．
　黒色の結節・腫瘤で melanoma（悪性黒色腫）を疑うのは常識であるが，紅色の結節・腫瘤でも melanoma の疑いを捨ててはいけない．ちなみに下図も一見毛細血管拡張性肉芽腫に見えるが，amelanotic melanoma である．
　小児など若年者で，有茎性，10 mm 程度までの病変であれば，臨床的に毛細血管拡張性肉芽腫としてまずは液体窒素による冷凍療法を試みるのもよい．一方，中高年以上では常に amelanotic melanoma の可能性を考えて，サイズが大きいなど少しでも疑わしいものは生検（可能な限り切除生検）を行い，病理組織学的に確認することが望ましい．

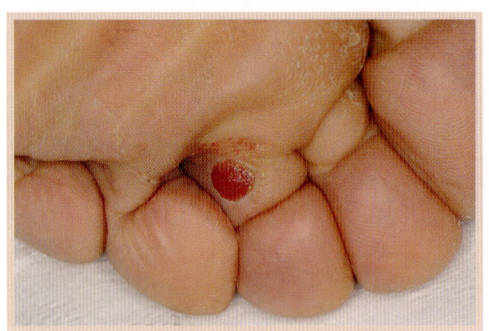

60歳，女性．足趾の amelanotic melanoma

（伊藤周作）

Diagnostic Pearl

成人 ＋ 毛細血管拡張性肉芽腫様の病変
⬇
病理組織学的検査
⬍
amelanotic melanoma

Question 03
頭部の膿疱・痂皮・脱毛局面

Clue 89歳，女性．1年前から頭部に痒みがあり，ステロイド外用薬を使用している．1カ月前から，膿疱・痂皮が出現．毛髪は容易に抜ける．

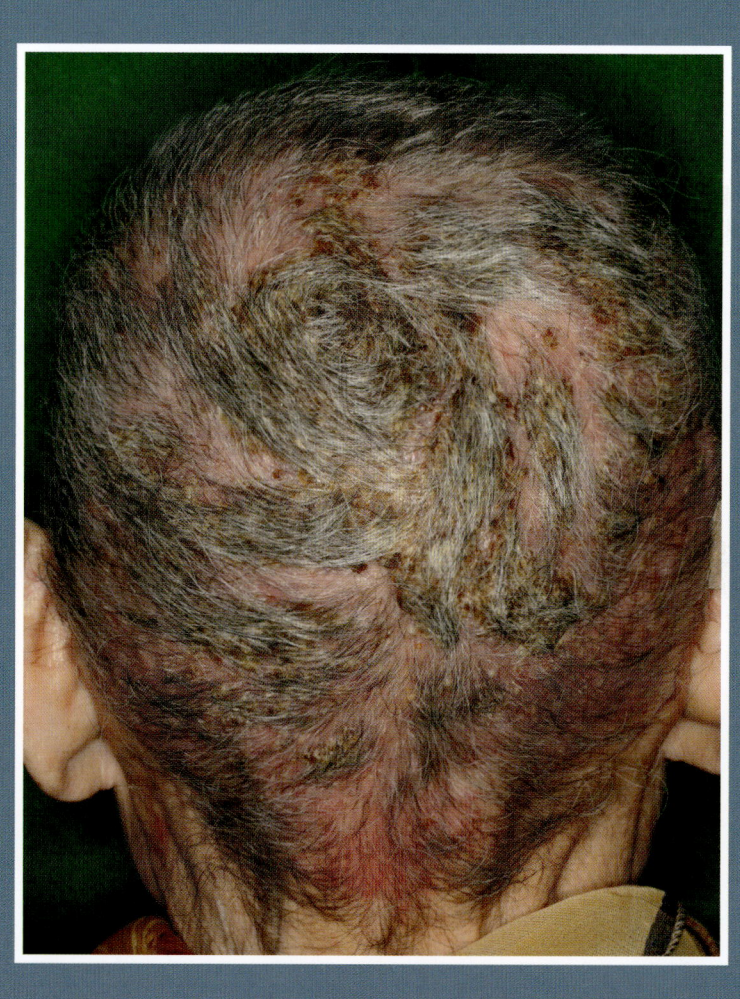

Answer 03

ケルスス禿瘡
(kerion celsi)

　白癬菌が真皮・皮下組織内で増殖するものは「深在性白癬」である．これに対し，真皮・皮下組織内での白癬菌の増殖はないが，毛包内で増殖した菌が毛包の破壊に伴って一時的に真皮内に放出されるものを「炎症性白癬」と称する．深在性白癬はきわめて稀であるが，炎症性白癬は比較的遭遇しやすい．

　ケルスス禿瘡は頭部に生じる炎症性白癬で，*Microsporum canis*，*Microsporum gypseum*，*Trichophyton rubrum*，*Trichophyton mentagrophytes* などが原因となる．以前は小児での発症が多かったが，近年の社会の高齢化に伴い，高齢者での発生例も増加してきた[1]．とくに高齢者では高頻度にステロイド外用薬の使用歴を有し[1]，ステロイドの誤用により頭部浅在性白癬から本症に移行したと思われる例も多い[2]．同薬の使用歴の聴取が本症を疑う鍵となる．

　臨床所見は，頭部に痂皮・膿疱・結節を混じる紅斑局面が生じる．病変部位の毛髪は容易に抜毛される．抜いた毛の KOH 直接鏡検による菌要素の確認で，診断が確定する．さらに，真菌培養により菌種を同定する．

　須毛部にも同様の炎症性白癬が生じることがある（白癬菌性毛瘡）．髭のある部位に限局したケルスス禿瘡類似の症状（膿疱や易脱毛性）をみたときは，白癬菌性毛瘡を考え，毛の KOH 直接鏡検を行う．

● 文献

1) 福田知雄：J Visual Dermatol 8: 510, 2009
2) Tanuma H et al: Mycoses 42: 581, 1999

（中村泰大，丸山 浩）

Diagnostic Pearl

頭部（須毛部）＋膿疱＋易脱毛性＋ステロイド外用薬の使用歴
⬇
KOH 直接鏡検
⬆⬇
ケルスス禿瘡（白癬菌性毛瘡）

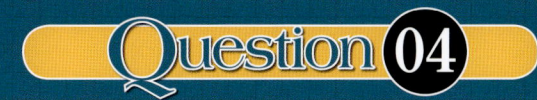

Question 04
びまん性脱毛と手の褐色斑

Clue 60歳，女性．10日前に突然，頭髪と眉毛が抜け落ちた．相前後して，味覚障害・下痢も出現．

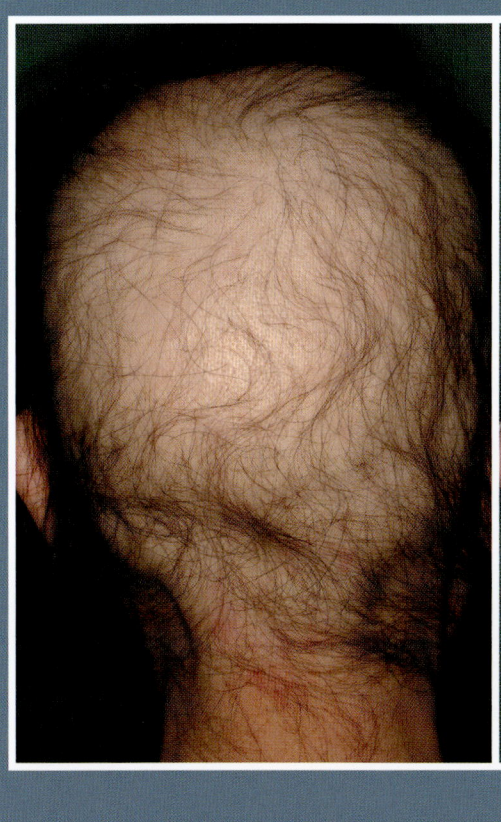
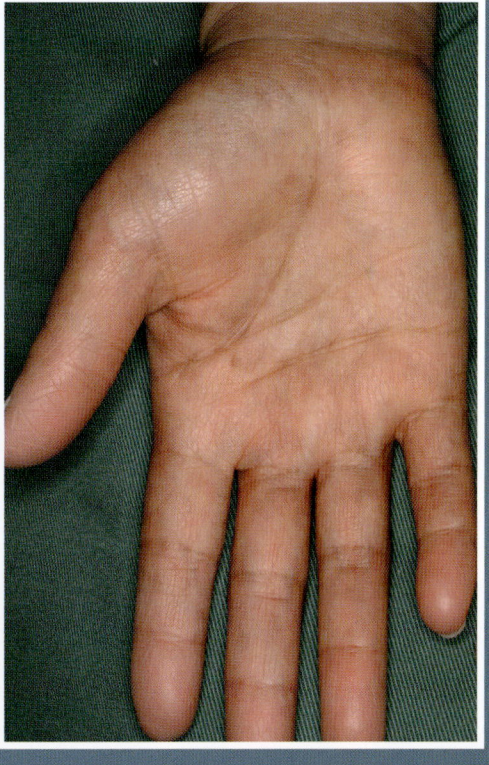

Answer 04

Cronkhite-Canada 症候群

　Cronkhite-Canada 症候群は，消化管ポリポーシス，下痢，びまん性脱毛，色素沈着，爪甲異常を生じる原因不明の非遺伝性疾患である．これまでの症例の75%が本邦から報告されている[1]．脱毛は腸管からの蛋白漏出に伴う栄養障害性のもので，突然始まることも多く，眉毛や体毛も脱落する．また，指や手掌，爪囲に淡い褐色の色素沈着を来すほか，爪甲の白濁・萎縮・横溝・爪甲脱落などの爪甲異常も出現する[2]．しばしば味覚障害も伴う．これらに，腹痛や下痢，食欲不振などの消化器症状があれば，本症を疑い，便潜血，低蛋白血症の有無をチェックする．さらに，内視鏡で消化管ポリポーシスが確認できれば，本症と診断できる．

　他にびまん性脱毛を来す疾患として，甲状腺機能亢進症／低下症や下垂体機能低下症などの内分泌異常，腸性肢端皮膚炎に伴う栄養障害性脱毛，分娩後脱毛症，第2期梅毒，SLEや強皮症などの膠原病，急速に進行し比較的短期間に回復するacute diffuse alopecia が鑑別にあがる．手指の色素沈着の鑑別としては，Peutz-Jeghers 症候群や Laugier-Hunziker-Baran 症候群，Addison 病などがあるが，これらでは通常脱毛を伴わない．

●文献

1) Reigert-Johnson DL et al: Digestion 75: 96, 2007
2) 日野治子：最新皮膚科学大系 特別巻2（玉置邦彦編），中山書店，東京，p81, 2002

（伊藤周作）

Diagnostic Pearl

びまん性脱毛 + 手の色素沈着 + 味覚異常 + 下痢
↕
Cronkhite-Canada 症候群

Question 05

頭部の皺襞(しゅうへき)

Clue 15歳，男子．最近，髪を短くして気がついた．

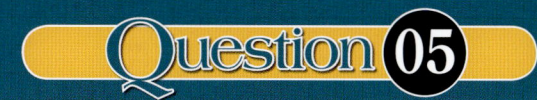

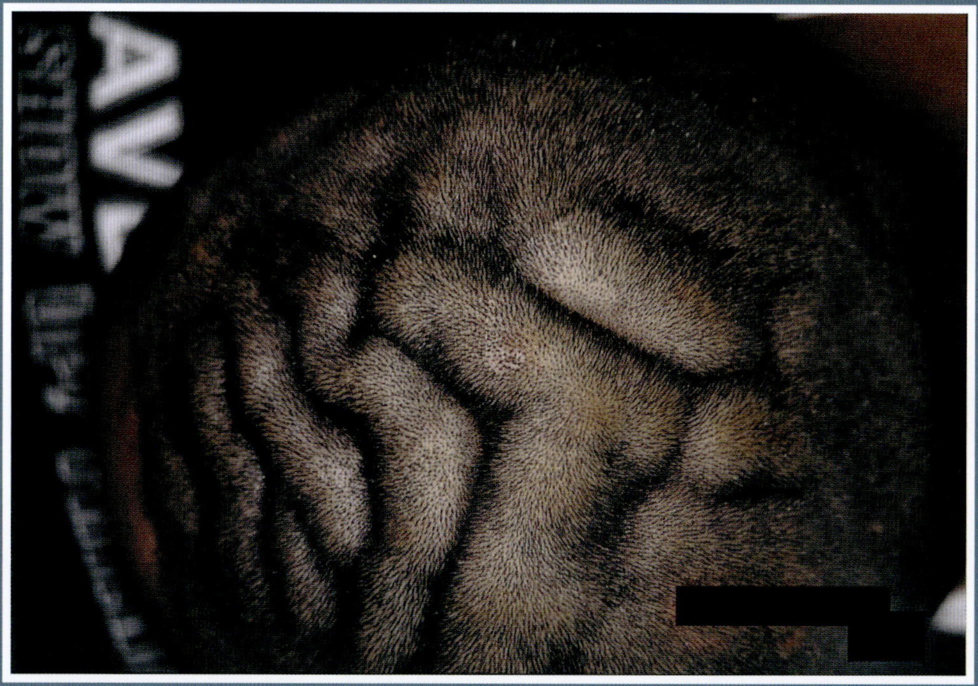

Answer 05

脳回転状皮膚
(cutis gyrata)

　脳回転状皮膚（cutis gyrata）は，皮膚の過形成によって生じた，大脳皮質の皺襞を思わせる状態を指す症状名である．解剖学用語では，大脳の gyrus の訳語は「脳回」であるから，脳回状皮膚といってもよい．ほとんど頭部・前額に生じ，前者を頭部脳回転状皮膚（cutis verticis gyrata），後者を前額部脳回転状皮膚（cutis frontalis gyrata）と称する．

　脳回転状皮膚は，母斑・外傷・湿疹・感染症・先端肥大症・小頭症など種々の疾患に合併または続発するが，pachydermoperiostosis（厚皮骨膜症）の一症状のこともある．これは，皮膚の肥厚性変化（pachydermia），骨膜性骨肥大（pachyperiostosis），ばち状指趾（clubbing finger）を3主症状とする遺伝性症候群である．本例は，脳回転状皮膚に加え，長管骨の骨膜性骨増殖を認め，pachydermoperiostosis の一型と考えた．

写真は文献1から引用，改変．

文献

1）梅林芳弘, 行木弘真佐, 斎藤義雄：西日皮膚 52: 923, 1990

（梅林芳弘）

Diagnostic Pearl

頭皮＋脳回（gyrus）を思わせる皺襞
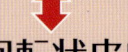
脳回転状皮膚

Part 1 頭頸部

Question 06

頭部の脱毛斑

Clue 1カ月, 男児. 生来つむじのところに痂皮が付着していた. それが脱落し, 脱毛斑になった.

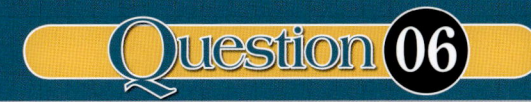

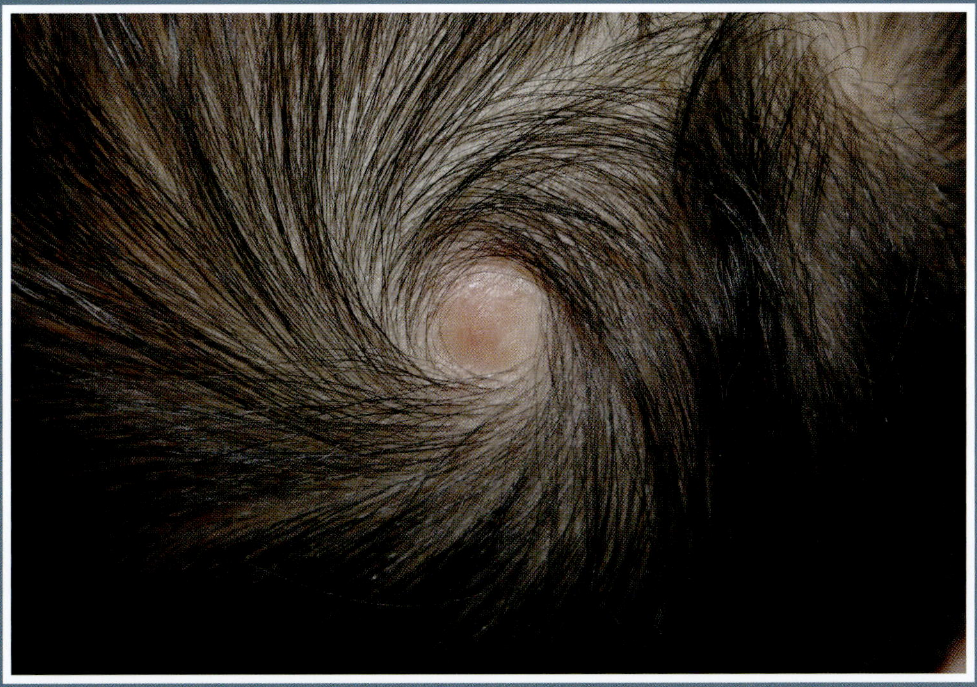

Answer 06

先天性皮膚欠損症
(aplasia cutis congenita)

　先天性皮膚欠損症は，出生時にみられる皮膚の欠損である．aplasia は形成不全という意味なので，いったん形成された後に消失する病態をも含めるとすれば，日本語病名の方が正確である．この和名に対応した英語の病名は，"congenital absence of skin"[1] ということになる．

　本症の臨床像は境界明瞭な円形ないし卵円形の痂皮・びらん・脱毛斑で，8割は頭部に発生し，そのうち7割は単発性である[1]．頭頂部のつむじのところに多くみられるのは，胎児期の脳の増大につれ，もっとも張力のかかる部位だから，と説明されている．原因はさまざまであり，合併奇形を有するもの，表皮母斑・脂腺母斑に伴うもの，脳髄膜瘤などに伴うもの，先天性表皮水疱症に伴うもの，催奇形因子によるもの等々あげられている．しかし，多くは症候性のものではない．

　欠損面積の大きな症例では病変が深く骨まで欠損していることがある[2]．その場合，硬膜が露出しており，直下には上矢状静脈洞が存在する．静脈洞からの大量出血は本症の死因の一つであり，安易に生検しようなどとは考えないことである．

● 文献

1) Moss C, Shahidullah H: Rook's Textbook of Dermatology 8th ed., Wiley-Blackwell, Chichester, 18.98, 2010
2) 赤間智範ほか: 皮膚病診療 33: 153, 2011

（梅林芳弘）

Diagnostic Pearl

出生時存在 ＋ 頭頂部正中 ＋ 痂皮・びらん・脱毛斑
↕
先天性皮膚欠損症

Question 07

頭部の小結節

Clue 12歳，女児．生下時より頭部に茶褐色局面あり．5歳ごろからその一部が隆起し，紅色小結節となった．

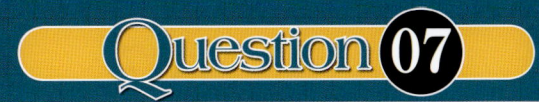

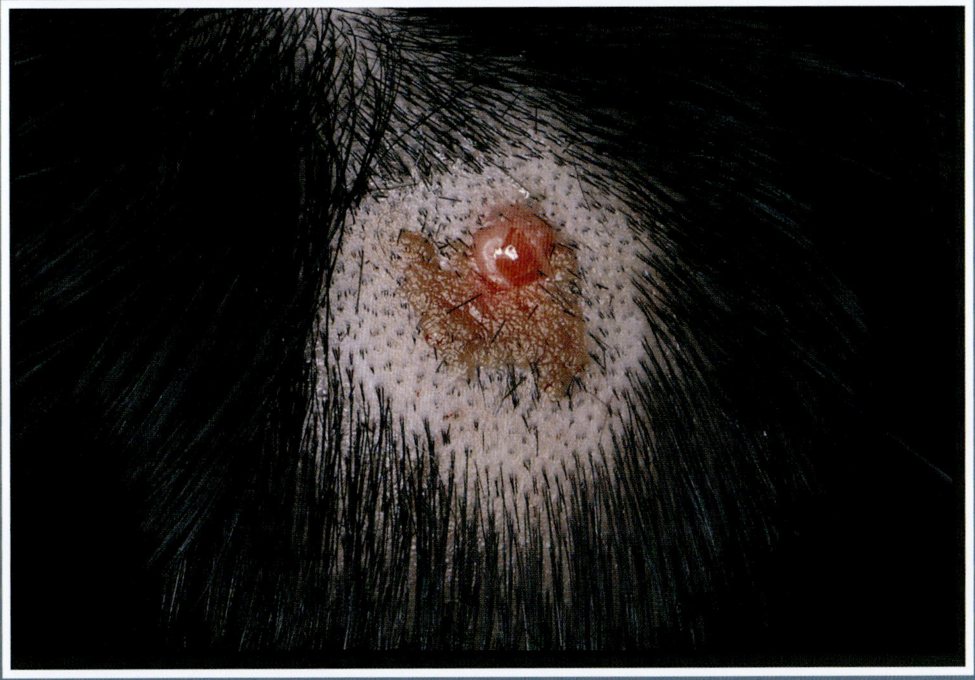

Answer 07

syringocystadenoma papilliferum
（乳頭状汗管嚢胞腺腫）

本例の頭皮の茶褐色局面は脂腺母斑であり，この診断は容易である．脂腺母斑は加齢に伴い基底細胞癌（下図），trichoblastoma（毛芽腫），syringocystadenoma papilliferum，sebaceoma（脂腺腫）など種々の皮膚付属器腫瘍が続発することが知られている[1]．その中でも，syringocystadenoma papilliferum の発生がもっとも多いとされている[2]．

syringocystadenoma papilliferum は脂腺母斑内ではびらんを伴う紅色結節の臨床像をとることが多く，脂腺母斑内に生じやすい付属器腫瘍を頭に入れておけば鑑別としてあげ得るだろう．

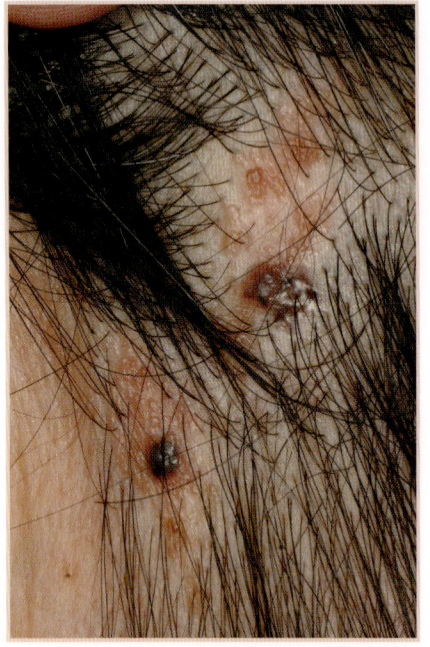

脂腺母斑上に生じた基底細胞癌（2 カ所の結節）

● 文献

1) 亀梨梨奈ほか：J Visual Dermatol 3: 1170, 2004
2) 泉 美貴：皮膚腫瘍 I，文光堂，東京，p67, 2010

（中村泰大，川内康弘）

Diagnostic Pearl

脂腺母斑 + びらんを伴う紅色結節
↕
syringocystadenoma papilliferum

Question 08

前額部の皮下腫瘤

Clue 65歳，女性．10年前より弾性硬，扁平な皮下腫瘤あり．

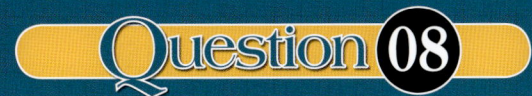

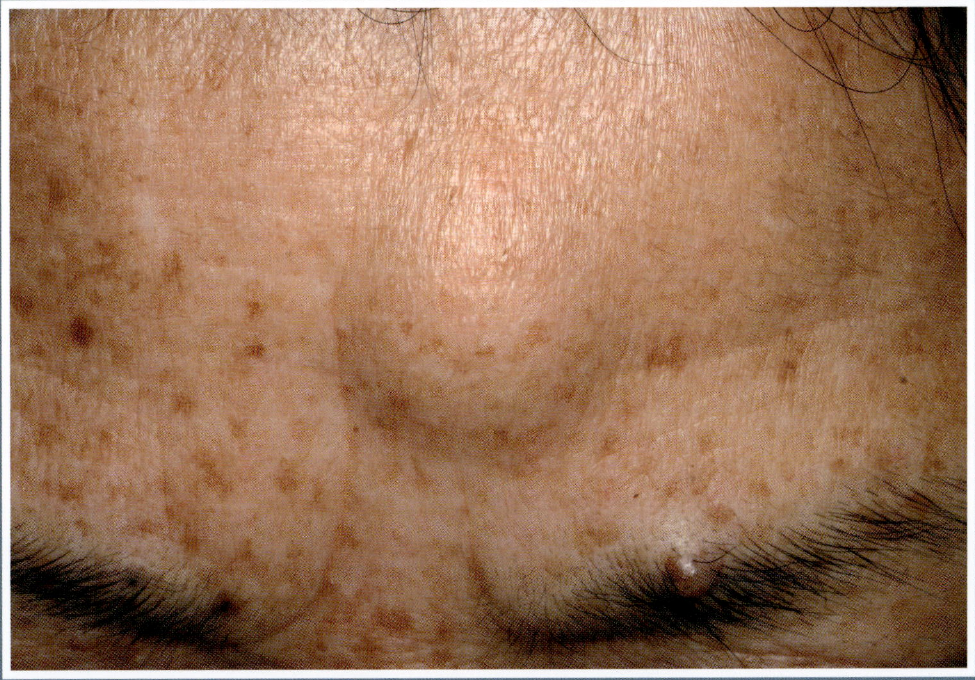

Answer 08

帽状腱膜下脂肪腫
（subgaleal lipoma）

　前額部の脂肪腫はしばしば前頭筋（帽状腱膜）と骨膜の間の狭いスペースに生じ，四肢・体幹の脂肪織内に生ずる脂肪腫に比べ可動性に乏しく，触診上もやや硬く触れる．異所性脂肪腫の一つとされ，帽状腱膜下脂肪腫とよばれる．

　本例は額に生じる扁平な皮下腫瘤であり，骨腫との鑑別が必要になる．脂肪腫の場合は弾性硬（より大きなものでは弾性軟）でわずかに圧縮性があるが，骨腫はその名の通り骨様硬に触れ圧縮性はない．超音波検査では，脂肪腫なら筋層下の低輝度の扁平腫瘤を，骨腫なら骨と連続する高輝度の腫瘤が観察される．また，骨腫では接線方向のX線で骨組織を確認できる．

　手術の際，前額の皮膚切開は横方向（皺方向）だが，眼窩内側から前頭筋上を縦に走行する血管や神経（眼窩上動静脈，滑車上動静脈，眼窩上神経，滑車上神経）を損傷しないよう前頭筋の切開は筋線維に沿って縦とする．腫瘍底面は骨膜との癒着があるため，切開部から揉み出すことは困難であり，形成剪刀などで剥離し摘出する[1]．

● 文献

1) 田村敦志：皮膚科診療プラクティス Day Surgeryの実際，文光堂，東京，p.275，1998

（伊藤周作）

Diagnostic Pearl

前額部＋扁平な皮下腫瘤＋骨腫が否定的（触診，画像）

帽状腱膜下脂肪腫

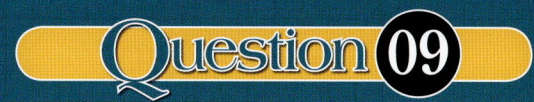

Question 09

上眼瞼の結節

Clue 30歳,女性.4カ月前からあり.自覚症状なし.

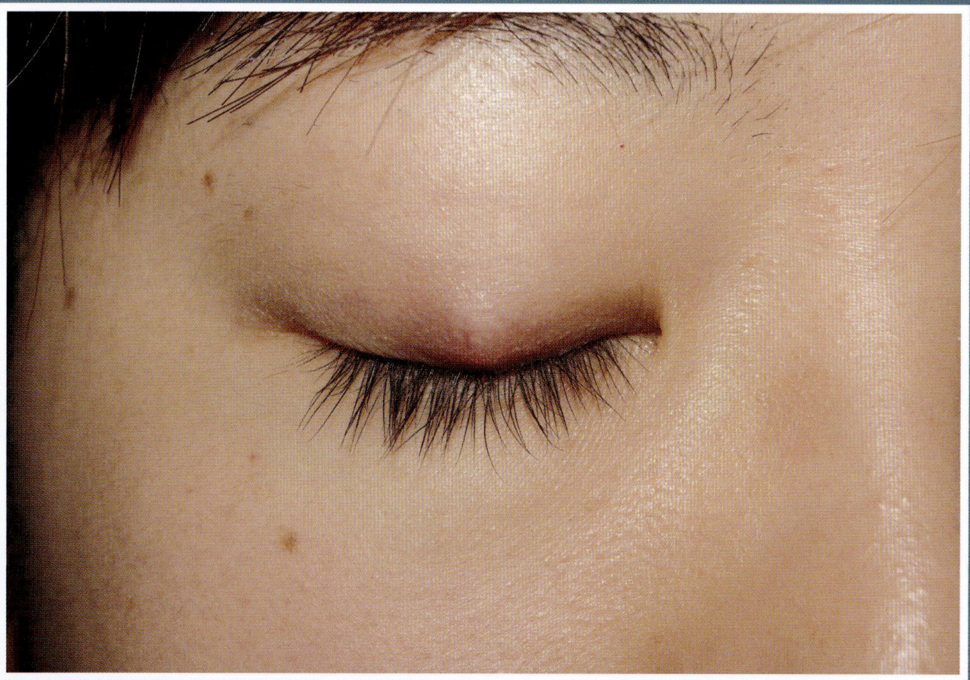

Answer 09

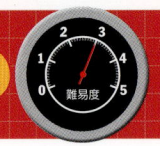

霰粒腫
(chalazion)

　眼瞼は眼科との境界領域であり，眼瞼の異常を主訴として皮膚科を受診する患者も少なくない．霰粒腫は皮膚科の教科書にはまず記載がないから，学生時代に読んだ眼科の教科書を思い出す必要がある．

　ところで，往時の眼科教科書には，「霰粒腫は瞼板腺梗塞による」と書かれていた．病理学的に「梗塞＝動脈閉塞による壊死」と考えて読むと，本症が理解できなくなってしまう．実は，本症の説明に出てくる「梗塞」は病理学的用語としてではなく，単に「ふさがること」の意味で使われているのである．もともと「梗塞」はそういう使われ方をしていたようで，日本国語大辞典（小学館）には19世紀（江戸末期〜明治初期）の用例が採集されている．しかし，近年「梗塞」といえばもっぱら医学領域において「動脈閉塞による壊死」という意味でしか用いないのであるから，霰粒腫についても「瞼板腺の閉塞」といった方がよいであろう．

　瞼板腺（Meibom腺）は独立脂腺であり，その閉塞によって分泌物が貯留，霰粒腫はこれに対して生じた非感染性の異物肉芽腫である．そう考えれば，皮膚科医は類似のものを診ているから理解しやすいと思われる．睫毛にも脂腺は付属する（睫毛腺＝Zeis腺）から，ここにも霰粒腫は生じうる．細菌感染症である麦粒腫に較べて慢性に経過し，発赤・腫脹・疼痛といった炎症反応は乏しい．なお，高齢者では，マイボーム腺癌との鑑別を要することもある．

（梅林芳弘）

Diagnostic Pearl

眼瞼の結節 ＋ 表皮の変化が乏しい ＋ 自覚症状なし
↕
霰粒腫

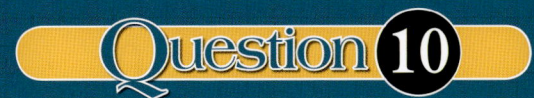

Question 10

顔面の多発性丘疹・小結節

Clue 32歳，女性．1年前からある．とくに両眼瞼，口囲に分布している．自覚症状なし．

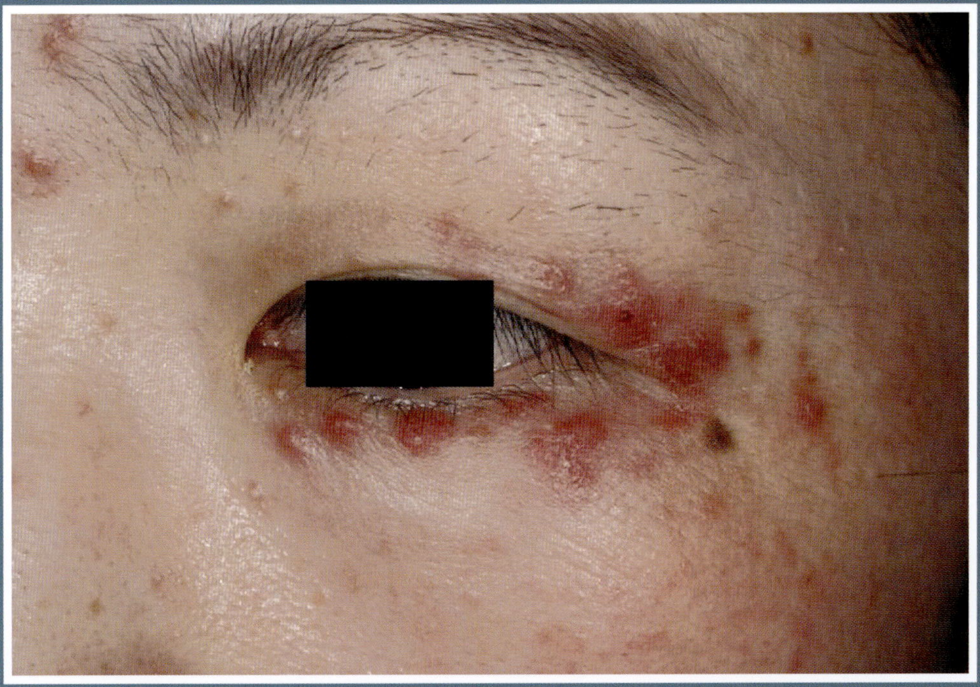

Answer 10

顔面播種状粟粒性狼瘡
(lupus miliaris disseminatus faciei)

　顔面播種状粟粒性狼瘡（lupus miliaris disseminatus faciei：LMDF）は主として顔面，とくに眼瞼・頬部・頤部などに半米粒大〜大豆大までの丘疹・小結節・小膿疱を左右対称性に生じる．丘疹・小結節の多くは発赤を伴い，とくに下眼瞼ではしばしば融合し，堤防状の肉芽腫性病変を形成する．自覚症状は乏しい．思春期，青年期に多いが，中年以降でも発症する．慢性に出没をくり返すが，多くは2〜3年で瘢痕を残して自然に治癒する．

　鑑別疾患として尋常性痤瘡，汗管腫などがあげられる．LMDFの個疹は痤瘡様であるが，眼瞼を中心として対側性に生じる特徴的な分布から尋常性痤瘡と鑑別する．汗管腫は眼瞼に生じる点が似るものの，個疹がより小さくほぼ常色〜黄色調で炎症を思わせる色調ではない（下図）．紛らわしい例は皮膚生検で鑑別することになる．

　LMDFの組織像は真皮における結核性肉芽腫の形成が特徴で，原因として結核との関係が論じられてきたが，近年の見解では否定されている．

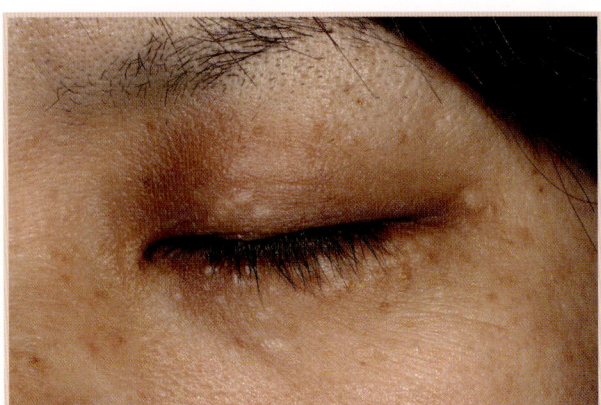

眼瞼の汗管腫　　　　　　　　　　　　　　　　　　　　　　　　（中村泰大）

Diagnostic Pearl

顔面に多発する丘疹・小結節 ＋ 眼瞼中心 ＋ 左右対称性
⇅
顔面播種状粟粒性狼瘡

Part 1 頭頸部

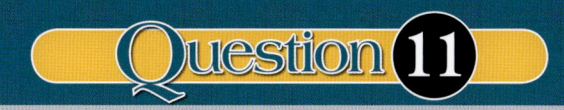

Question 11

上眼瞼の紅色局面

Clue 62歳，男性．5年前から存在した褐色斑が，最近赤くなって隆起し，痒みを伴ってきた．

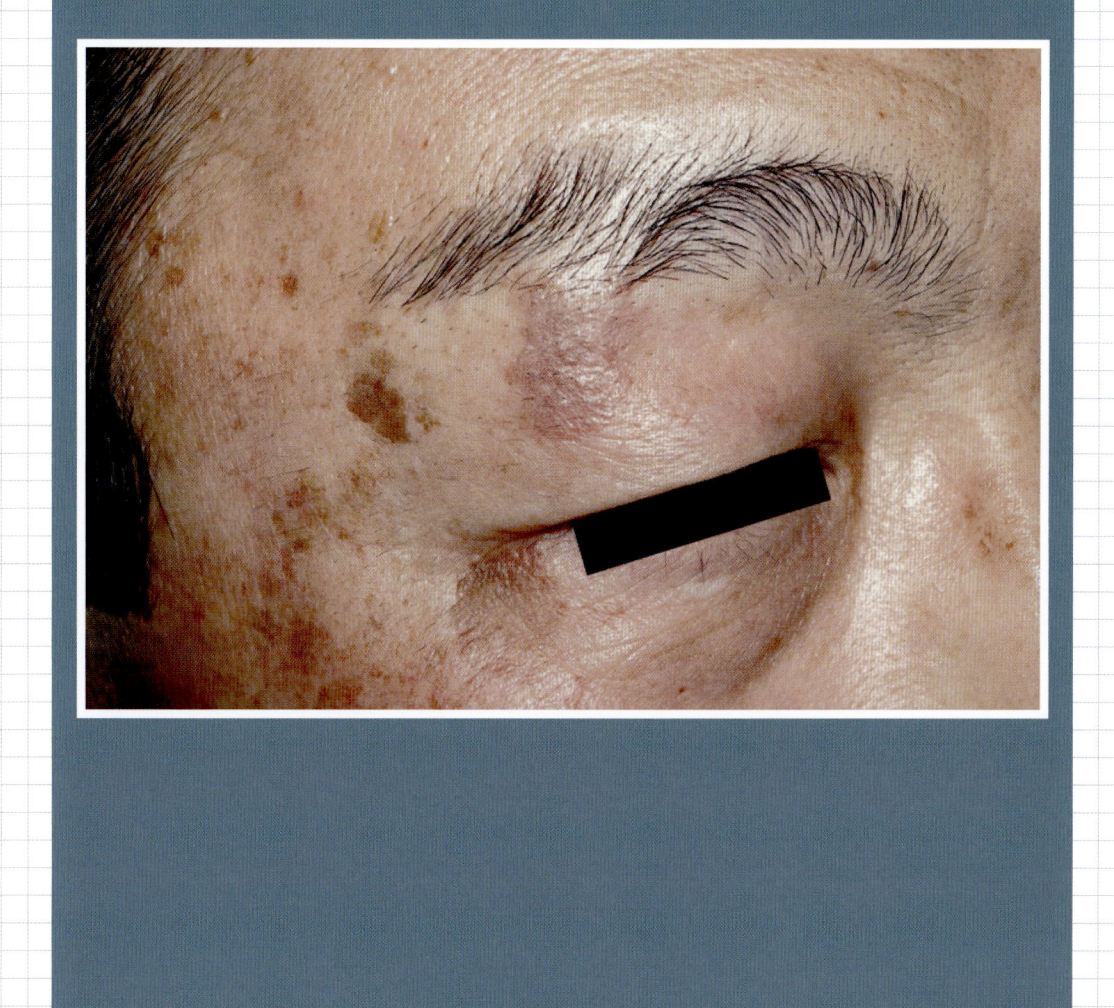

Answer 11

lichen planus-like keratosis
（扁平苔癬様角化症）

　lichen planus-like keratosis（LPLK）は，日光黒子や脂漏性角化症に苔癬型組織反応が生じたものである．benign lichenoid keratosis とも呼ばれる．

　LPLK は臨床的には，大きさ 3 ～ 20 mm 程度の丘疹，斑，あるいは軽度隆起した局面を呈する．色調は炎症の「赤」に，元の色素斑の「褐色」と扁平苔癬様の「紫色」が混在する．境界は明瞭で，表面は平滑か軽度の鱗屑を伴う．欧米では上肢・体幹上部に，本邦では顔面に好発する[1]（下図）．大部分は，単発である．瘙痒を伴うことが少なくない．

　本例は，顔面に日光黒子ととれる褐色斑が散在している．病歴上，右上眼瞼にも褐色斑が先行しており，その部分に一致してやや紫色を帯びた発赤，軽度の隆起，痒みを伴ってきたという経過から，臨床的に診断可能と思われる．なお，LPLK が組織診断名に過ぎないというのは誤解であって，その疾患概念を認識して診療に当たっている欧米の皮膚科専門医は，肉眼診断名として LPLK を使用しているという[2]．

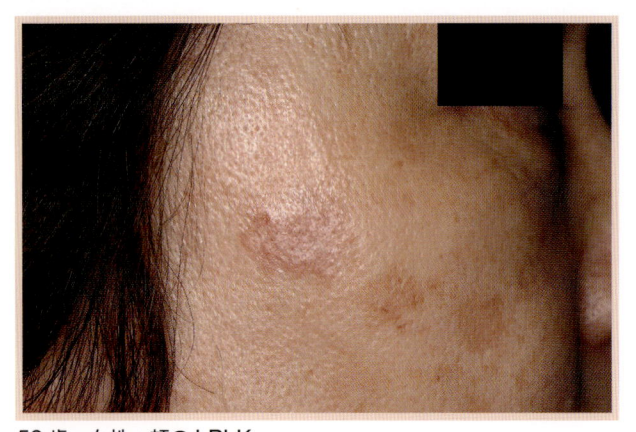

● 文献
1) 佐藤則子, 木村俊次：皮膚の良性腫瘍, 金原出版, 東京, p.45, 1988
2) 玉田伸二：表皮の腫瘍および類縁疾患, 金芳堂, 京都, p.153, 1997

（梅林芳弘）

59 歳，女性，頬の LPLK

Diagnostic Pearl

先行する色素斑 + 発赤・隆起・瘙痒
⇅
lichen planus-like keratosis

Question 12

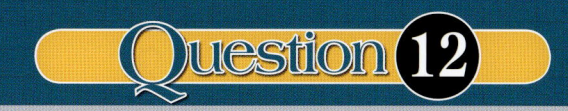

眉毛部の皮下結節

Clue 16歳，女子．生来あり．徐々に増大して初診時 15 × 19mm 大．下床との可動性不良．

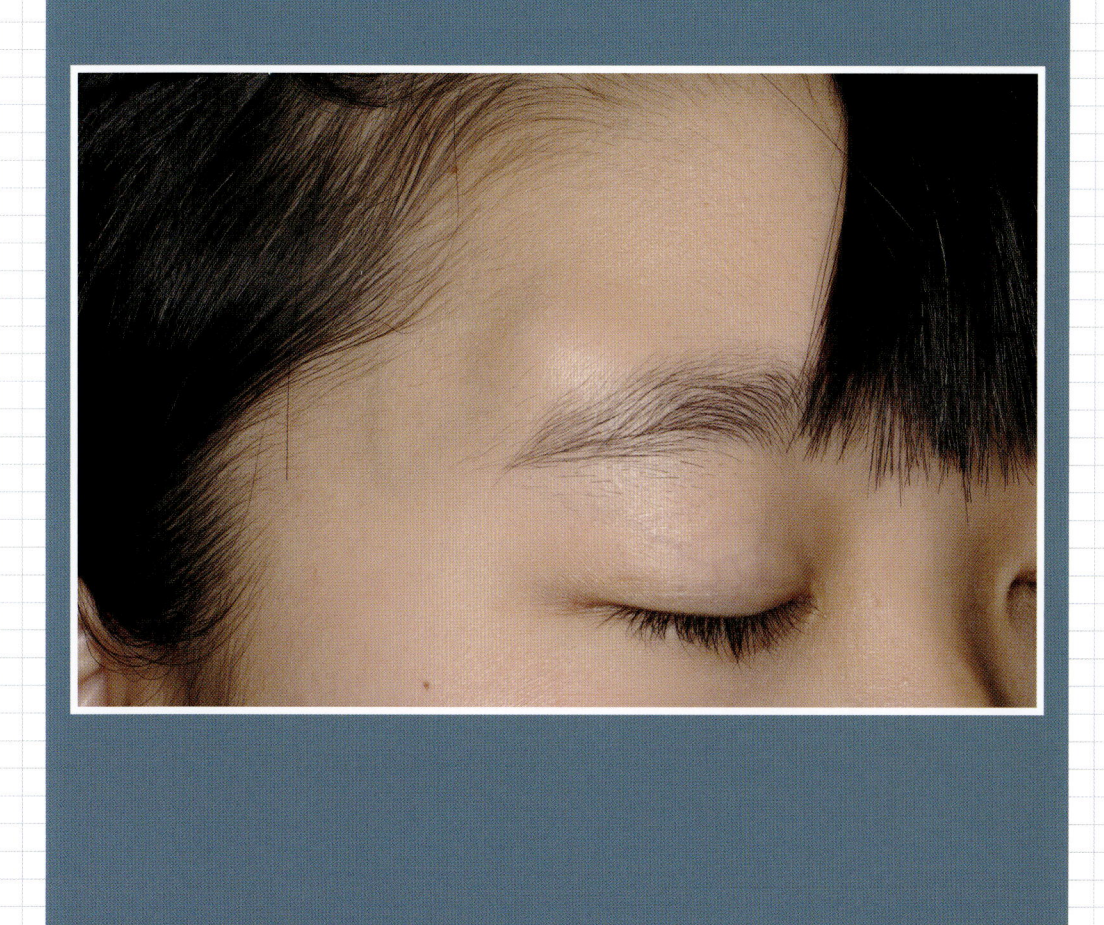

Answer 12

dermoid cyst
（皮様嚢腫）

dermoid cyst は奇形腫の範疇に属し，一般病理学的には卵巣や後腹膜に発生して毛髪・歯・骨を含むものがよく知られている．一方，皮膚の dermoid cyst は歯や骨は含まず，皮膚の構成成分に限られることから，subcutaneous dermoid cyst とも呼ばれる[1]．

その臨床的特徴は，まず眼囲，とくに眉毛部ないし上眼瞼外側に好発することである．この発生部位だけで，dermoid cyst の診断仮説が立つ．触診すると，被覆皮膚との可動性はあるが，下床とは癒着している．これは，本腫瘍が筋層下から骨膜上に及ぶほど深いためである．

本症は本質的に生来存在するものであるが，この深さゆえに気づかれず，嚢腫内容の増大によって後年初めて意識されるようになることもある[1]．また，嚢腫が深くまで及んでいることは手術に際してきわめて重要な点で，術前に十分認識しておく必要がある．

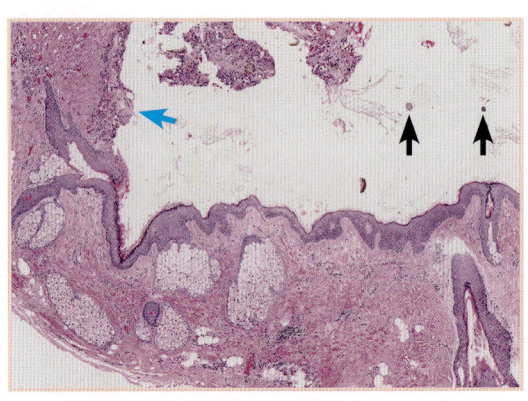

嚢腫壁には毛包・脂腺や汗腺が付着し，嚢腫内容に毛の断面が含まれる．嚢腫壁が異物肉芽腫に置換されていることも多い（左図）．

本例の嚢腫壁の組織像（黒矢印は嚢腫内の毛の断面，青矢印は嚢腫壁を置換する異物肉芽腫）

● 文献

1) 額賀祐美, 梅林芳弘, 大塚藤男：皮膚臨床 37: 1922, 1995

（梅林芳弘）

Diagnostic Pearl

若年者 ＋ 眉毛部（上眼瞼）外側
＋ 深そうな（下床との可動性不良の）結節
⇕
dermoid cyst

Part 1 頭頸部

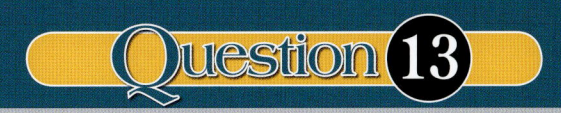

Question 13

頬部に多発する小結節

Clue 8歳，男児．4年前から，顔面に小結節が出現し，増数している．てんかん発作の既往あり．

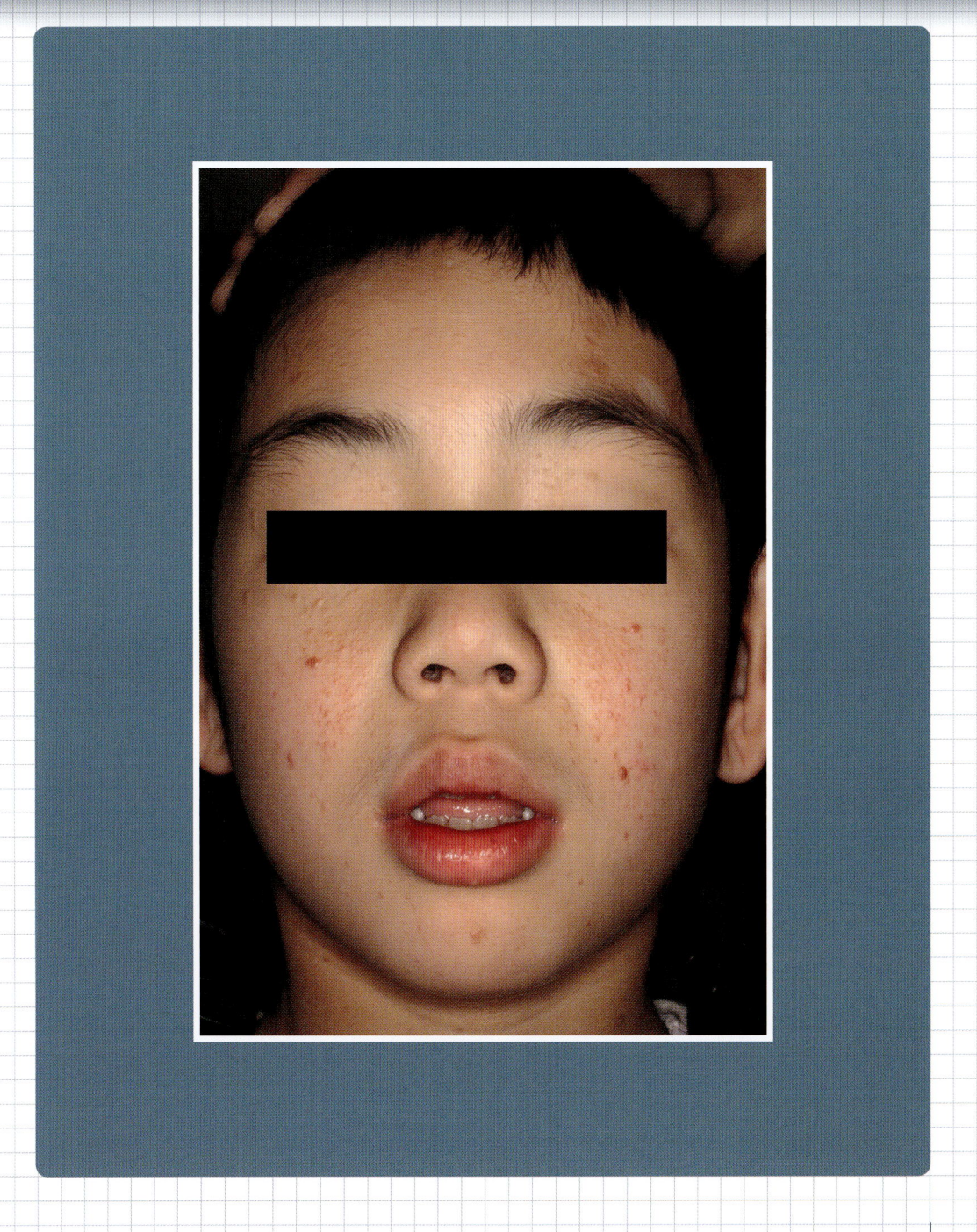

Answer 13

結節性硬化症
(tuberous sclerosis)

　結節性硬化症（Pringle 病）は知能障害，てんかん，顔面の血管線維腫（頬を中心に対側性に多発する紅色小結節）などを古典的主徴として，全身に過誤腫が多発する疾患である．遺伝形式は常染色体優性で，*TSC1*（9q34, hamartin）*TSC2*（16p13.3, tuberin）の 2 種の遺伝子のいずれかに変異がみつかることが多い．しかし，60 〜 70％は家族歴のない孤発例である[1]ことから，問診で家族歴がないからといって，本症を除外することはできない．

　本症に特徴的な皮膚所見としては，①顔面血管線維腫のほかに，②葉状白斑，③爪囲線維腫（Koenen 腫瘍），④粒起革様皮（結合組織母斑），などがみられ，乳幼児期より発現することも多い．これらは，診断基準においていずれも大症状に分類されており[2]，上記所見のいずれか 2 つがみられれば確定診断となる．

　てんかん（痙攣発作）は本症の 84％にみられる[2]．このように感度は高いものの特異度が低いため診断基準には含まれていない[3]．しかし，本症の 92％においては初発症状であり，皮膚科受診時にはすでに加療されていることがほとんどである[2]．診断基準にある大脳皮質結節（cortical tuber）の数はてんかんの程度と関係するとされており[3]，頭部CTでこれを検出すれば，顔面の血管線維腫と併せて本症と診断できる．

文献
1) 今門純久，大塚藤男：皮膚臨床 46: 1592, 2004
2) 金田眞理ほか：日皮会誌 118: 1667, 2008
3) 金田眞理：母斑と母斑症，中山書店，東京，p194, 2013

（中村泰大）

Diagnostic Pearl

両頬部の多発紅色丘疹＋てんかん発作
↕
結節性硬化症

Part 1 頭頸部

Question 14
顔面の角化性紅斑

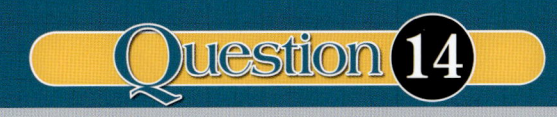

Clue 81歳，男性．半年前より，頬に鱗屑・痂皮・びらんを伴う紅斑あり．ステロイド外用薬に反応せず．

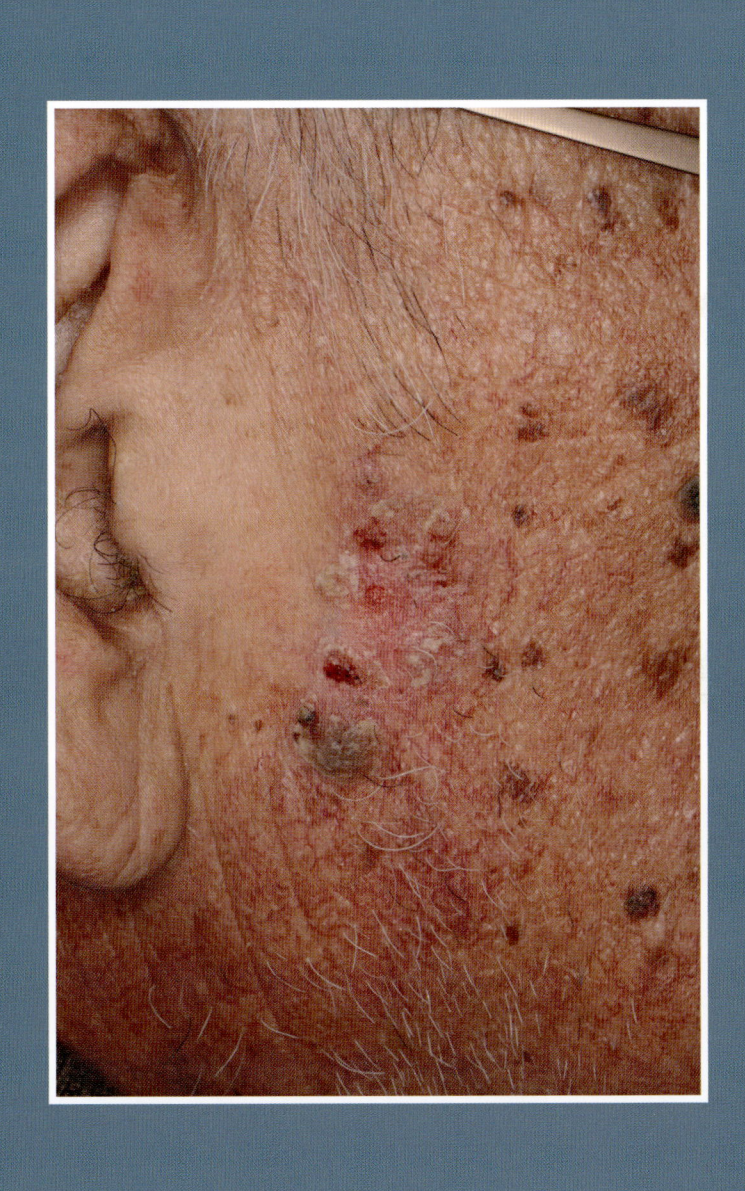

Answer 14

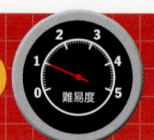

日光角化症
(solar keratosis)

　日光角化症は，高齢者の露光部である頭部，顔面（とくにこめかみから頬部，鼻背），手背などに好発する．典型例は軽い鱗屑が付着するかさかさとした角化性紅斑で，境界はやや不明瞭で形も不整なことが多い．小びらんや痂皮を伴うものや，わずかに陥凹する萎縮性紅斑を呈するものもある．斎田[1]は，全体として不整な感じがするのがポイントである，と述べている．

　褐色調の斑状病変を呈するタイプでは，日光黒子や早期の脂漏性角化症が鑑別にあがるが，これらは本症より境界が比較的明瞭で鱗屑はないことが多い．高度な角化により皮角を呈するタイプも，日光角化症の一型として比較的よく知られており，高齢者露光部の皮角を見たら，本症を念頭に置く．また，臨床像でもっとも鑑別のむずかしいものとして lichen planus-like keratosis（日光黒子や脂漏性角化症に苔癬型組織反応が生じたもの，☞Q11）がある．

　本症は表皮内の腫瘍性病変であるが，同じく表皮を主座とする炎症性病変である湿疹と肉眼的に紛らわしいことがある．日光角化症はステロイド外用薬で一時的にびらんや鱗屑は軽減するように見えても，病変自体は反応しない．高齢者の湿疹様病変に2週程度ステロイド外用薬を使って軽快しない場合は，漫然と外用を続けずに生検を考慮すべきである[2]．

　組織学的には，表皮基底層を中心とした核異型や配列の乱れの有無を確認し，診断する．

　本症の治療は，外科的切除や液体窒素による冷凍療法のほか，最近ではイミキモドクリームの外用が広く行われるようになった．

● 文献

1) 斎田俊明：Skin Cancer 25: 214, 2010
2) 梅林芳弘：あらゆる診療科で役立つ皮膚科の薬，症状からの治療パターン60，羊土社，東京，p51, 2013

（伊藤周作）

Diagnostic Pearl

高齢者 ＋ 露光部 ＋ 角化性紅斑 ＋ ステロイド外用薬無効
↕
日光角化症

Part 1 頭頸部

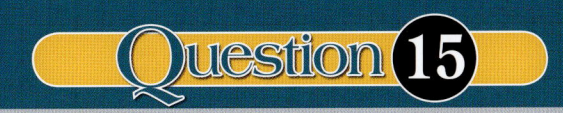

Question 15
顔面の紅斑・丘疹

Clue 71歳，女性．顔面の発疹に対し，近医で処方されたリンデロン®V軟膏を外用するも，難治でむしろ悪化傾向である．

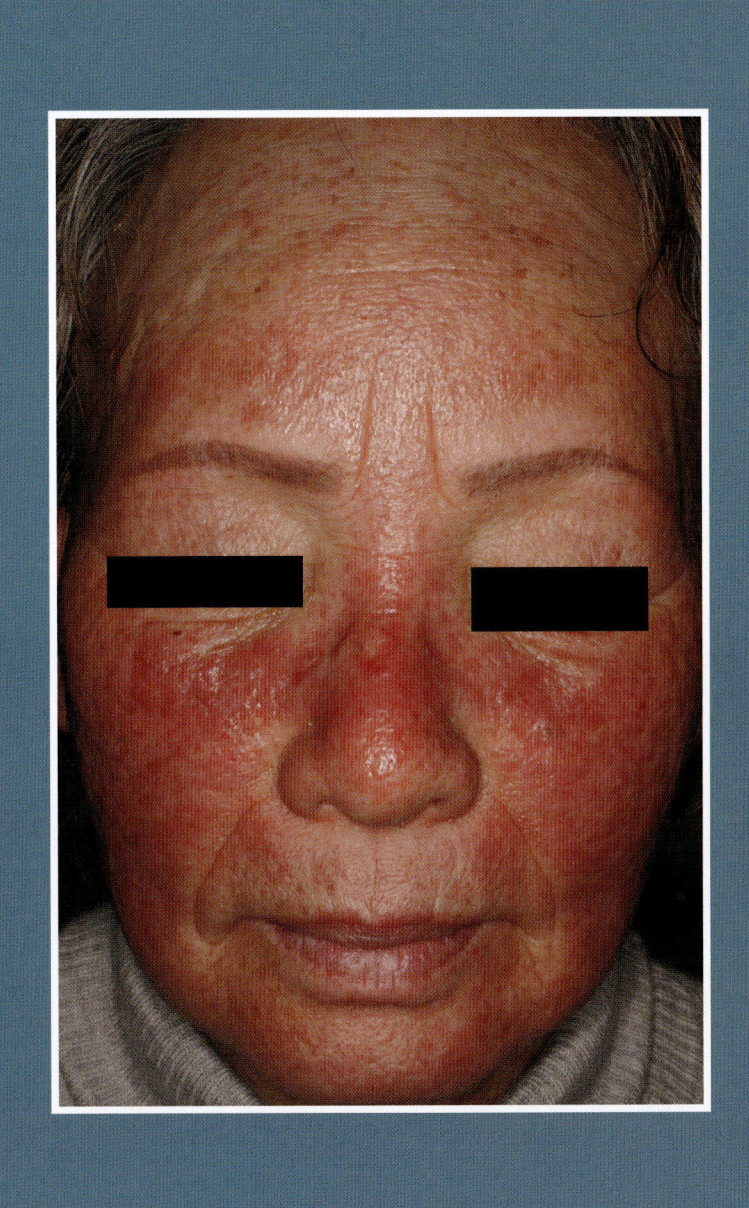

Answer 15

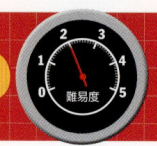

酒皶様皮膚炎
(rosacea-like dermatitis)

　前医の外用薬で軽快しない場合，それが非ステロイド系抗炎症薬の外用薬であるなら，接触皮膚炎が疑わしい．前医の処方がステロイド外用薬の場合，ステロイドによる接触皮膚炎もありうるがより稀であること，接触皮膚炎は外用部位に激しい滲出を伴う漿液性丘疹を来す一方，外用部位以外は比較的皮疹が乏しいのが特徴であることから，本例では考えにくい．本例で考えるべきは酒皶様皮膚炎である．

　酒皶様皮膚炎は，顔面へのステロイド外用薬の長期使用により生じる．とくに，strong 以上のステロイド外用薬（原則として顔面に用いるべきでない）が誘因になることが多い．灼熱感やほてり感などを訴えることもあるが，皮膚症状のわりに瘙痒などの自覚症状は乏しい．左右対称性の紅斑，毛細血管拡張，紅色丘疹，膿疱，皮膚萎縮などが頬，額にみられる．圧倒的に女性に多く，ステロイド酒皶と呼ぶこともあり，口囲に生じるものは口囲皮膚炎と称される．時にニキビダニの合併をみることもある．

　皮疹のみから酒皶と鑑別することはむずかしく，ステロイド外用薬の使用歴の有無で判断する．酒皶の素因をもつ人が顔面にステロイドを外用すると生じる[1]とされ，もともと酒皶（とくに第1度の紅斑性酒皶）であった者に対し脂漏性皮膚炎や接触皮膚炎としてステロイドを外用させることで，酒皶様皮膚炎を発症する例も多い．

　治療はまず誘因となっているステロイドの外用を中止させるが，多くの場合でリバウンドにより皮膚症状の悪化があるため，患者にその旨をしっかり説明し，必ずよくなるので心配しないよう伝えることが非常に重要である．そのうえでミノサイクリンやロキシスロマイシンなどの内服と，ワセリンやヘパリン類似物質などによる保湿を行い，症状の緩和に努める．

　なお，本症の治療にタクロリムス軟膏を使ってリバンドを回避するという考え方もあるが，タクロリムス軟膏自体に酒皶様皮膚炎の報告例がある．

● 文献

1) 杉浦久嗣：最新皮膚科学大系 第17巻（玉置邦彦編），中山書店，東京，p143，2002

（伊藤周作）

Diagnostic Pearl

女性 + 顔面 + 難治性紅斑・丘疹
+ 強力なステロイド外用薬の使用歴
↕
酒皶様皮膚炎

Part 1 頭頸部

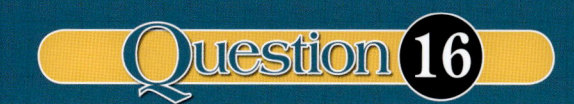

Question 16

顔面・上肢に多発する角化性丘疹

Clue 68歳，男性．頭頸部と上肢に瘙痒を伴う角化性丘疹が多発している．数年前より，夏季に同じ症状をくり返す．

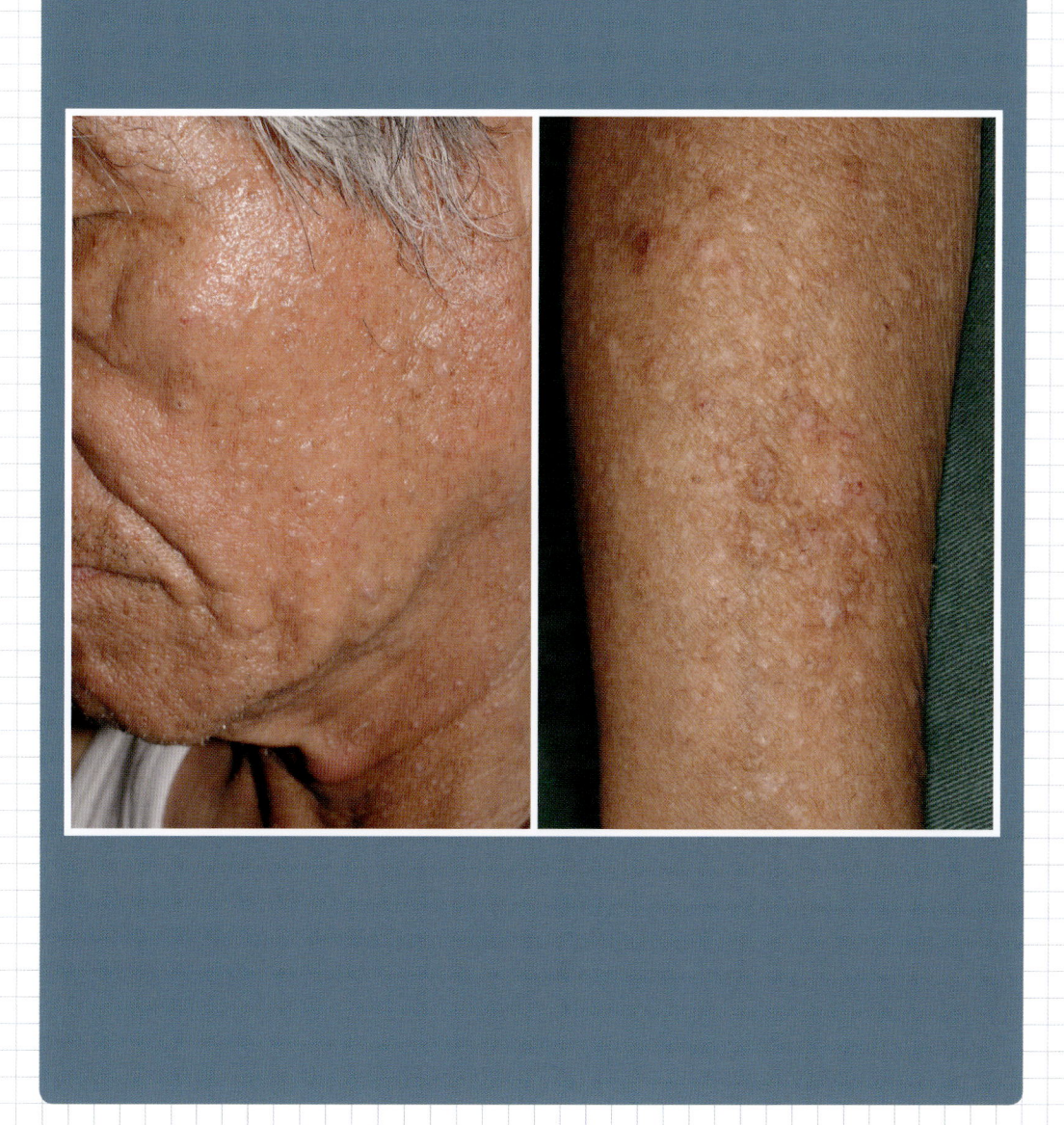

Answer 16

Darier 病

　Darier 病では，瘙痒を伴う褐色調の角化性小丘疹が多発・集簇する．頭部・前額部・頸部，胸背部正中などの脂漏部位に好発し，発汗や紫外線曝露の多い夏季に増悪して浸軟や二次感染により悪臭を伴う．常染色体優生遺伝であり，カルシウムポンプ SERCA2 をコードする遺伝子 *ATP2A2* の異常が原因とされている．日本では約 40％ が孤発例である[1]．主に小児期ないし 10 歳代で発症するが，中年から高齢者での発症例もある．遺伝的モザイクにより片側性・限局性に生ずる例もある．

　病理組織像で，基底層直上の棘融解や表皮内裂隙, corps ronds（円形体）や grains（顆粒体）などの異常角化細胞の有無を確認する．可能なら遺伝子異常の検索を行う．

　臨床像からの鑑別として，幼少期から全身に扁平疣贅様皮疹が多発する疣贅状表皮発育異常症や，主に間擦部に黒色乳頭状の局面を呈する黒色表皮腫などがあがる．病理組織像からの鑑別としては，間擦部のびらん・紅斑が主体の家族性良性慢性天疱瘡（Hailey-Hailey 病）や，遺伝子異常がなく一過性に体幹に丘疹・小水疱を生じる transient acantholytic dermatosis などがあがる．片側性のものでは列序性表皮母斑との鑑別を要する．

　治療は，日光曝露や高温多湿などの悪化因子を極力避けつつ，ステロイドの外用やエトレチナートの内服を行う．

文献
1) 上田恵一, 八町裕宏：角化異常症. 石橋康正 編, 金原出版, 東京, p121, 1989

（伊藤周作）

Diagnostic Pearl

多発・集簇する角化性丘疹 + 夏季に増悪
↕
Darier 病

Part 1 頭頸部

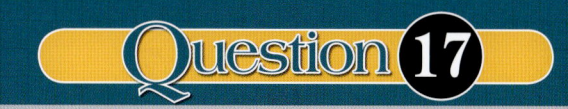

Question 17

頬のびらん・潰瘍

Clue 76歳，女性．50歳時，髄膜腫を摘出．爾来，右頬に知覚障害，びらん・潰瘍が現れ，20年以上続いている．

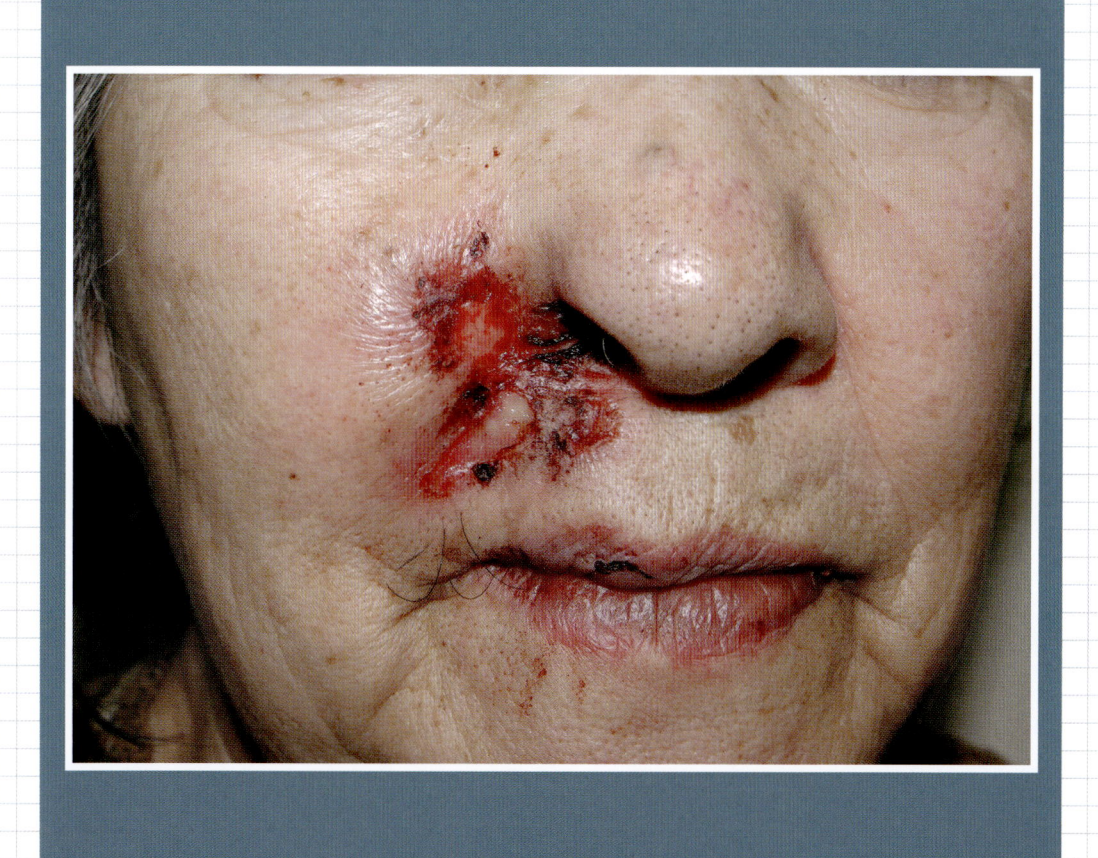

Answer 17

trigeminal trophic syndrome

　trigeminal trophic syndrome（TTS）は，三叉神経領域の知覚障害，異常知覚を背景として自傷行為が誘発され，鼻周囲にびらん・潰瘍を繰り返し，鼻翼の欠損を来す疾患である．

　背景因子としては，本邦では帯状疱疹後の発症が多いとされている．その他，脳梗塞・脳血管障害，脳腫瘍，脳炎，外傷などがあげられるが，いずれも器質的な神経疾患であり，自傷であることを指摘すれば患者はそれを認める．

　このようなはっきりした神経疾患（わかりやすく言うと神経内科ないし脳神経外科的疾患）が明確でない場合は，精神科的疾患の関与を疑わせる．TTS 同様，自己の関与を認めるものに neurotic excoriation がある[1]．一方，自傷であることを認めない場合には，詐病や Münchhausen（Munchausen）症候群があげられよう．

　本例は 20 年以上にわたる経過において，皮膚科専門医を受診して基底細胞癌を疑われ当科に紹介される，ということを 2 回繰り返している．鼻周囲の難治性潰瘍で鼻翼欠損に到るというパターンで皮膚科医が想起するのはまず基底細胞癌，ということなのであろう．TTS が基底細胞癌に似ることがあるというのは ROOK の教科書[2]にも書いてあり，記憶しておくとよいだろう．

文献 1 の症例 2 と同一の症例である．

● 文献

1) 津田昌明ほか：皮膚臨床 45: 384, 2003
2) Archer CB, Eedy DJ：Rook's Textbook of Dermatology 8th ed., Wiley-Blackwell, Chichester, 63.13 , 2010

（梅林芳弘，津田昌明）

Diagnostic Pearl

鼻周囲のびらん・潰瘍＋鼻翼欠損（一見，基底細胞癌様）
＋三叉神経領域の知覚障害・異常知覚
⇕
trigeminal trophic syndrome

Part 1 頭頸部

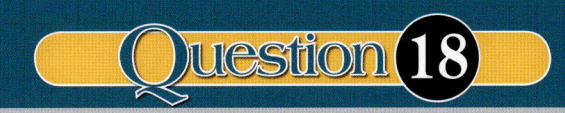

Question 18
左頰の変形

Clue 33歳，女性．8年前より出現．それ以前から，左側頭部に脱毛あり．

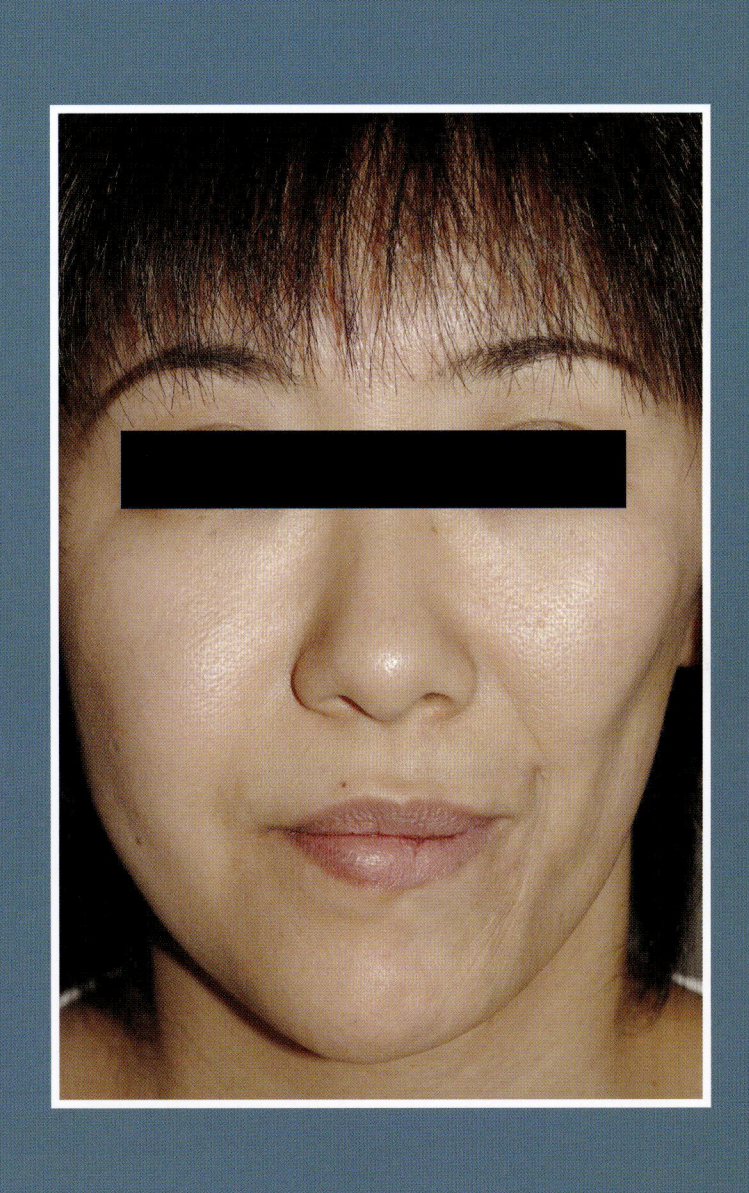

Answer 18

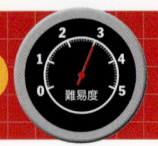

進行性顔面片側萎縮症
(progressive facial hemiatrophy)

　進行性顔面片側萎縮症(Parry-Romberg症候群)は，片側性に顔面の皮膚・軟部組織が萎縮する疾患である．下床の組織に萎縮が及ぶこともあり，自験例では，CTで患側の皮下組織，筋肉，耳下腺の萎縮が認められた(図1)．

　本症は，限局性強皮症との合併が多く報告されている．本例の左側頭部の脱毛は線状(帯状)強皮症であり(図2)，検査所見では抗核抗体が陽性であった．このように，本症の一部には，強皮症と類似した発症機序の推測されるものがある．

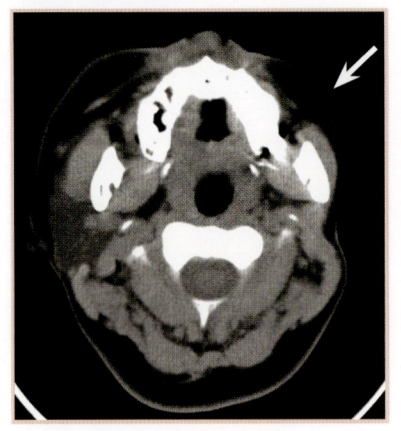

図1　CT像．患側の萎縮(矢印)

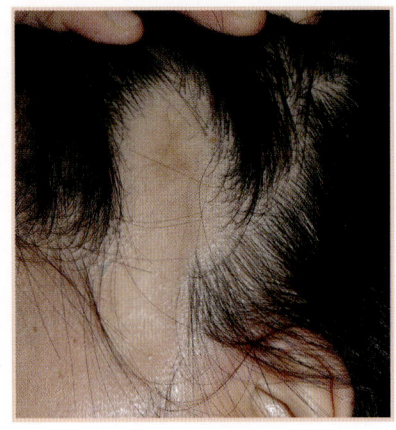

図2　左側頭部の線状強皮症

(梅林芳弘)

Diagnostic Pearl

顔面の片側の萎縮（＋限局性強皮症）
⇅
進行性顔面片側萎縮症

Part 1 頭頸部

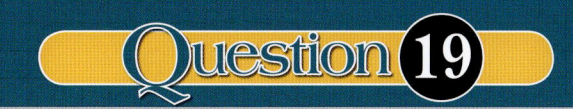

Question 19
耳介上部の腫脹

Clue 55歳，男性．穿刺により漿液を排出．

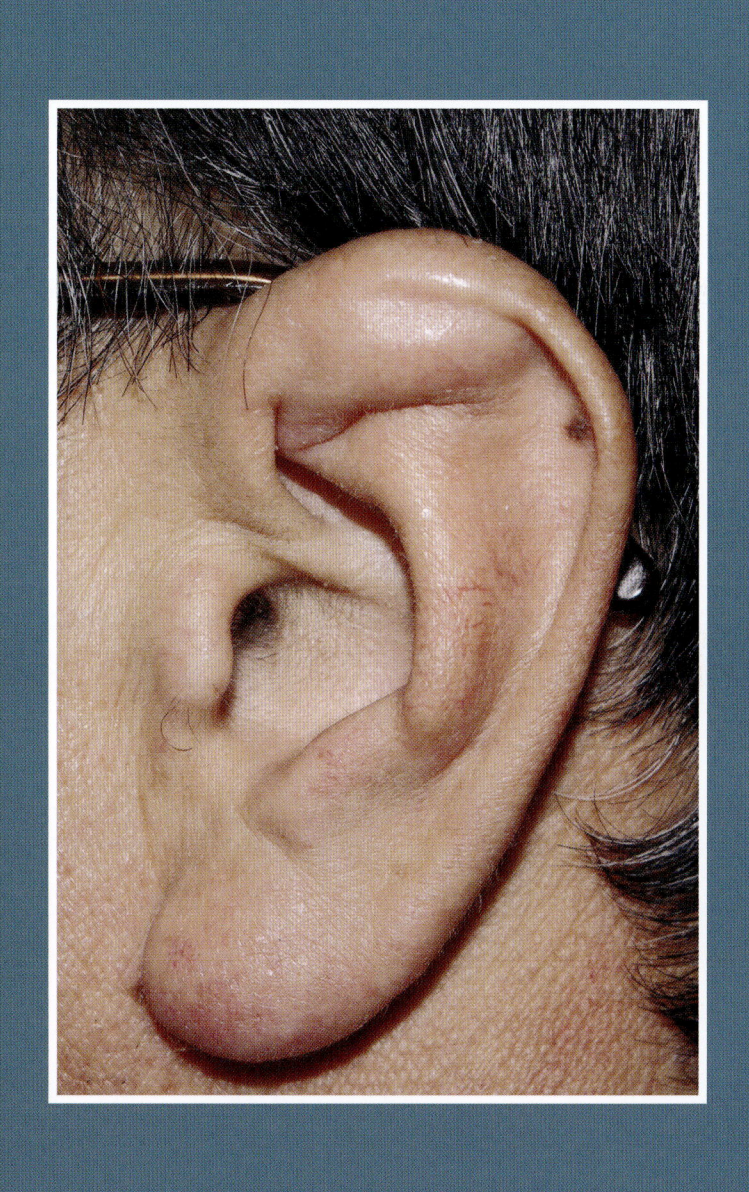

Answer 19

pseudocyst of the auricle
（耳介偽囊腫）

　本症は，通常片側の耳介前面に生じる囊腫状の病変である．自験例のように，耳介上部の舟状窩と称される部分が腫脹することが多く，臨床的に診断可能である．穿刺すると，黄色澄明な漿液が吸引されることで耳血腫と鑑別され，診断が確定する．

　穿刺吸引しただけでは再発する可能性が高いので，治療としてステロイドを注入する．ステロイド局注の有効性が周知される以前は外科的に囊腫天蓋を切除していた．組織学的に囊腫は耳介軟骨内に生じた裂隙であり，断裂・変性した軟骨の内腔側は線維組織で被われている．囊腫壁に上皮成分を欠く「pseudocyst＝偽囊腫」である．

　本症の成因について確定された見解はないが，アトピー性皮膚炎や慢性湿疹で掻破が続くなど，くり返す外的刺激が誘因になっていると思われる症例がある（左図）．本例も，職業柄ヘルメットを常用しているという背景があった．

（梅林芳弘）

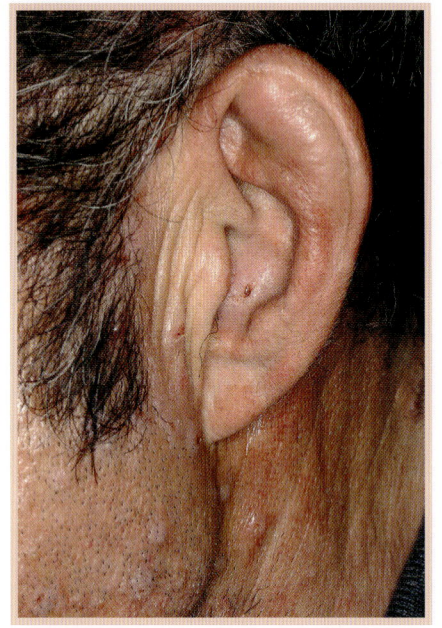

慢性湿疹患者に生じた例（やはり舟状窩に偽囊腫がある）

Diagnostic Pearl

耳介上部の腫脹
↓
穿刺で漿液を吸引
↕
pseudocyst of the auricle

Part 1 頭頸部

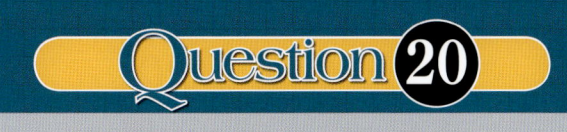

Question 20
耳介後部の結節

Clue 65歳，男性．結節を縦断する亀裂あり．

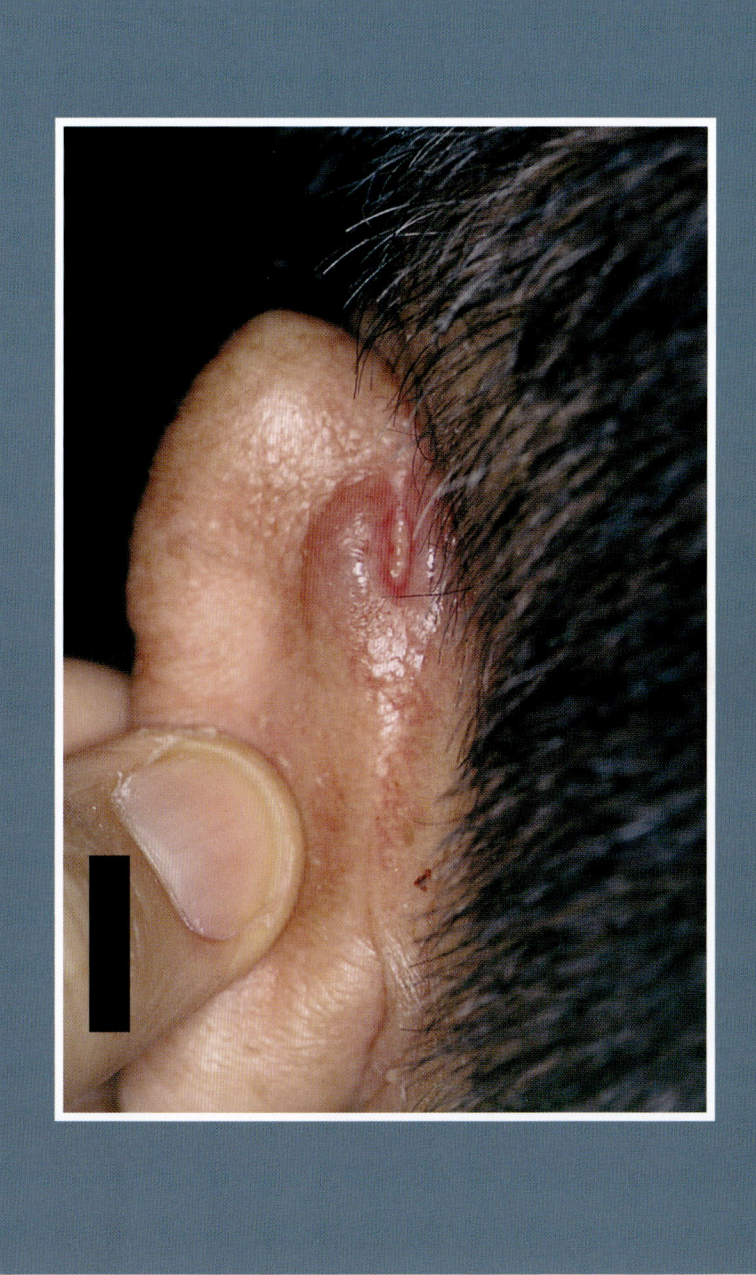

Answer 20

granuloma fissuratum

　1965年，Epsteinが"granuloma fissuratum of the ear"として報告したのが嚆矢である[1]．眼鏡のつるが当たる耳介後部上端に出現し（下図），それによる慢性刺激が原因と考えられている．本邦では記載する教科書も報告例も多くないが，実際には稀ならず遭遇する疾患と思われる．

　組織学的に表皮肥厚はあるが肉芽腫は必発でないことからacanthoma fissuratum，眼鏡のフレームの刺激が原因であることからspectacle-frame acanthomaとも称される．いずれにせよ，病名を知っていた方が，原因に到る近道であろう．

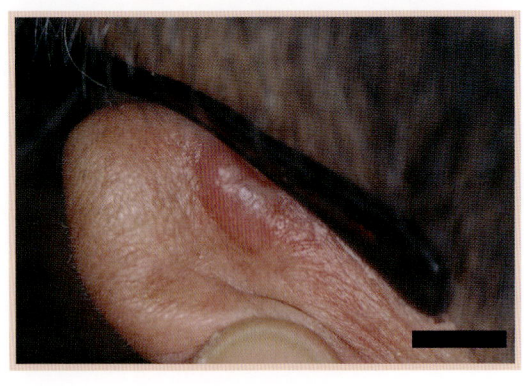

眼鏡フレームのつるが亀裂に一致する

● 文献

1) Epstein EE: Arch Deramatol 91: 621, 1965

（梅林芳弘）

Diagnostic Pearl

片側耳介後面の結節 + 縦断する亀裂 + 眼鏡のフレームに一致
↕
granuloma fissuratum

Question 21
下口唇の半球状小結節

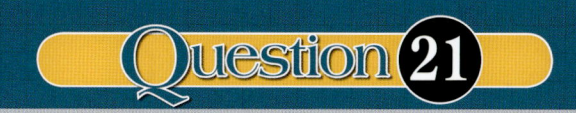

Clue 13歳，男子．数日前に気づく．弾性軟．

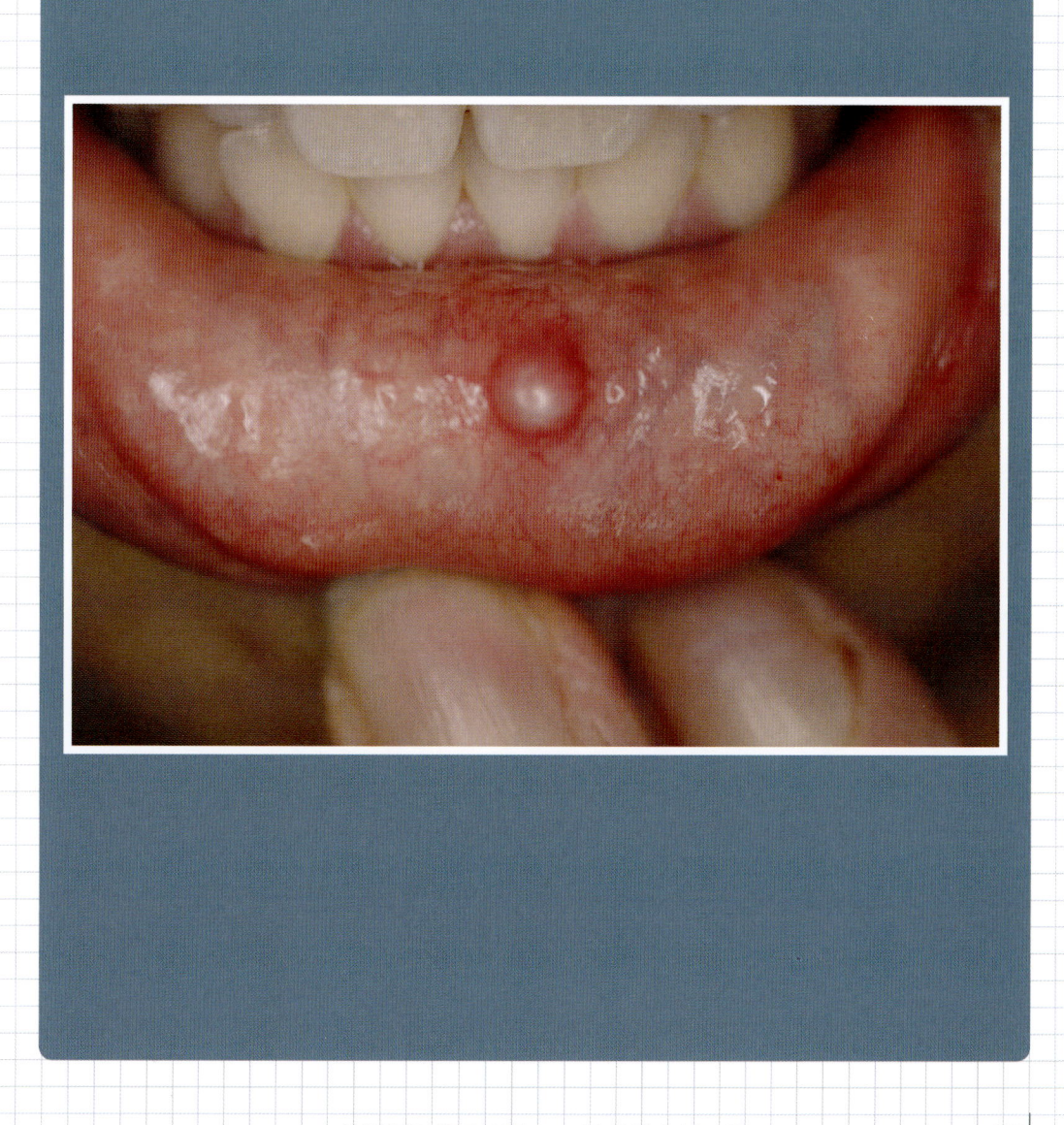

Answer 21

mucous cyst of the oral mucosa
（口粘膜粘液嚢腫）

　mucous cyst of the oral mucosa は口腔内の唾液腺の存在する部位に生じる弾性軟の単発性半球状の結節で，下口唇のなかでも犬歯に一致する部位に好発する[1]．口底部にできる粘液嚢腫は，その外観がガマの喉頭嚢に似ていることから"ガマ腫"ともよばれる．誘因として外傷が有力視されている．

　口唇・口腔内に生じる結節として，静脈湖，線維腫，唾液腺混合腫瘍が鑑別にあがる．venous lake（静脈湖：下図）は暗赤色の小結節で，口唇において唾液腺のない皮膚側に好発する．線維腫は充実性の硬い腫瘤で，舌が好発部位である．唾液腺混合腫瘍は硬い腫瘤で上口唇に好発するが，頻度は少ない．

　本症は穿刺すると粘液状の内容液の排出をみるが，穿刺のみでは再発することが多く，全摘することが望ましい．凍結療法やレーザー治療が行われることもある．

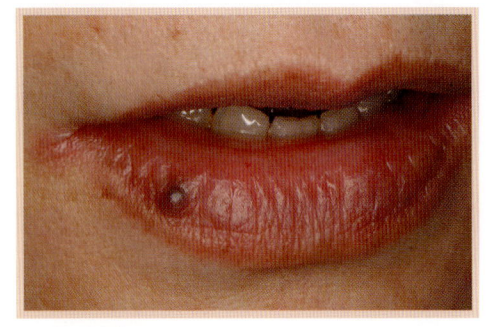

venous lake

文献
1) 武藤正彦, 横山恵美：最新皮膚科学大系 13, 中山書店, 東京, p.81, 2002

（伊藤周作）

Diagnostic Pearl

下口唇粘膜側 + 半球状結節 + 弾性軟
↕
mucous cyst of the oral mucosa

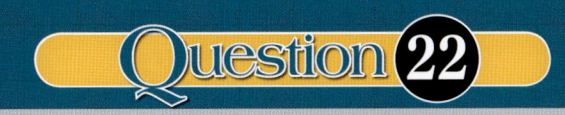

Question 22
口唇の色素斑

Clue 15歳，女子．アトピー性皮膚炎あり．

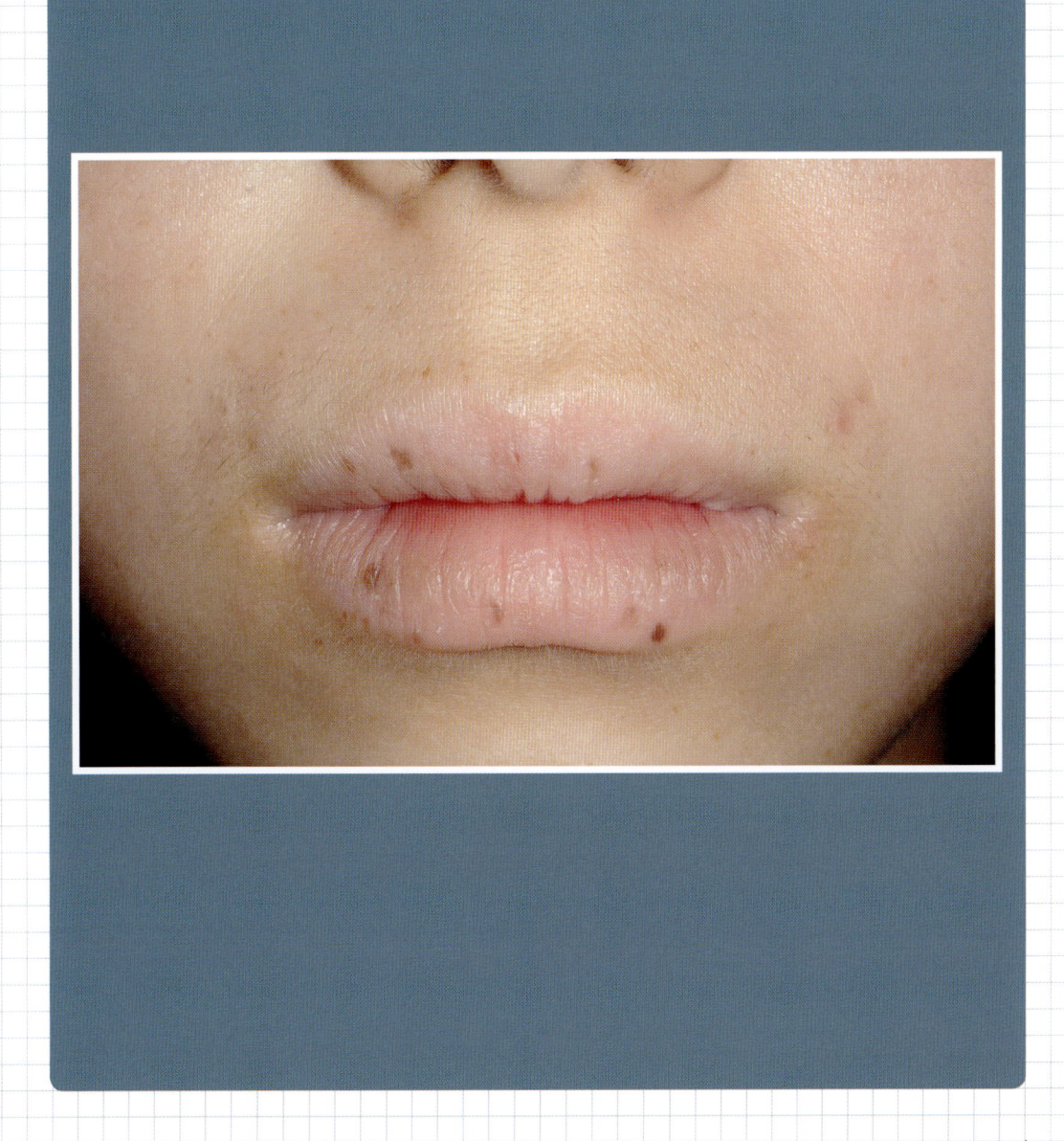

Answer 22

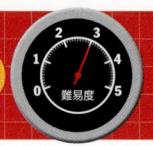

atopic labial melanosis
(アトピー性口唇メラノーシス)

　atopic labial melanosis は，1990 年代に報告・提唱された疾患名[1]で，アトピー性皮膚炎（AD）患者の口唇に見られる色素斑である．20 歳代までの若年女子に好発する．AD の約半数に本症があり，逆に本症の約 6 割が AD とも記載されている[1]．AD の診断の一助となる特徴的サインとも言えよう．

　本例は，恐らく慢性刺激による炎症後色素沈着と思われる．組織学的には基底層の色素沈着が主体で，labial melanotic macule とされているものと同じである．Laugier-Hunziker-Baran（LHB）症候群との異同が問題になるが，LHB 症候群では色素斑がより広範囲で，加齢等の内因の要素が大きいとの意見もある[2]．

　atopic labial melanosis の概念を知らされるまで AD 患者を診ても全く意識にのぼらなかったのに，言われて観察すると多くの AD 患者に見られることに気づかされる（図1，2）．これも「観察の理論負荷性」という現象であろうか．もっとも，これを気にして治療を希望する患者はほとんどいないので，もっぱら観察するだけのことが多い．

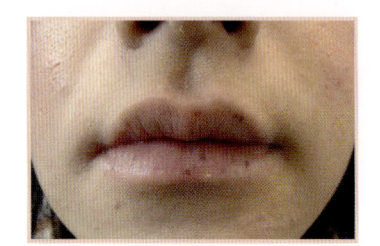

図1　29歳，女性

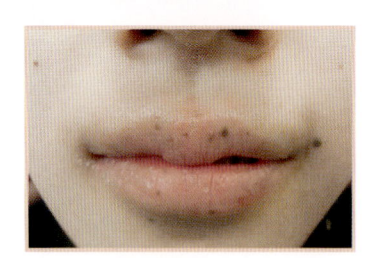

図2　16歳，女子

● 文献
1) 上出良一ほか：皮膚病診療 18: 351, 1996
2) 黒川晃夫，森脇真一，清金公裕：日皮会誌 118: 2227, 2008

（梅林芳弘）

Diagnostic Pearl

アトピー性皮膚炎 + 若年女性 + 口唇の色素斑
↕
atopic labial melanosis

Part 1 頭頸部

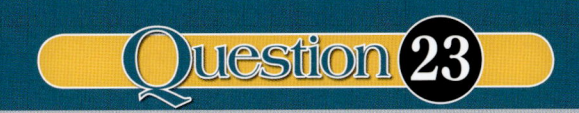

Question 23
下顎の排膿を伴う小結節

Clue 81歳，女性．1カ月前より気づく．3週間抗菌薬を内服するも不変．

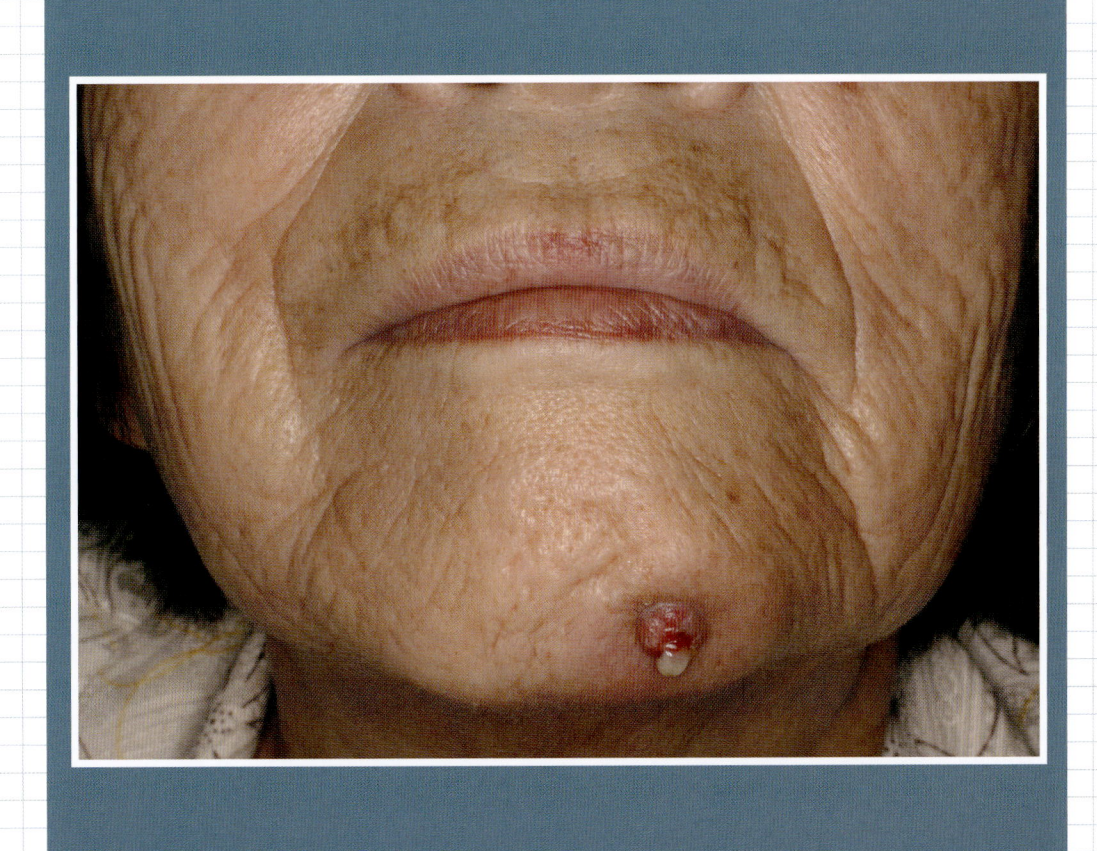

Answer 23

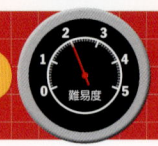

外歯瘻
(external dental fistula)

　外歯瘻は，歯根部の化膿性病巣が進行して皮下組織へトンネル状に連続し，皮膚へ開口して排膿することで生じる．単純な瘻孔ではなく排膿部周囲に肉芽様結節を伴う例も多い．顔面のとくに下顎骨周囲に好発し，排膿部をつまむと深部に連続する硬結を触知したり，可動性が悪くつまみにくいことが特徴である．ゾンデが挿入できれば下床への連続がよくわかる．典型例では排膿部がいかにも下床に引っ張られるように陥凹する．本例でも結節周囲の陥凹がみられた．

　本症は下顎歯由来が9割[1]とされる．上顎歯からおこると頬部や鼻唇溝から鼻翼基部に生じ，難治性の癤や炎症性粉瘤として治療され診断までに時間のかかることもある．自潰していない皮下膿瘍の状態での診断は難易度が高い．

　外歯瘻の可能性を疑ったら，連続しそうな口腔内に疑わしい歯肉の腫脹や齲歯がないかを観察し，怪しければオルソパントモグラフィーやCTの撮影を行い，歯根部の骨透亮像や骨融解像の有無を確認する．歯痛はないことも多い．歯性感染巣が確認できなければ癤，炎症性粉瘤，毛細血管拡張性肉芽腫，有棘細胞癌，スポロトリコーシス，放線菌症，非結核性抗酸菌症や皮膚腺病などとの鑑別を要する．瘻孔は歯科治療により自然閉鎖するが，瘢痕によるひきつれが残ることもある．

文献
1) 山田利治ほか：日口外誌 55: 281, 2009

（伊藤周作）

Diagnostic Pearl

顔面（下顎・頬部）＋難治性の化膿性病変＋可動性不良
⇅
外歯瘻

Part 1 頭頸部

Question 24
頸部の黄白色局面

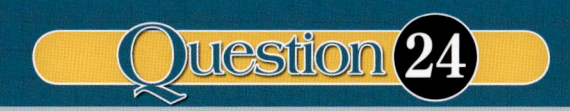

Clue 49歳,女性.同様の病変が,体幹・四肢にも見られる.

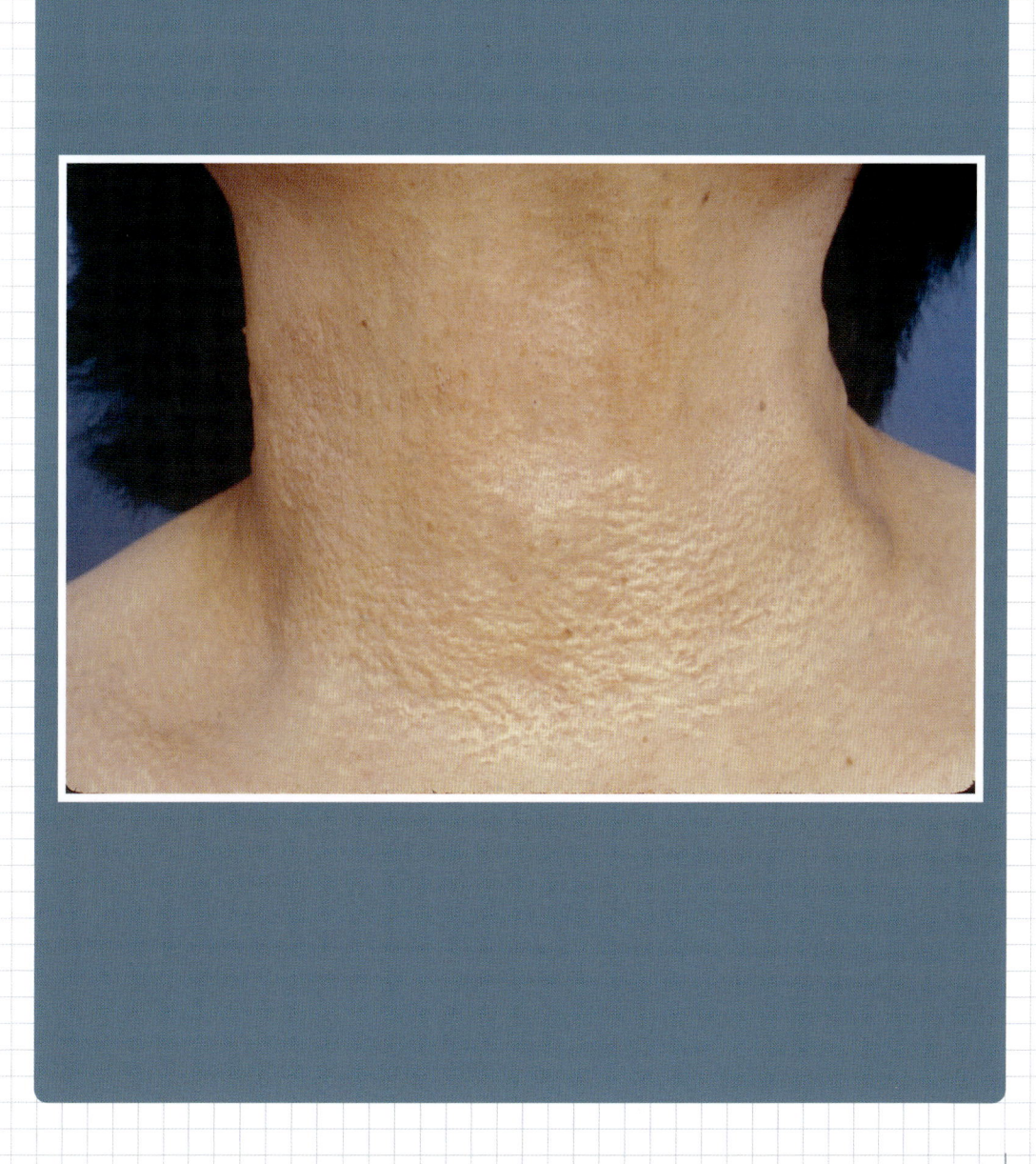

Answer 24

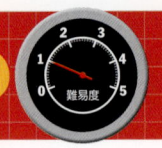

弾性線維性仮性黄色腫
(pseudoxanthoma elasticum)

　本症の臨床像の特徴は，黄色丘疹が線状，網状に集簇して「ミカンの皮 (peau d'orange)」状と呼ばれる外観を呈することである．好発部位は，頸部，腋窩〜上腕屈側（下図），鼠径部，下腹部である．小児期から存在し自覚症状もないため，本人はとくに気にせず放置し，他疾患で受診した際に偶然指摘されることもある．本例も，多形紅斑の診察中に偶然発見された症例である．

　本症は，弾性線維の系統的変性のため，皮膚のみならず眼，心血管系が侵される．網膜出血による失明，内臓出血による死亡もありうるため，眼底検査，血管病変の精査が必要である．本例も眼科検査の結果，網膜色素線条を合併していた．また，尿路結石の手術後から3カ月間腎出血が持続しており，本症との関連を思わせた．

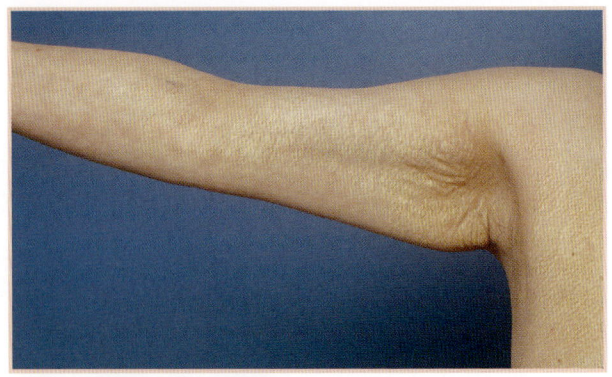

腋窩〜上腕屈側の黄白色局面

（梅林芳弘，佐藤俊樹）

Diagnostic Pearl

「ミカンの皮」様皮疹＋頸部，腋窩，上腕屈側など
⇅
弾性線維性仮性黄色腫

Part 1 頭頸部

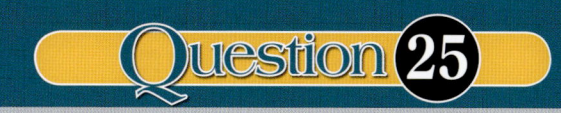

Question 25
口唇・陰嚢・四肢の紅斑・びらん

Clue 50歳，男性．糖尿病性腎症があり，高カロリー輸液中．ALP 低値．

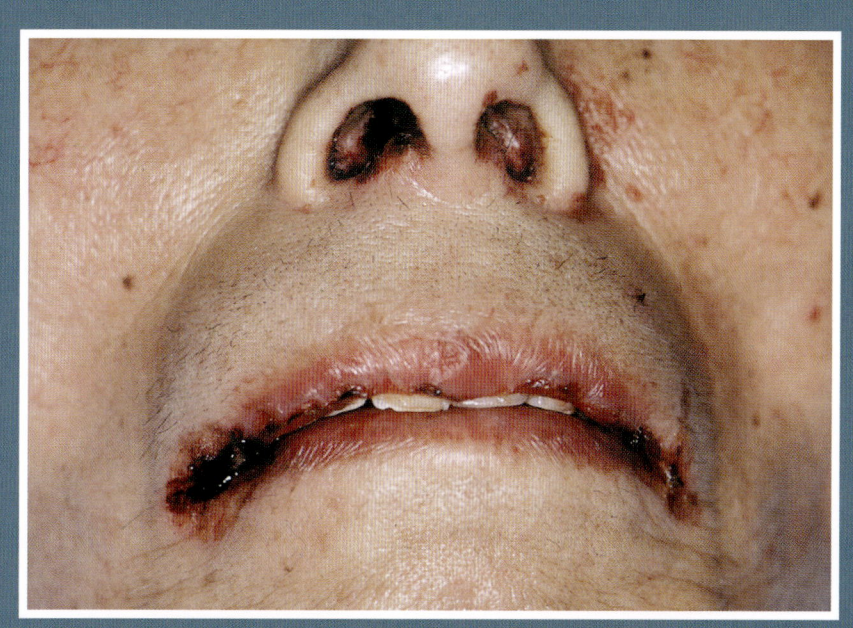

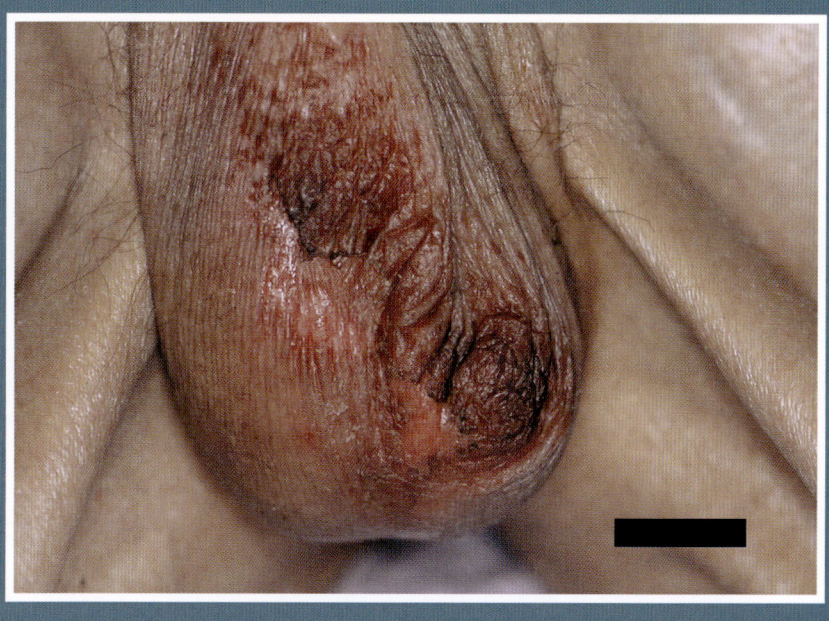

Answer 25

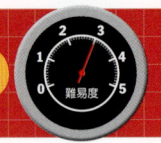

亜鉛欠乏症
(zinc deficiency)

　高カロリー輸液中の患者が亜鉛欠乏により肢端皮膚炎様の症状を来すことは，1970年代に知られるようになった．それに伴い，高カロリー輸液製剤のほとんどが亜鉛含有製剤となり，それゆえ亜鉛欠乏症は現在では忘れられかけた疾患となっている．ところが，施設でいわば自家流の栄養管理を施されている場合があり，現在でも遭遇する機会はあるのである[1,2]．

　口囲・口腔粘膜，鼻孔，陰部に紅斑・びらんをみるので，本症を知らないとStevens-Johnson症候群などと診断してしまったりする．本症を疑うも血清亜鉛値がすぐにはわからない場合には，亜鉛含有酵素であるALP（アルカリフォスファターゼ）の低下を至急確認すると，手掛かりになることがある．

写真は文献1から引用，改変．

文献

1) 小笠原理雄，梅林芳弘：皮膚臨床 41: 359, 1999
2) 赤間智範，真鍋 求，梅林芳弘：皮膚臨床 51: 873, 2009

（梅林芳弘，小笠原理雄）

Diagnostic Pearl

開口部のびらん・痂皮 +ALP低下
⇅
亜鉛欠乏症

Part 1 頭頸部

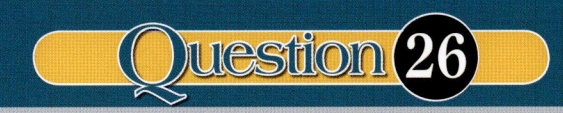

Question 26
顔面の浮腫

Clue 56歳，男性．3週間前より顔面浮腫，咽頭痛が出現した．頸部・前胸部の静脈拡張も見られ，徐々に増悪している．

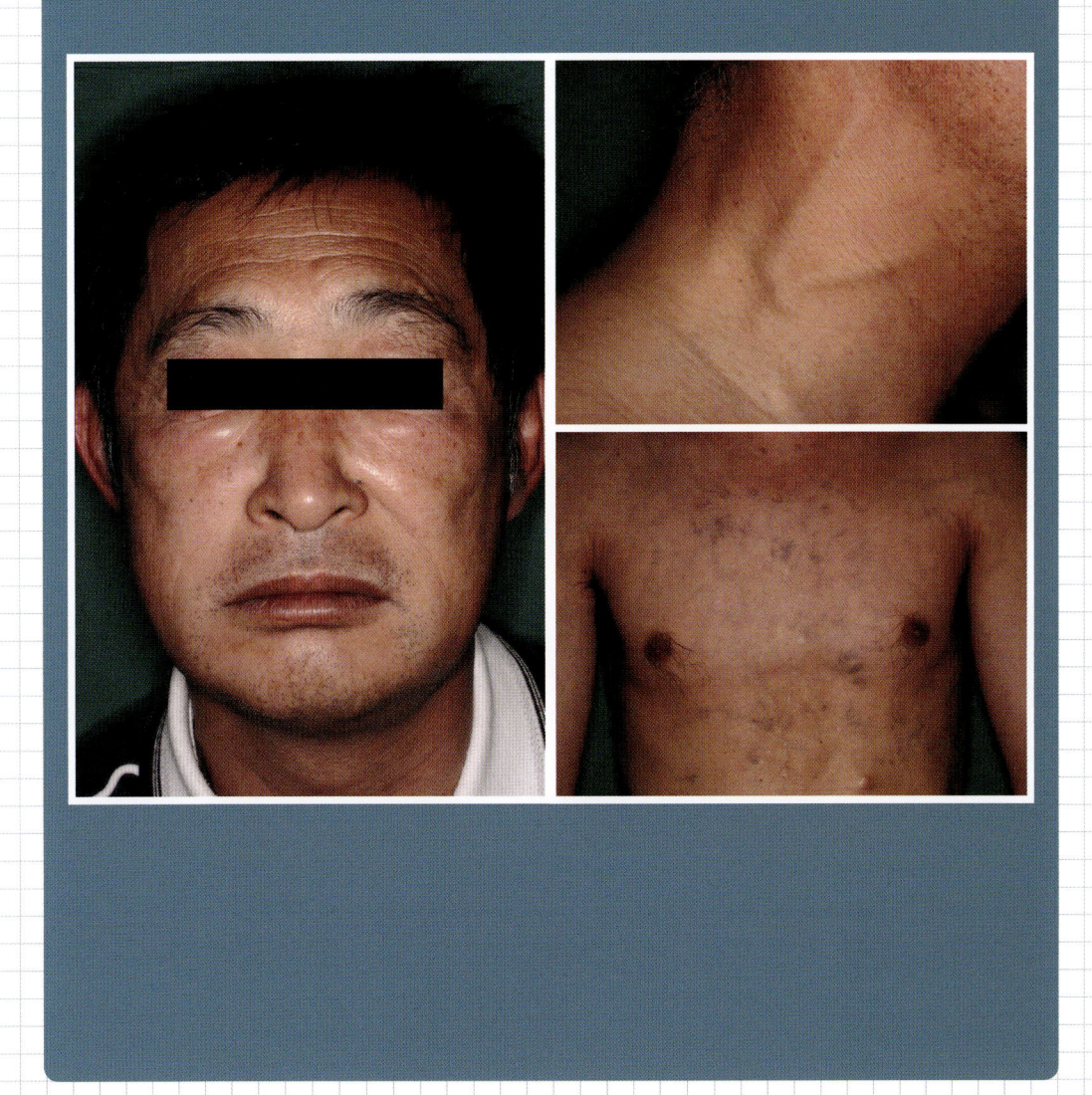

Answer 26

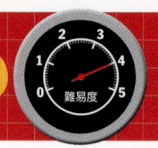

上大静脈症候群
(superior vena cava syndrome)

　上大静脈症候群は，上大静脈の閉塞によって顔面・頸部・上肢・体幹上部の静脈還流障害を来し，それに伴う一連の症状を来す疾患である．その60〜80％は悪性腫瘍が原因とされている[1]．悪性腫瘍の中では非小細胞肺癌がもっとも多く，約半数を占める[2]．

　本症でもっとも見られるのは顔面の浮腫で，約8割に生じる[2]．顔面のびまん性の浮腫であるため，発症前の状態がわからない初診患者などでは病的かどうかの判断がむずかしいが，運転免許証の写真などが参考になることがある．外頸静脈の著しい怒張は6割以上に見られる[2]．前胸部の表在静脈拡張，上肢の浮腫，咳嗽，呼吸困難，嗄声などを伴うこともある．これらが観察されれば上大静脈症候群を疑い，胸部造影CTを撮影し確認する．本例では，非小細胞肺癌のリンパ節転移により狭小化した上大静脈を認めた（下図）．

　他に顔面のびまん性浮腫を来す疾患として血管浮腫，浮腫性硬化症や甲状腺機能低下症などがあげられるが，いずれも外頸静脈の怒張はない．血管浮腫であればACE阻害薬内服の有無や，過去のエピソードの有無などを確認する．

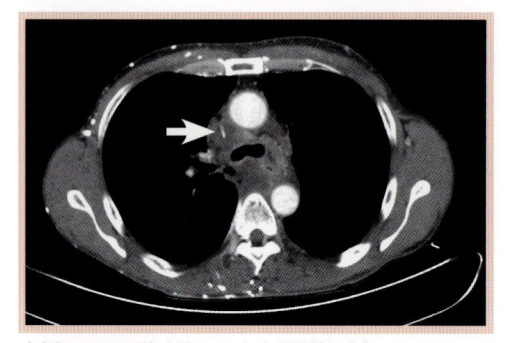

　上大静脈症候群そのものが致死的になることは稀だが，喉頭浮腫や脳浮腫を来した場合は緊急対応が必要になることもある．

本例における狭小化した上大静脈(矢印)

文献
1) 田口 純, 木下一郎, 秋田弘俊：癌と化学療法 38: 518, 2011
2) Wilson LD, Detterbeck FC, Yahalom J: N Engl J Med 356: 1862, 2007

（伊藤周作）

Diagnostic Pearl

顔面のびまん性浮腫 + 外頸静脈怒張
⇅
上大静脈症候群

Coffee Break 1

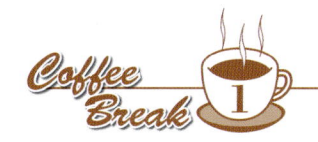

メタ認知，徹底的検討法，アルゴリズム法

メタ認知

　一般に「メタ○○」という言葉を耳にしたら，「○○についての○○」だと思えばよい．メタアナリシスは複数の分析結果をまとめてさらに分析したものであり，メタ小説はそれがフィクションであることへの言及のある小説であり，メタ演技は実写版「ガラスの仮面」での女優の演技のようなものだ．

　その伝でいえば，「メタ認知」とは「認知についての認知」であるが，認知症とは何の関係もなく，人間の認知特性そのものを対象とした認識や知識を意味している．1970年代に概念化されたこの心理的能力は，教育において重要な役割を果たすものとして注目されている[1]．メタ認知について深入りすると"メタメタ認知"になってしまうのでこれくらいにして，わかりやすく「考えることそのものを考えること」と言っておこう．

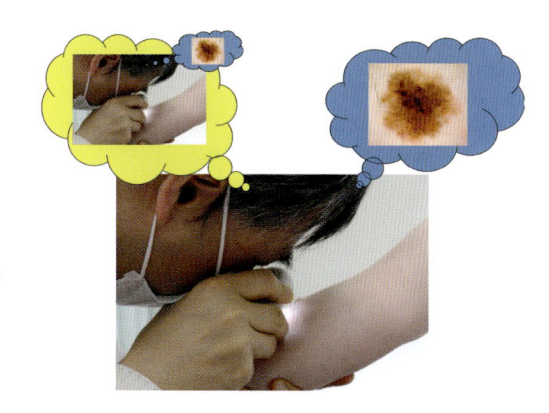

　皮膚科診断学は，周知の通り，通常発疹学で始まっている．換言すれば，発疹学は皮膚科学のアルファベットである，ということになる．アルファベットを知らなければそれで綴られた文章は読めないように，皮膚疾患を学ぶためには発疹学の知識は必須であるというアナロジーが成り立つ．ところが，アルファベットを学んだだけでは英文は読めないのであるから，同じアナロジーを援用すれば，発疹を究めれば診断が立ち現れるという道筋は怪しいと言わざるを得なくなる．

　発疹学というのは，皮膚病変という外的なものへの一アプローチ法である．一方，診断過程にはヒトの認知システムが関与していることは無視出来ないであろうから，この内的プロセスを指向したメタ認知的アプローチもあってよいように思われる．

　Sackettら[2]によれば，一般に診断の進め方には以下4つの方法があるという．即ち，

①徹底的検討法（exhaustion）
②アルゴリズム法（multiple-branching method）
③パターン認識（pattern recognition）
④仮説演繹法（hypothetico-deductive method）

の4つである．以下，それぞれについて説明を加える．

① 徹底的検討法

いわゆる「しらみつぶし」「総当たり」である．学生や研修医が診断できないのは，多くは知識がないのが原因であるから，彼らはよく教科書やアトラスを最初からめくって行って合致する記述や図がないかを探す行動をとる．熟練した医師はまずこのアプローチ法はとらないが，ときには診断の見当がつかない症例に遭遇したり，一旦診断を下した後に見落としがないか点検する目的でこの方法を使うことがある（例えば，あらゆる疾患カテゴリを網羅するという VINDICATE!!! ＋ P，意識障害の鑑別のおまじない AIUEOTIPS を使う．これらも徹底的検討法の一種である）．

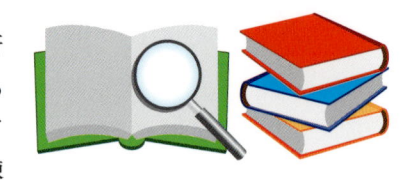

② アルゴリズム法

分岐図によって診断に導くアプローチで，一見もっとも論理的・科学的に思える．現実に，この方法が臨床の場で用いられる状況というのは，多くは看護師や救急当直医を対象に，患者対応や皮膚科医コールの条件をマニュアル化しておく場合であろう．つまり，熟練者が非熟練者に作業代行を依頼する場合に有効である[2]．よって，教育講演・総説・教科書ではアルゴリズムが頻用されることになる．本書も「Diagnostic Pearl」において，最も単純化された一種のアルゴリズムを示しているとも言える．

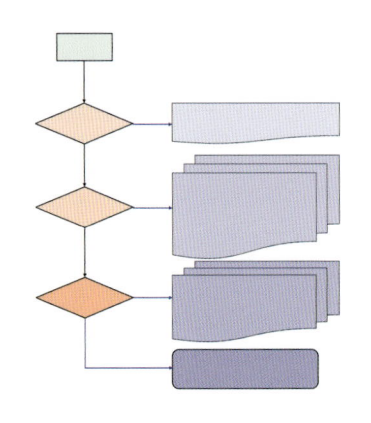

アルゴリズム法の欠点として，まず，すべての疾患を網羅している訳ではないことを認識する必要がある．分岐の果てに並べられている疾患を最初にざっと眺め渡して，そこに思い当たる診断名がなければ，そのアルゴリズムを辿るのは無駄というものである．分岐は鑑別診断を減らすだけで追加しないのだから．

また，アルゴリズム法における「→」は一方通行を暗示し，間違った分岐にはいってしまったら引き返して考え直すべきときがあることを示せていないと思われる．本書「Diagnostic Pearl」では，「⇔」により往還可能な思考過程を含意させたつもりである．

パターン認識と仮説演繹法については，coffee break 2 で．

文献

1) 三宮真智子：メタ認知．北大路書房，京都，p1，2008
2) Sackett DL et al: Clinical Epidemiology. A Basic Science for Clinical Medicine. 2nd ed. Little, Brown and Company, Boston, p3, 1991

Part❷ 上肢・体幹

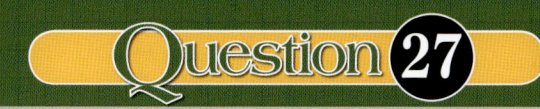

Question 27

指背の結節

Clue 50歳，女性．5カ月前から，左中指に結節あり．

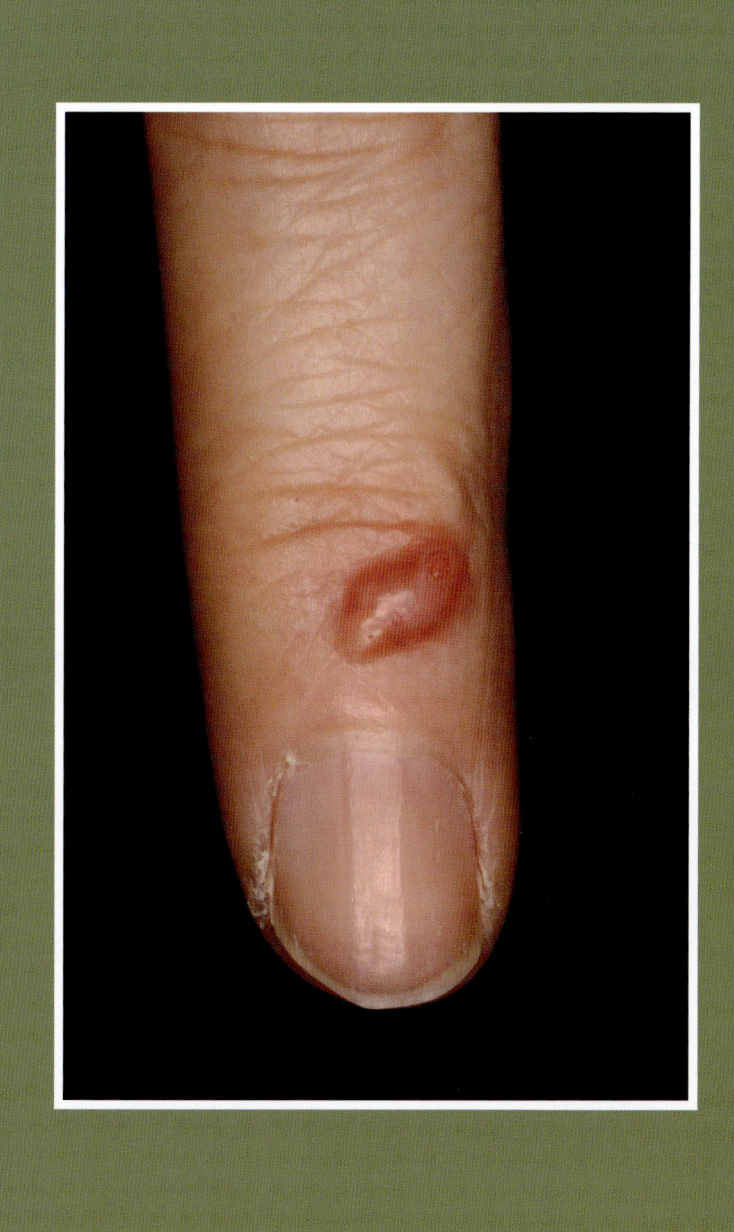

Answer 27

digital mucous cyst
（指趾粘液嚢腫）

　digital mucous cyst は，指趾の末節背面に生じる広基性またはドーム状の結節として発生する．被覆皮膚が菲薄化し，内容物が透見できることも多い（「水疱様」「透明感のある」「透光性を有する」と表現される）．穿刺によりゼリー状内容物の排出を確認すれば，診断は確定する．

　発生機序は機械的刺激による真皮線維芽細胞のヒアルロン酸（ムチン）過剰産生（myxomatous type）[1]，または関節嚢や腱鞘のヘルニア（ganglion type）[2]のいずれかとされている．しかし，ganglion type においても内腔を被覆する上皮細胞がないことが大半であることから，近年では，末節骨の骨関節炎などで粗糙化した関節包の傷害と，関節炎による内圧上昇により，関節包の一部から内容液（粘液）が漏出し，末節背面の組織抵抗の少ない部位に貯留して生じるとも推察されている[3]．

● 文献

1) Constant E et al: Plast Reconstr Surg 43: 241, 1969
2) Newmeyer WL et al: Plast Reconstr Surg 53: 313, 1974
3) De Berker D et al: Arch Dermatol 137: 607, 2001

（中村泰大）

Diagnostic Pearl

指趾末節背面＋水疱様結節
↓
穿刺にてゼリー状内容物の排出
↕
指趾粘液嚢腫

Question 28

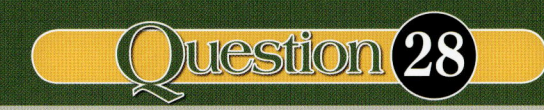

植皮片の異常

Clue 58歳，女性．指の難治性潰瘍に対して植皮術を施行．2週後「植皮片が浮き上がってきた」として術者から相談された．

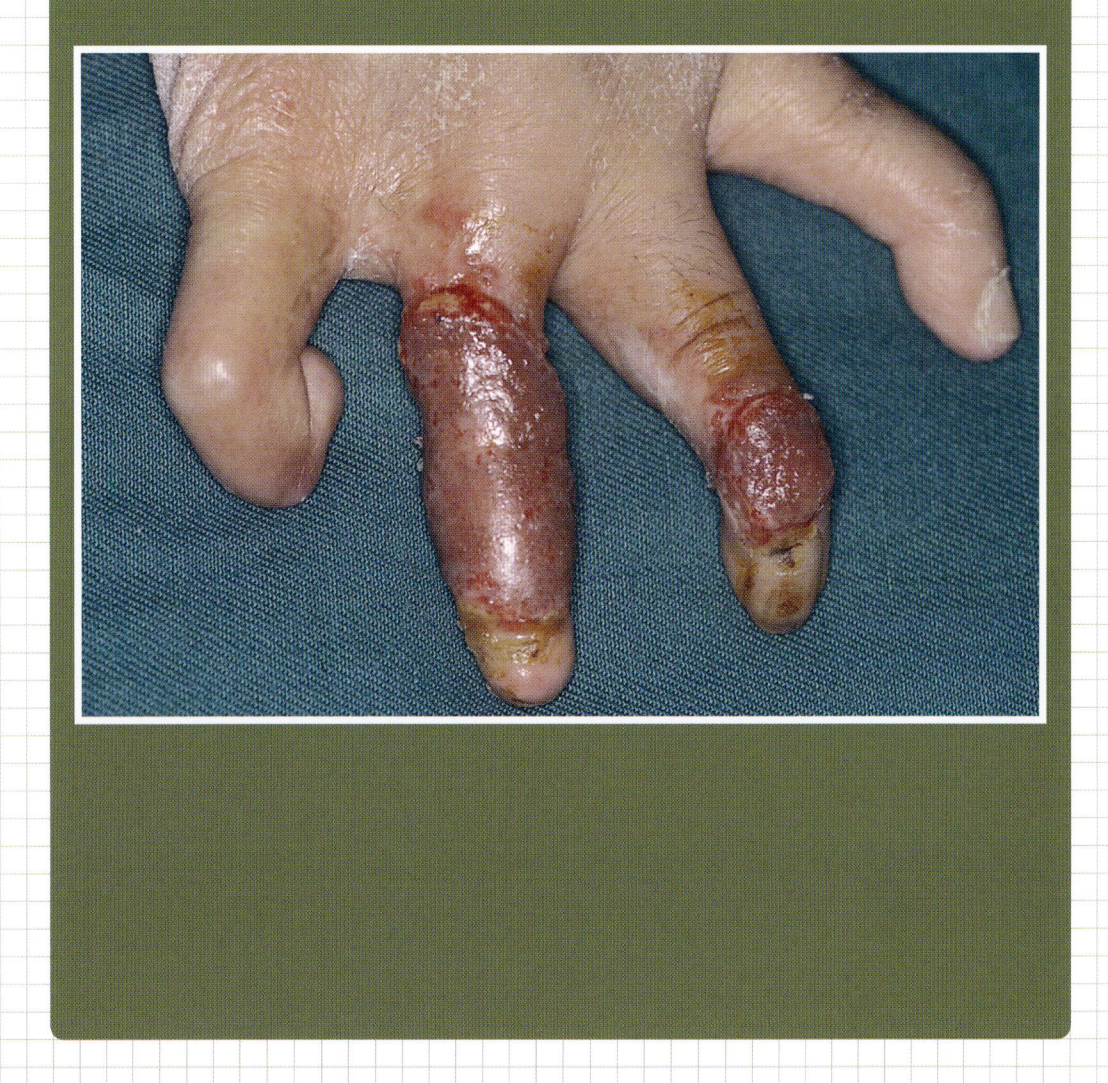

Answer 28

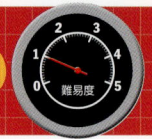

接触皮膚炎
(contact dermatitis)

　このように創部に一致した発赤・腫脹・漿液性丘疹をみた場合，創部に塗布している消毒薬・抗菌薬による接触皮膚炎を疑わなければならない．単純縫縮された創周囲の接触皮膚炎は比較的わかりやすいが，植皮の場合は，植皮片があたかも浮き上がったような状態を呈し，局所感染などの要素も考慮しなければならないため，状況は複雑となる．術者としては第一に植皮の失敗を危惧するため，感染対策をしっかりやろうとする．この場合，その意識が強ければ強いほど，状態は悪化していく．

　本例では，局所をポピヨドン®で消毒し，ソフラチュール®を置いてゲンタシン®軟膏を塗布する，という処置を行っていた．パッチテストでは，ポピヨドン®は陰性，ソフラチュール®に含まれるフラジオマイシンと，ゲンタシン®軟膏に含まれるゲンタマイシンが陽性であった．

　アミノグリコシド系抗生物質は，フラジオマイシンをはじめ感作率が高く，同系薬剤間での交差反応をおこしやすいことでも注意が必要である．本例は，ミクロノマイシン，シソマイシン，ジベカシンにも感作されていた．

写真は文献1から引用，改変．

● 文献

1) 石黒久子，小笠原理雄，梅林芳弘：日立医誌 35: 119, 1998

（梅林芳弘，榎本久子）

Diagnostic Pearl

創部に一致する発赤・腫脹・漿液性丘疹 + 局所の外用薬
⇅
接触皮膚炎

Part 2 上肢・体幹

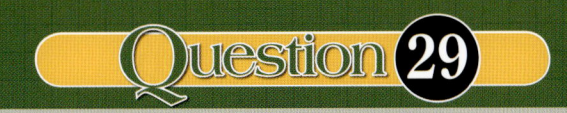

Question 29

母指の紅斑・鱗屑・亀裂

Clue 15歳，女子．約1年前からある．

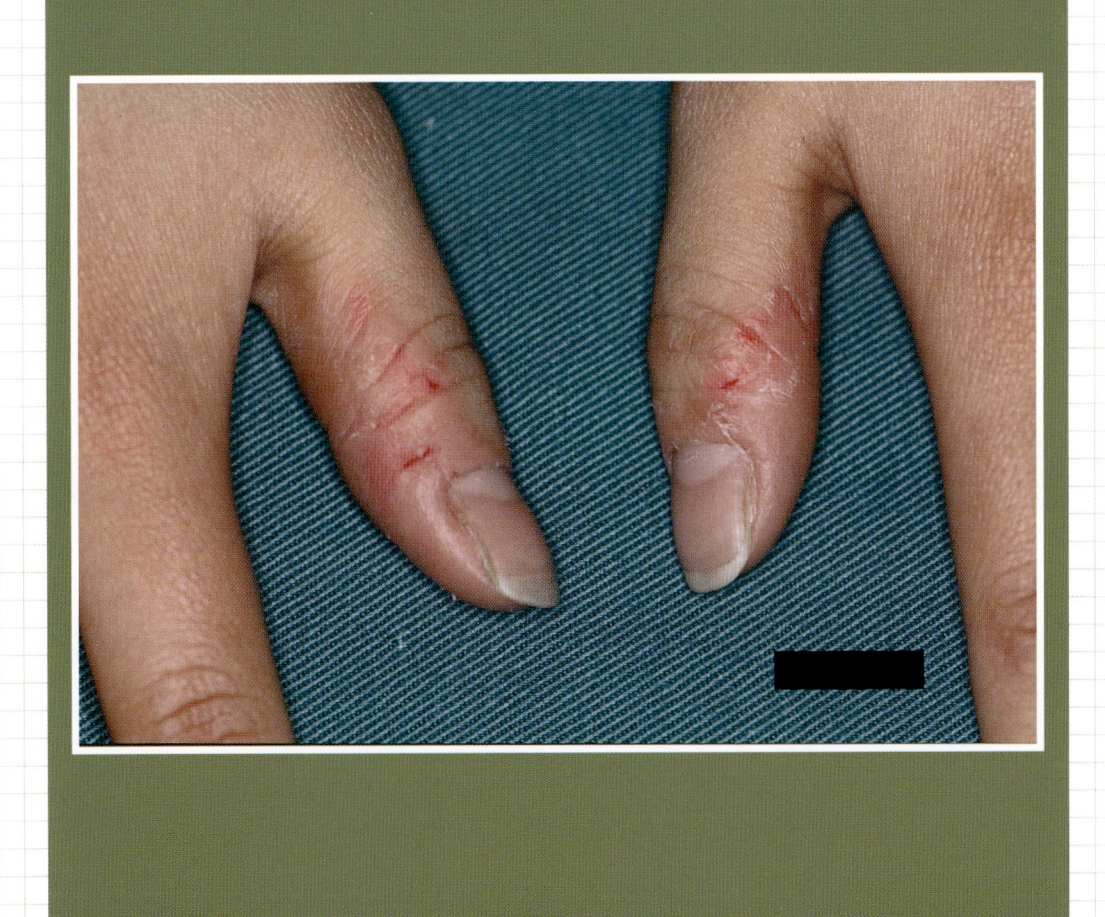

Answer 29

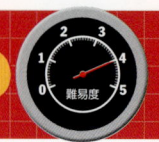

「掻き癖」による皮膚炎

なかなか掻くことをやめられない慢性湿疹患者には，その理由として３つの「カン」がある．

一つは就寝中に掻いてしまう「夜間」，もう一つは掻き出すと気持ちいいのでやめられない「快感」，残り一つがここであげた「習慣」である．掻くことが常態化していると，痒くはないのについ手がいってしまう．そのことを指摘して患者に認識させる必要がある．

ここであげた例には特別な病名はないのであるが，母指尺側を隣の示指で刺激し続ける癖（下図）というのは複数の患者に共通してみられ，一つのパターンとしてありうると考えている．

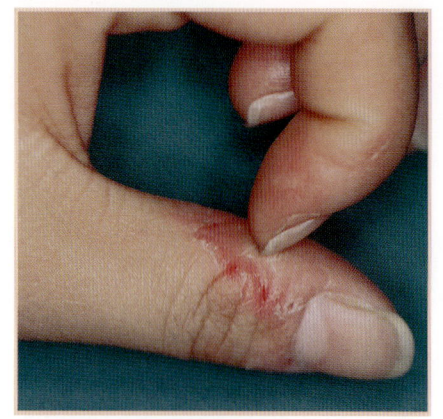

本例（示指による「掻き癖」）　　　別の症例（28歳，女性）

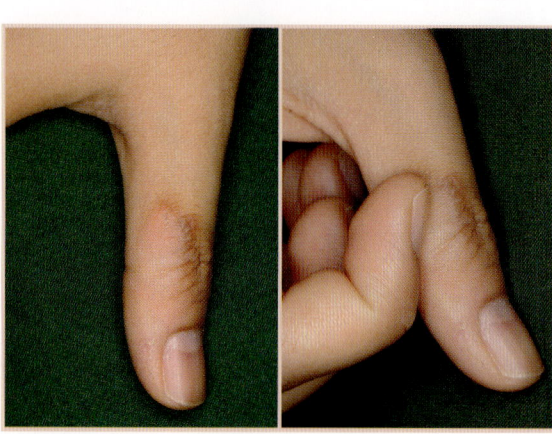

（梅林芳弘）

Diagnostic Pearl

母指尺側の湿疹
⇅
「掻き癖」による皮膚炎

Question 30

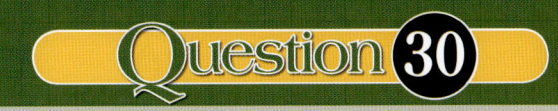

中指の紅斑・水疱

Clue 23歳，女性．医療事務職．外陰部にもびらんがある．
ほぼ月経ごとにくり返している．

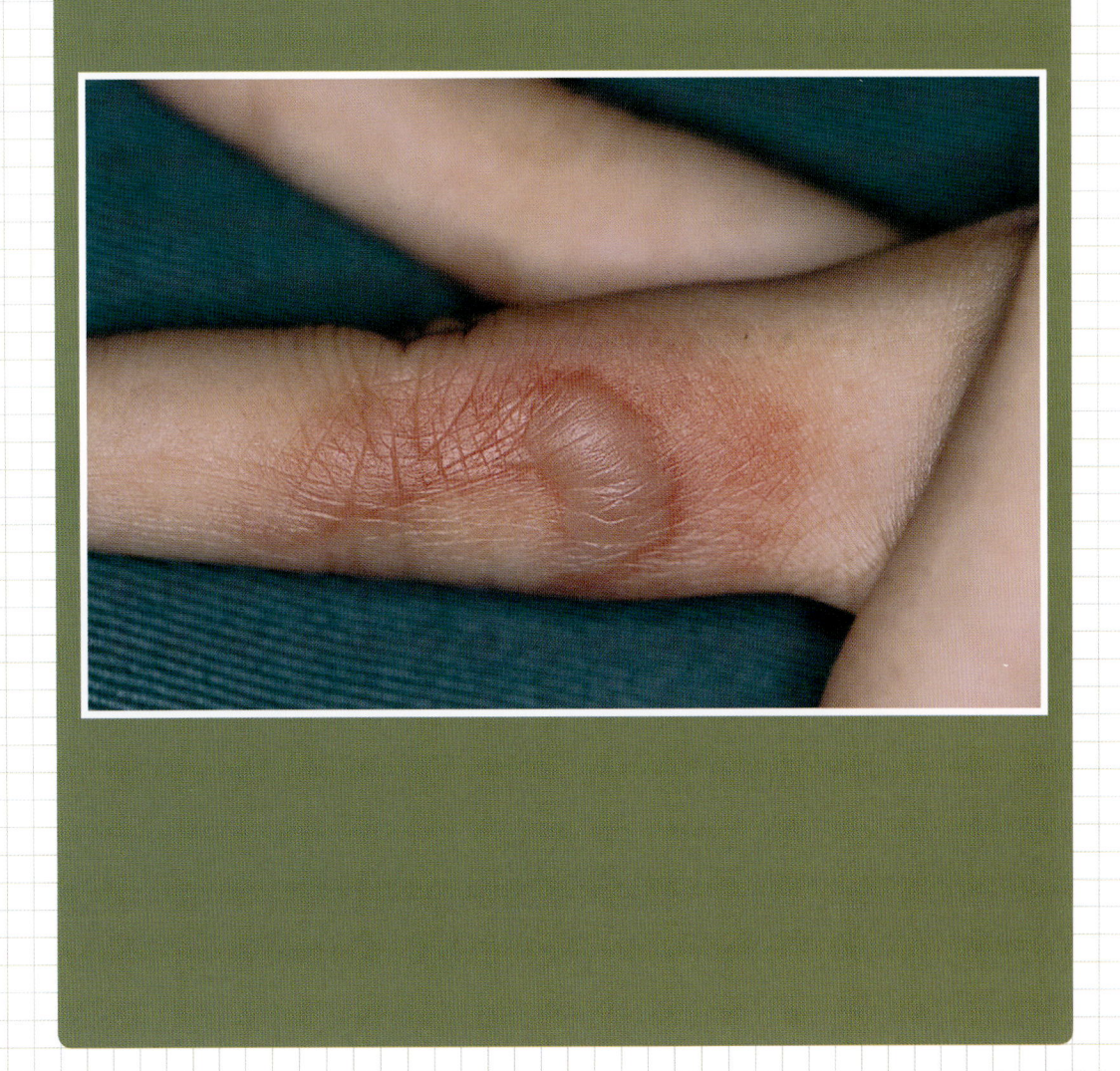

Answer 30

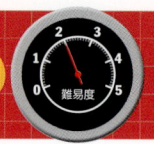

鎮痛薬による固定薬疹

「若い女性の陰部にくり返す水疱・びらん」であれば，真っ先に思いつく診断仮説は「単純疱疹」である．指に出現しているのは，「医療従事者」であれば「疱疹性瘭疽」と考えればよい．しかし，医療従事者といっても実は患者に直に触れることが少ない「医療事務職」なのに「疱疹性瘭疽」になるのか，という点に疑問を覚えつつ指の発疹をみると，やはりこれは「疱疹(＝小水疱の集簇)」とはいえない．

次に，「月経ごとにくり返す」をキーワードにすると，すぐに考えつくのは「外性子宮内膜症」である．しかし外陰部はそれとしても，指はあまりにも突飛で，ありそうもない．

実は，「月経ごとにくり返す」には隠されたヒントがあるのである．それは，「月経ごとにくり返し内服している薬剤」があるのでは，ということである．通常それは鎮痛薬であり，そのことに思い至れば，「鎮痛薬による固定薬疹」を想起することが可能になる．固定薬疹は口唇(左図)・外陰部に好発するため，単純疱疹と誤診されやすいことも知っておくと役立つ．

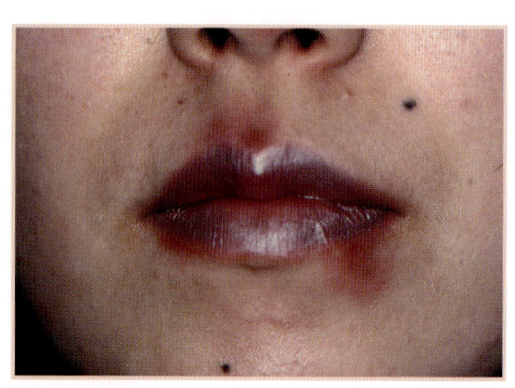

口唇の固定薬疹

(梅林芳弘)

Diagnostic Pearl

水疱・びらん＋月経ごとに再燃
⇅
鎮痛薬による固定薬疹

Part 2 上肢・体幹

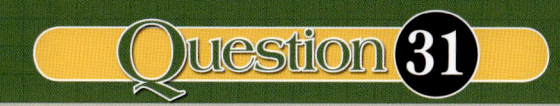

Question 31
示指末節の腫脹

Clue 81歳，男性．2カ月前から，上記の症状あり．食道癌にて放射線療法中である．

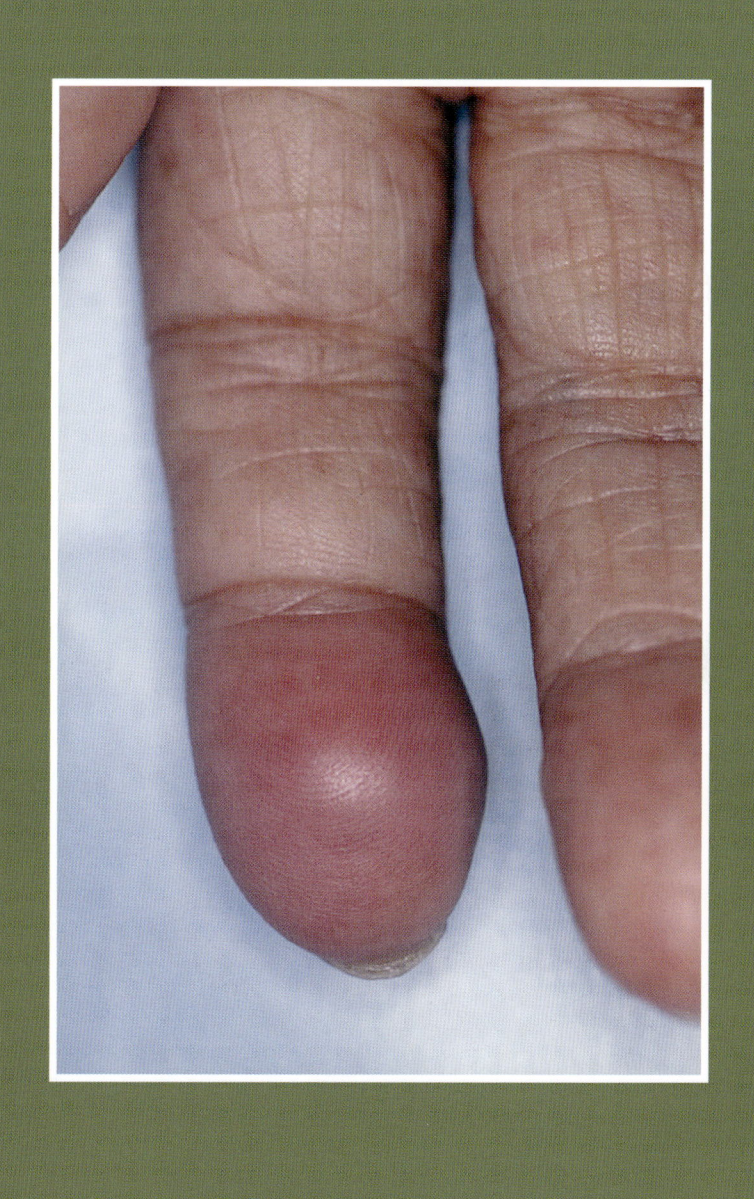

Answer 31

癌の末節骨転移
(distal phalangeal metastasis)

ヒントとして「食道癌」を明示したので難易度をやや低くしたが，実際の患者は入院目的をヒントとして強調してくれるわけではない．診察時，担癌患者であることをとくに意識に上らせないと，瘭疽や化膿性爪囲炎と診断してしまうことがままある[1]．

初診時に「担癌患者→病変部の単純X線」と発想するのがもっとも簡単かつ早い．左図のような骨破壊像を確認すれば，診断がほぼ確定する．指の皮膚と骨の両方に転移する場合，多くは骨の転移が先行する[1]ので，表面から窺うより骨の破壊は著明である．また，手の骨への転移では末節骨が最多[1]という知識も診断の一助となる．

写真は文献1から引用，改変．

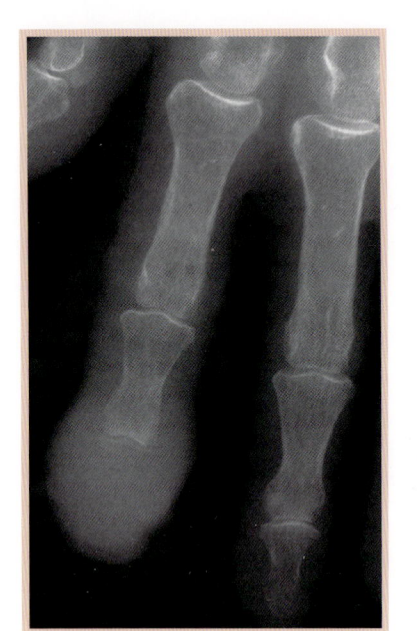

示指末節骨の融解像

文献
1) Umebayashi Y: J Dermatol 25: 256, 1998

（梅林芳弘）

Diagnostic Pearl

指趾末節の腫脹 + 担癌患者
↓
単純X線
↕
末節骨転移

Part 2 上肢・体幹

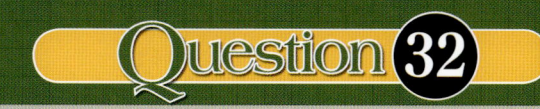

Question 32

手背の褐色斑・脱色素斑

Clue 4歳，男児．足背にも同様の皮疹がある．
父親に，幼児期発症の同症あり．

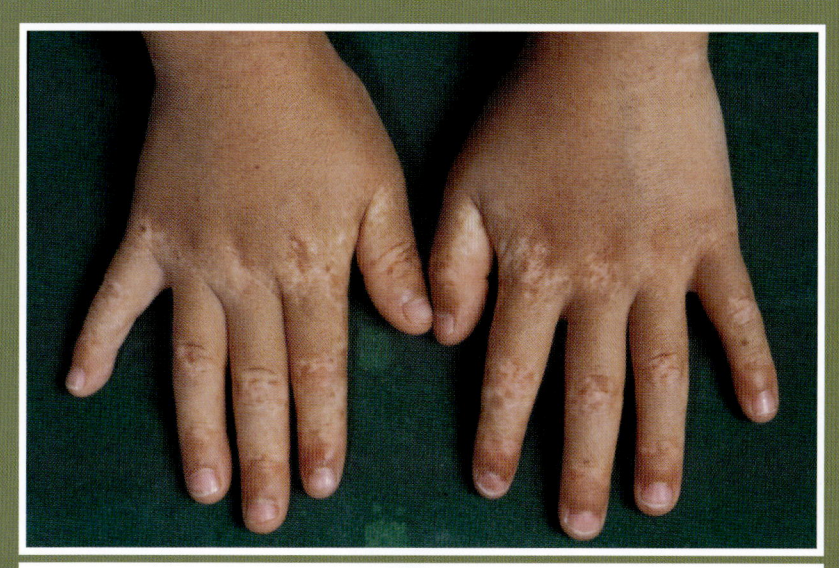

患児

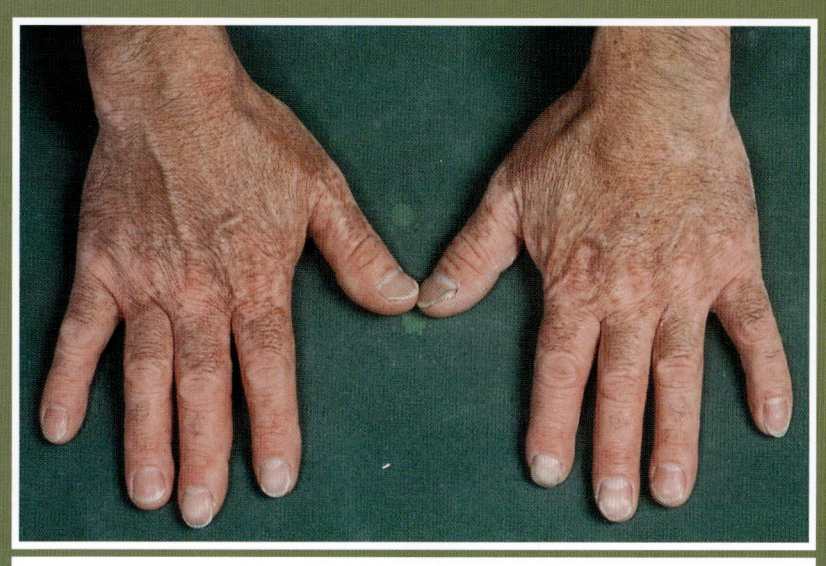

父親

Answer 32

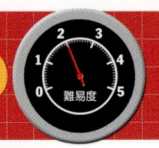

遺伝性対側性色素異常症
(dyschromatosis symmetrica hereditaria)

　遺伝性対側性色素異常症は1929年に遠山により命名された疾患で，顔面の雀卵斑様色素斑，手足伸側の小豆大の褐色斑と脱色素斑の混在が特徴である．多くは常染色体優性遺伝であるが，病因として，二重鎖RNA特異的アデノシン脱アミノ基酵素（*DSRAD*，*ADAR1*）遺伝子変異が報告されている[1]．

　本症は，特徴的な皮膚所見および家族内発症の有無で診断が可能である．本例でも父親の手足（下図）に同様の発疹を認めたことから診断は容易であった．ちなみに，父方祖母にも同様の症状があったという．

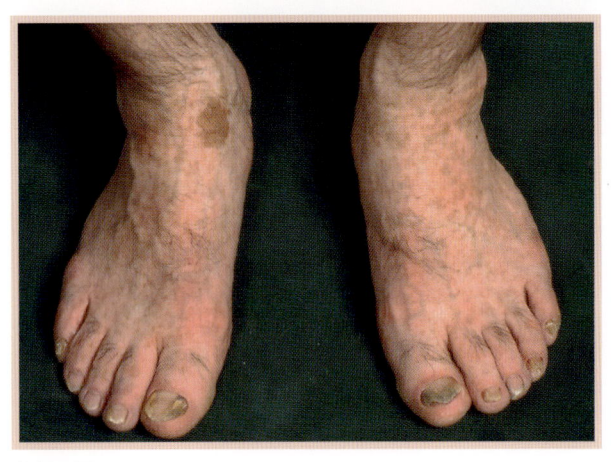

　鑑別疾患として網状肢端色素沈着症があげられるが，これは色素斑に陥凹を伴い，脱色素斑を認めないことから，本症と鑑別可能である．

父親の足

● 文献
1) Maruyama Y et al: Am J Hum Genet 73: 693, 2003

（中村泰大）

Diagnostic Pearl

手足伸側＋網目状の褐色斑・脱色素斑が混在＋家族歴
⇅
遺伝性対側性色素異常症

Part 2 上肢・体幹

Question 33
掌蹠の落屑性紅斑

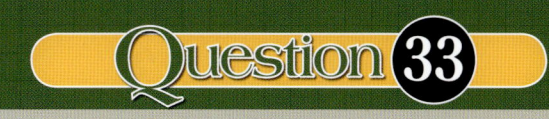

Clue 70歳，男性．胃癌の術後3カ月．

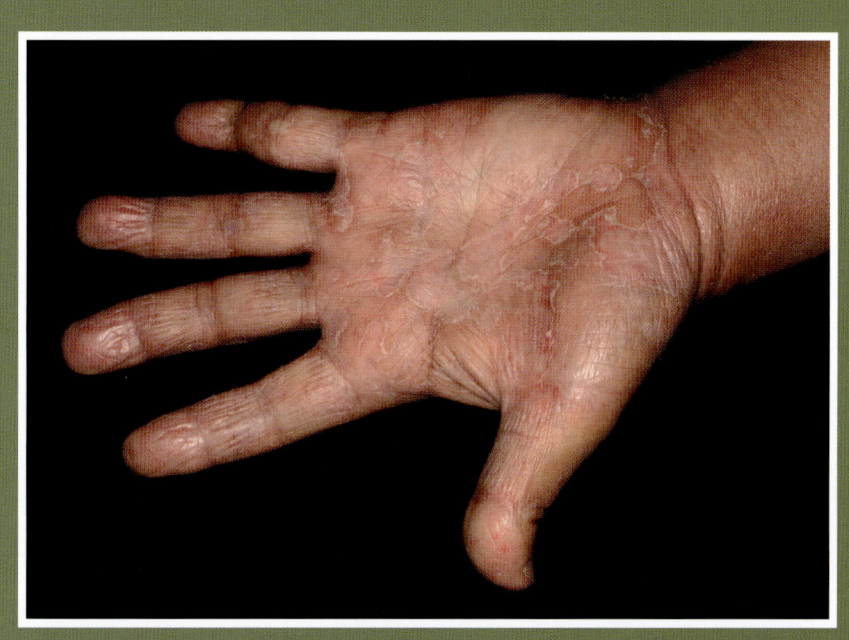

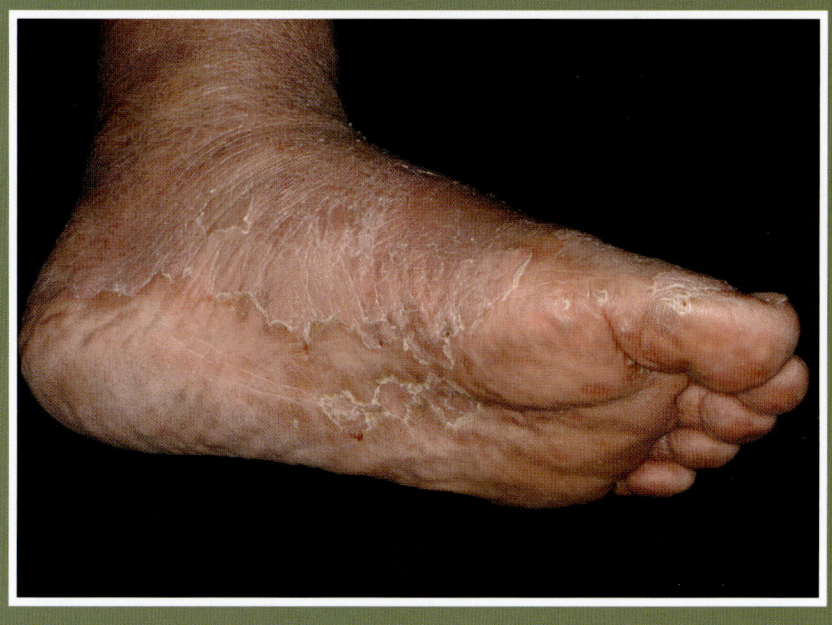

Answer 33

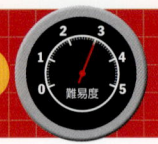

手足症候群
(hand-foot syndrome)

　手足症候群は抗癌剤や分子標的薬により生じる皮膚の有害事象で，掌蹠を中心に，角化や落屑を伴う紅斑，疼痛や感覚障害を伴う腫脹，水疱・膿疱・びらんなど，多彩な症状を生じる．

　手足症候群を生じうる薬剤としては，5-FU，UFT，S-1，カペシタビンなどのフッ化ピリミジン系薬剤や，シタラビン，ドキソルビシン，ドセタキセルなどがあげられる．本例は，胃癌術後3カ月でS-1投与の2コース目（4週投与2週休薬法）であった．近年では，ソラフェニブやスニチニブなどの分子標的薬によって生じる手足症候群が増加している．

　本症の発症機序はいまだに不明である．抗癌剤が表皮角化細胞を直接傷害する説[1]や，エクリン汗腺における抗癌剤の蓄積・分泌が原因とする説[2]，分子標的薬においてはVEGFR（vascular endothelial growth factor receptor：血管内皮細胞増殖因子受容体）の阻害が関与しているとの説[3]もある．

　分子標的薬の場合は，処方医がはなから本症を念頭に置いて紹介して来ることが多い．それ以外の薬剤の場合は必ずしも認識しているとは限らないので，臨床像から既往歴と薬歴を確認し，診断を導かねばならないこともある．

文献

1) Nagore E et al: Am J Clin Dermatol 1: 255, 2000
2) Rongioletti F et al: J Cutan Pathol 18: 453, 1991
3) Azad NS et al: Clin Cancer Res 15: 1411, 2009

（中村泰大）

Diagnostic Pearl

掌蹠の落屑性紅斑＋担癌患者
↓
抗癌剤・分子標的薬の使用を確認
↕
手足症候群

Question 34

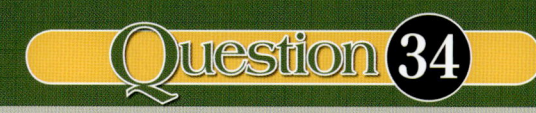

手背の白い発疹

Clue 55歳，男性．水疱性類天疱瘡にて入院していた．現在は外来通院中．

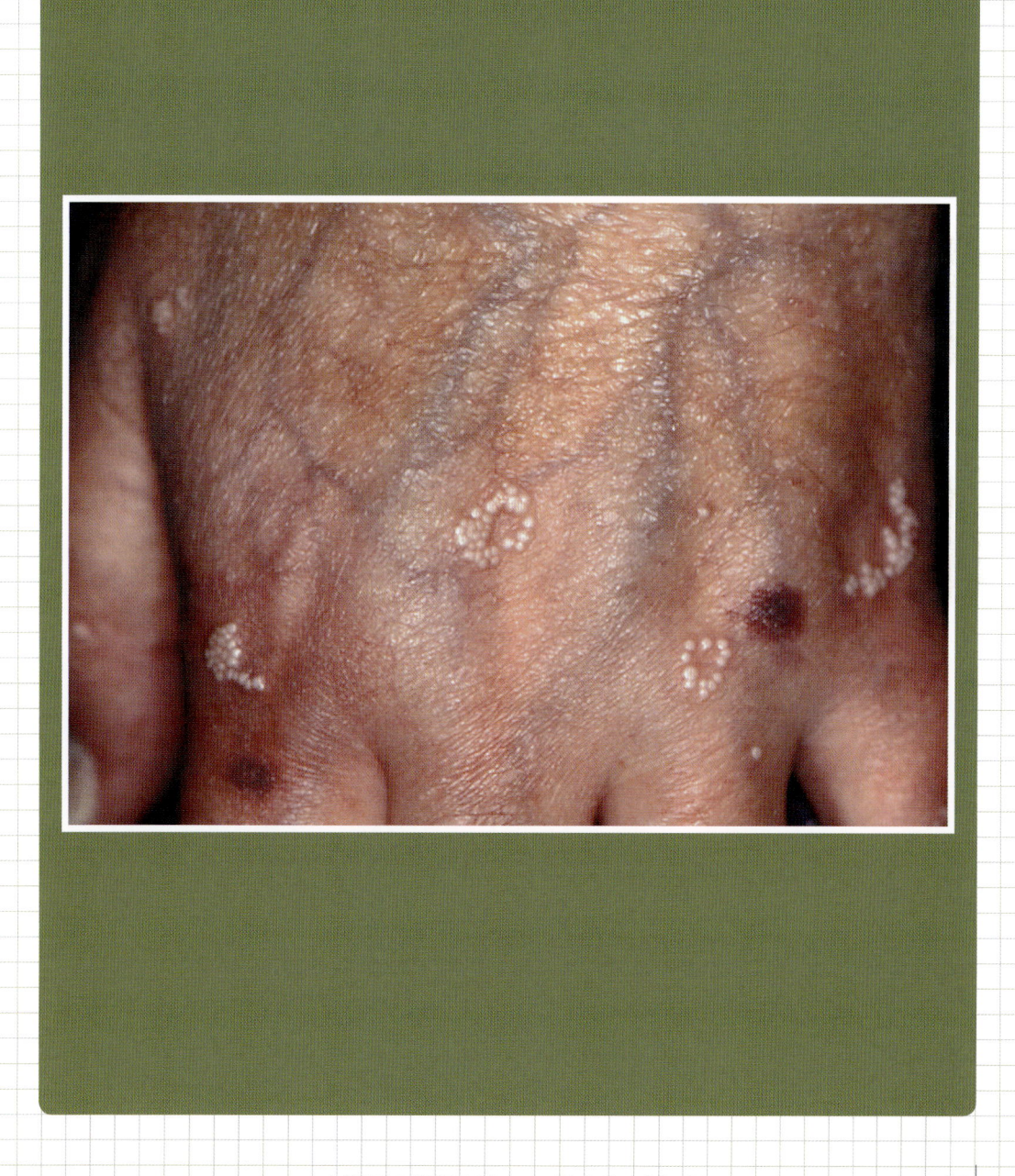

Answer 34

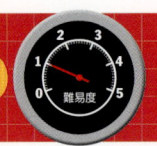

続発性稗粒腫

　本症は，水疱性類天疱瘡や表皮水疱症などで，水疱が上皮化した後によくみられる．
　稗粒腫（はいりゅうしゅ）というのは，組織学的には小さな表皮囊腫である．したがって，本症の発疹名を問われたら「囊腫」ということになる．ところが，本症の臨床症状については，「丘疹」と記す教科書がほとんどである．それらの教科書の「発疹学」の項目には「囊腫」という発疹名が記載されているにもかかわらず，である．これは，考察の対象としてなかなか興味深い．
　本症がsnap diagnosisでわかる熟練医には，その組織像も思い浮かぶから，「囊腫」という発疹名がある以上，「囊腫」と表現するのが自然である．しかし，ここでストップがかかる訳だ．恐らく，「本症を診断できなければ，組織像を想起することもできない」「よって，初学者がこれを『囊腫』と表現することは期待できない」「診断はできなくとも発疹名だけは正しく記述するように，と教育しているから，これを『囊腫』と表現せよ，という要求は矛盾と受けとめられる」「脳裏に浮かんだ組織像は消去し，わからない人の立場を慮って『丘疹』とする」ということであろうか．本症に限らず，「囊腫」という発疹名は，診断がわかったうえでないと使うのがむずかしいところがある．
　ちなみに，本例には紫斑（恐らくステロイド紫斑）があるのもすぐにわかるだろう．しかし，紙面を押しても色調消褪の有無は確認できないのだから，「圧迫して消えれば紅斑，消えなければ紫斑」という発疹学のイロハとは異なるロジック（あるいはロジックでない何か）で「紫斑」といっていることになる．

（梅林芳弘）

Diagnostic Pearl

水疱症＋多発する白色「丘疹」
↕
続発性稗粒腫

Part ❷ 上肢・体幹

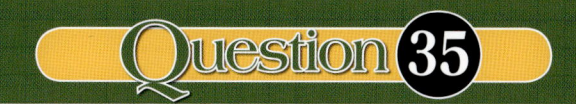

Question 35

手背に多発する小結節

Clue 11歳,男児.Down症候群.

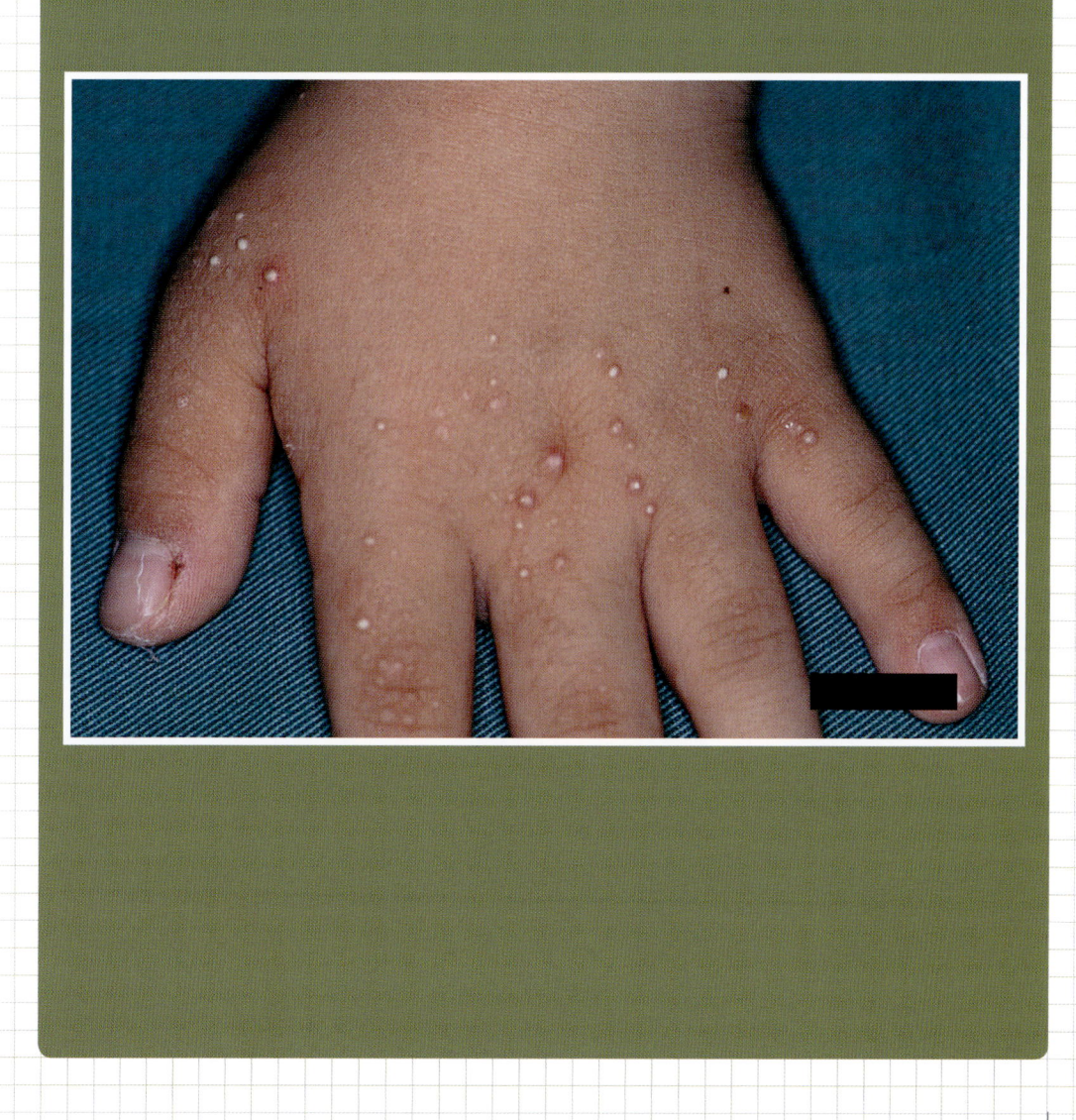

Answer 35

稗粒腫様特発性皮膚石灰沈着症
(milia-like idiopathic calcinosis cutis)

　小結節は石灰沈着である（図1は生検組織のコッサ染色）．
　Down症候群では手足に稗粒腫様の石灰沈着を来すことがある（図2は本例の足の病変）．海外では "milia-like idiopathic calcinosis cutis in Down syndrome" の病名で報告されている．milia-like idiopathic calcinosis cutis（稗粒腫様特発性皮膚石灰沈着症）はDown症候群に特異的な病変とはいえないが，何らかの機序でDown症候群に生じやすいものと考えられる．
　前ページの写真と図1は文献1から引用，改変．

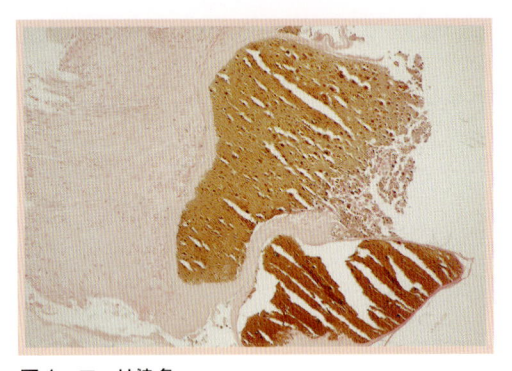

図1　コッサ染色

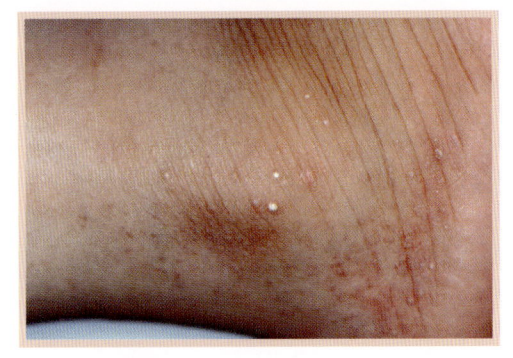

図2　足の病変

文献
1) 梅林芳弘, 伊藤周作, 長山賢：西日皮膚 62: 466, 2000

（梅林芳弘，伊藤周作）

Diagnostic Pearl

手足に数 mm 大の硬い小結節が多発 +Down 症候群
⇕
稗粒腫様特発性皮膚石灰沈着症

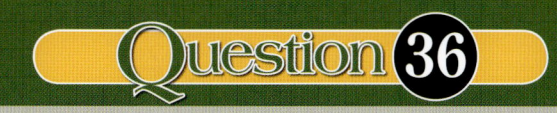

Question 36
手背と前腕の角化性結節

Clue 84歳，女性．茨城の農家．
1カ月前から手背に，ついで前腕に結節が出現した．

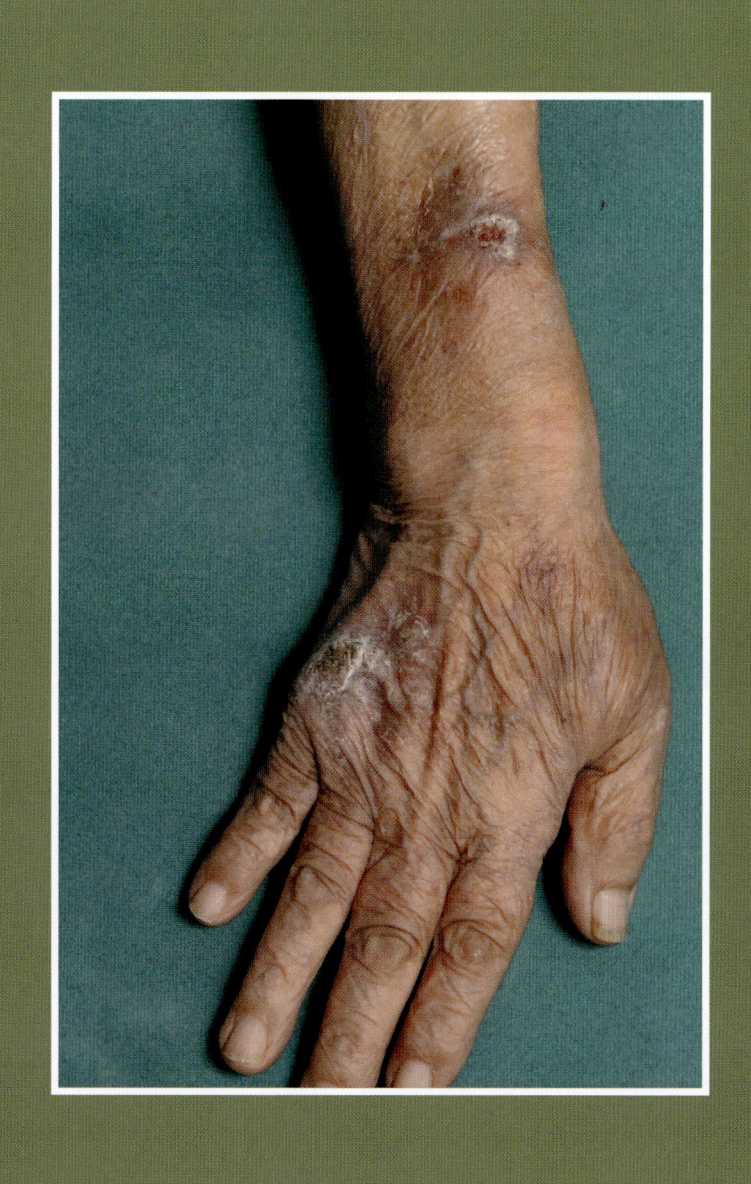

Answer 36

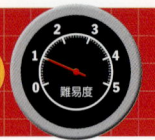

スポロトリコーシス
(sporotrichosis)

　スポロトリコーシスは土壌・植物に生息する *Sporothrix schenckii* による皮膚感染症である．外傷などの侵入門戸より真皮，皮下に菌が摂取され，皮内・皮下結節や肉芽腫を形成する．そのため，農業に従事したり，家庭菜園・ガーデニングを趣味とするなど，土に接触する機会が多い者に発生しやすい．

　確定診断には，スポロトリキン反応，病理組織検査(HE染色のほか，PAS染色，Grocott染色)，組織培養による *Sporothrix schenckii* の同定が必要である．

　本症の発生には地域特異性があり，利根川流域の関東地方は好発地域の一つである．筑波大学では2002年〜2011年の10年間に24例の報告がある[1]．九州筑後地方や島原地方も好発地域にあげられている[2]．一方，東北・北海道では稀である．

　本症の病型には固定型，リンパ管型，播種型がある．本例は，リンパ管に沿って飛び石状に多発するリンパ管型である．リンパ管型の臨床所見は特徴的で，これと病歴上の「土との接触」で本症を想起する．ちなみに，同様の臨床像で「水との接触」であれば，非結核性抗酸菌症(*Mycobacterium marinum* 感染症)を考える．

● 文献

1) 丸山　浩ほか：皮膚臨床 55:987, 2013
2) 楠原正洋：皮膚真菌症を究める，中山書店，東京，p184, 2011

（中村泰大，丸山　浩）

Diagnostic Pearl

飛び石状の結節＋土との接触
＋好発地域（関東・九州）在住
⇅
スポロトリコーシス

Part ❷ 上肢・体幹

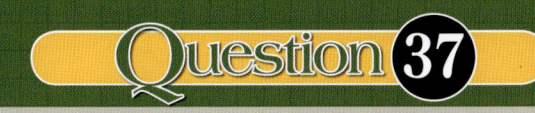

Question 37

手背～前腕の皮斑

Clue 4カ月，男児．出生時より持続している．

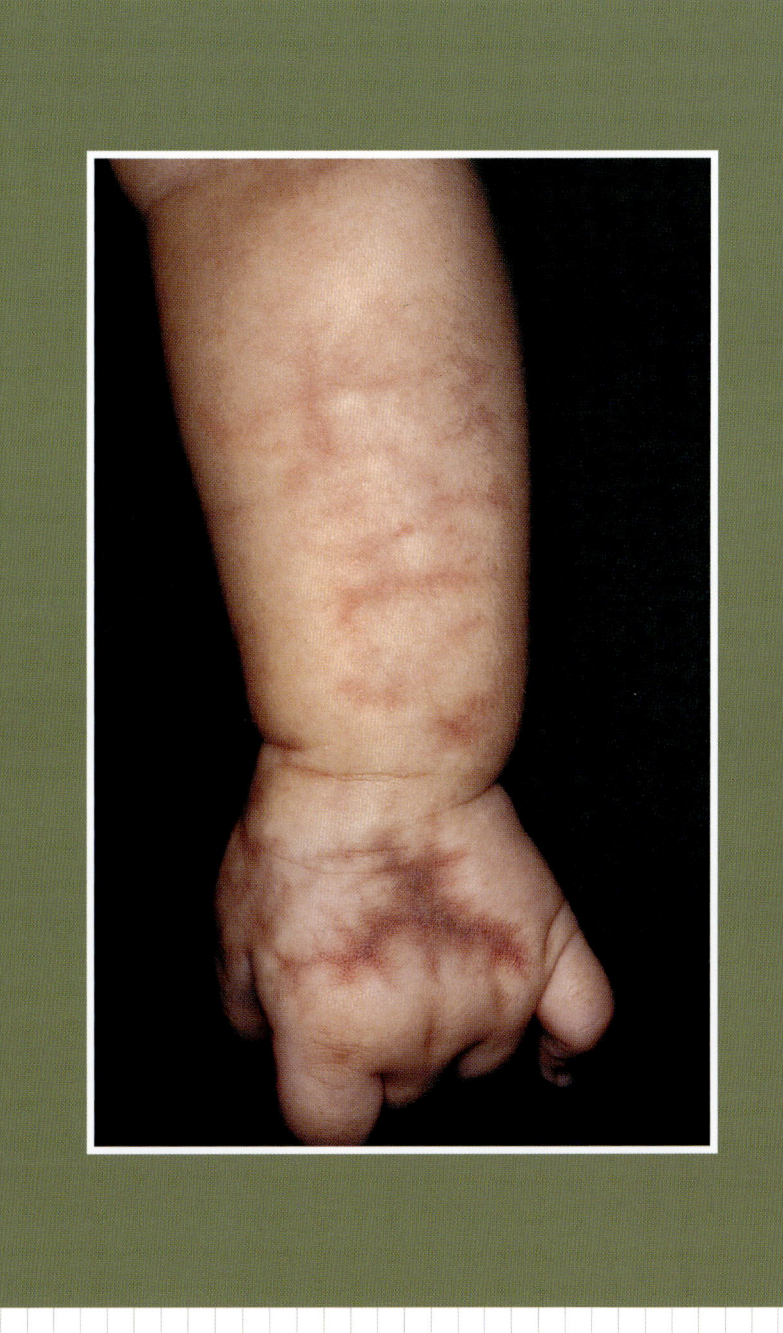

Answer 37

先天性血管拡張性大理石様皮斑
(cutis marmorata telangiectatica congenita)

　先天性血管拡張性大理石様皮斑 (cutis marmorata telangiectatica congenita：CMTC) は網目の閉じた皮斑（大理石様皮斑）と種々の合併症を伴う先天性の皮膚疾患として，van Lohuizen らにより報告された[1]．

　症状として，①大理石様皮斑，②細小血管拡張，③皮膚欠損，④皮下静脈の拡張，⑤毛髪成長遅延，⑥粘膜病変，⑦掌蹠病変，⑧種々の奇形，⑨末梢部のチアノーゼ，⑩皮疹部の陥凹，⑪皮疹部の萎縮，⑫患肢が細いこと，⑬精神遅滞などが認められる．

　なかでも①の大理石様皮斑の発現率は 100％であるため，出生時から持続する大理石様皮斑だけで CMTC と診断してよいと提唱されている[2]．次いで，皮疹部の陥凹 (⑩) が 51％，細小血管拡張 (②) が 40％に発現するものの，その他の症状の発現はいずれも 35％未満と低い[2]．本例でも症状は，大理石様皮斑 (①) と皮疹部の陥凹 (⑩) のみであった．

　なお，小児において寒冷時みられる生理的な大理石様皮斑は，温めれば消える一過性のものである．本症は温めても消えず，それとは異なる疾患である．

● 文献

1) van Lohuizen CHJ et al: Acta Derm Venereol (Stockh) 3: 202, 1922
2) 富沢尊儀ほか：皮膚臨床 18: 459, 1976

（中村泰大）

Diagnostic Pearl

大理石様皮斑 ＋ 出生時より持続
⇕
先天性血管拡張性大理石様皮斑

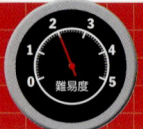

Part 2 上肢・体幹

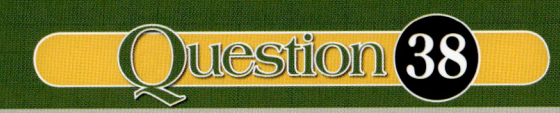

Question 38

体幹・四肢に散在する丘疹

Clue 16歳，男子．3カ月前から出現，増数．写真は前腕の丘疹．

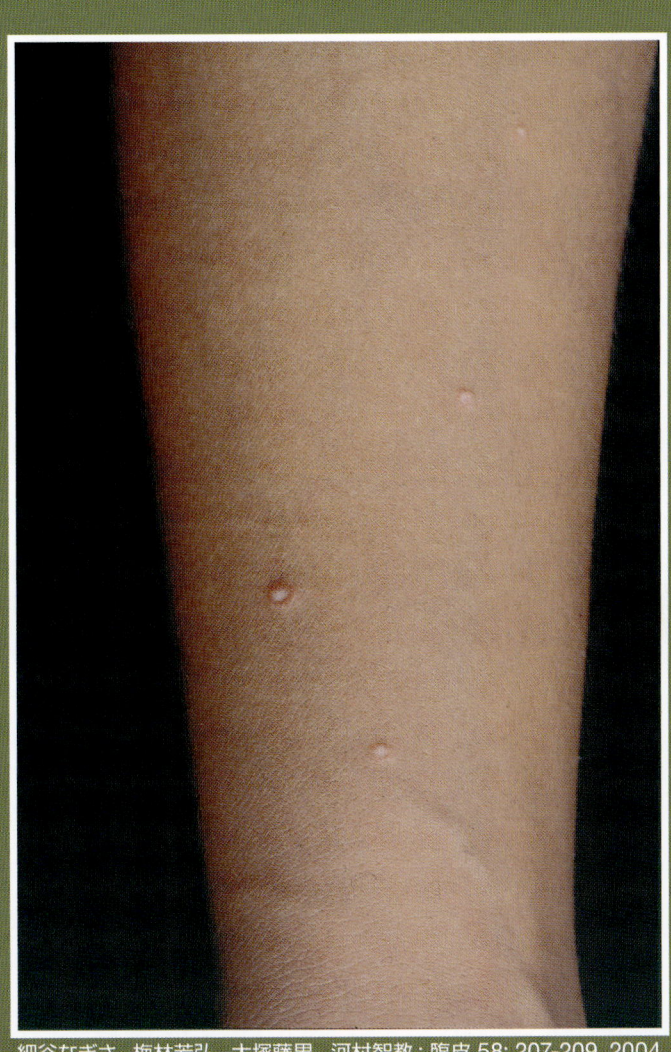

細谷なぎさ, 梅林芳弘, 大塚藤男, 河村智教：臨皮 58: 207-209, 2004
より転載

Answer 38

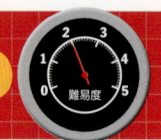

Degos 病

　Degos 病の発疹は特徴的である．数 mm 大の丘疹で，中央は白色調に萎縮陥凹し，その周囲に紅暈を伴っている．本症は稀な疾患であるが，この個疹（下図）を一度でも見ておけば，生涯第 1 例目でも snap diagnosis が可能である．

　本症で重要なのは，その本態が血栓による小中動脈の閉塞であり，消化管穿孔による腹膜炎を高率に合併し，致死率も高い，ということである．本邦報告例をみても，死亡例が約 4 割，死因の 7 割以上が消化管穿孔である[1]．悪性萎縮性丘疹症（malignant atrophic papulosis）という同義語を覚えると，臨床的特徴と予後が記憶できる．

　なお本例は，8 年 6 カ月にわたって内臓病変が出現しなかった特殊な Degos 病（良性皮膚 Degos 病）として報告したものである[1]．本症に馴染みのないうちは上の段落までをまず記憶して，snap diagnosis で「Degos 病」とわかるようになったら，"benign" な "malignant" atrophic papulosis もある，という複雑な事情も頭に入れておくといいだろう．

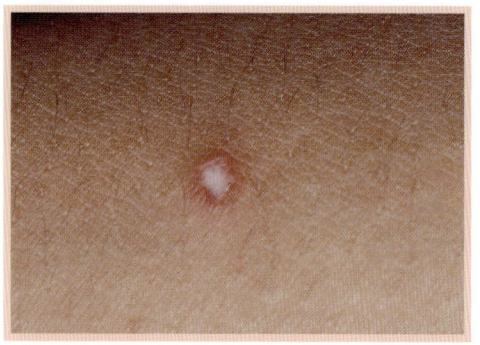

個疹の拡大像（細谷なぎさ，梅林芳弘，大塚藤男，河村智教：良性皮膚 Degos 病，臨皮 58: 207-209, 2004 より転載）

●文献
1）細谷なぎさ ほか：臨皮 58: 207, 2004

（梅林芳弘，高野なぎさ）

Diagnostic Pearl

中央白色萎縮性，紅暈を伴う丘疹が多発
↕
Degos 病

Part 2 上肢・体幹

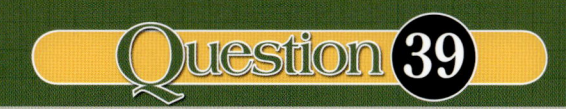

Question 39

左腕の水疱・びらん

Clue 75歳，女性．突然の片麻痺と意識障害で救急搬送された．

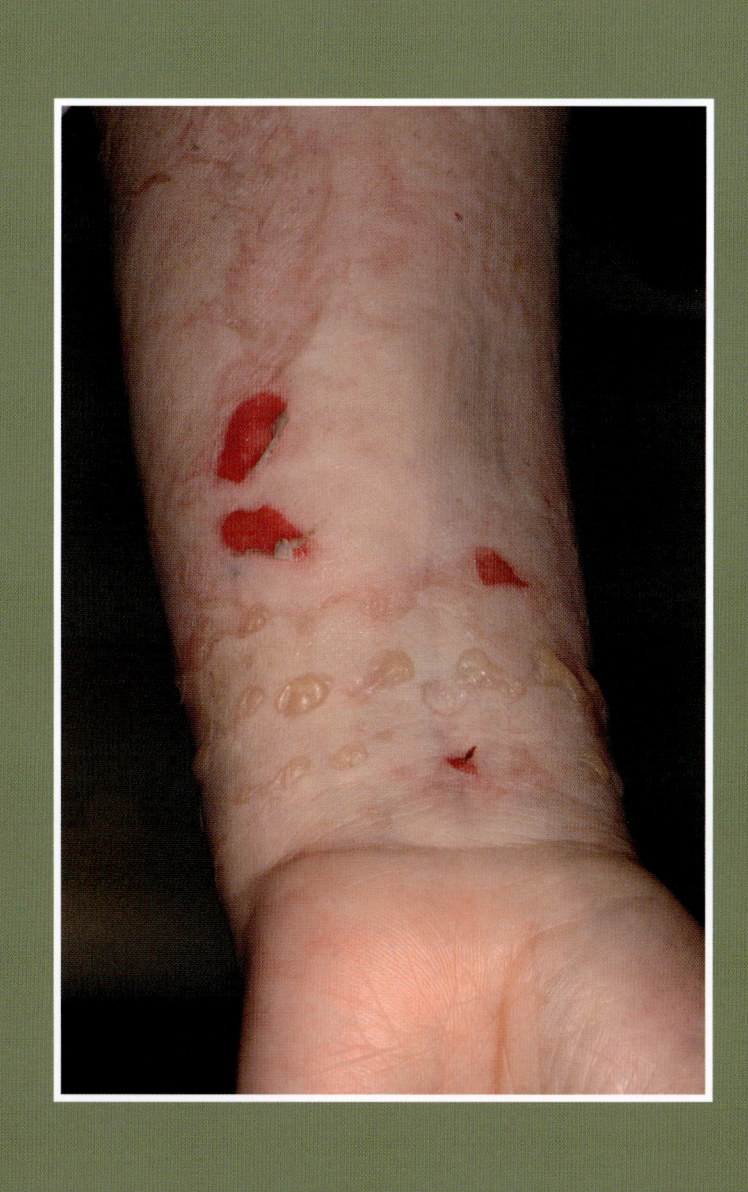

Answer 39

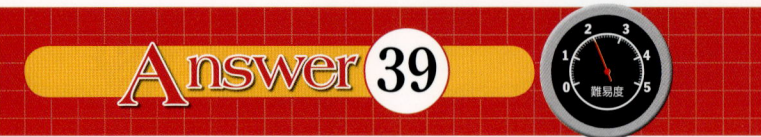

coma blister
（昏睡性水疱）

　coma＝「昏睡」とは，刺激しても覚醒が得られなくなった状態であるが，本症の発生要因は意識障害に伴う無動ゆえの機械的刺激や持続的圧迫と考えられるから，「昏睡」は診断の必須条件ではないとされている[1]．

　持続的圧迫が本症の原因と捉えると，褥瘡との異同が問題になってくる．褥瘡との違いとしては，障害組織の選択性（表皮とエクリン汗腺が壊死しやすい）や，圧迫・局所循環不全のみならず薬剤・微小血栓・脳障害による低酸素血症などが影響すると考えられていることがあげられる．また，24時間以内という短時間で生じることも違いとされており，それが肝要だというならば全身麻酔後に生じた褥瘡は寧ろcoma blisterだということになる[1]．しかし，褥瘡は200 mgHgの圧が2時間以上加われば生じるとされており[2]，「6時間以上の全身麻酔下による手術を受けたもの」は「褥瘡ハイリスク患者ケア」の対象であるから，短時間で生じたものも今日的には褥瘡の範疇である．このように，本症と褥瘡は一部において重なっている可能性が高く，とくに臀部や足など褥瘡の好発部位では区別は困難と思われる．これに対し，本例のように一般的な褥瘡とは異なる臨床像には，coma blisterの病名の方がよりふさわしいであろう．

　本症は包括的概念であって，意識障害の原因としてはさまざまなものを含んでおり，これまで，アルコール中毒，一酸化炭素中毒，バルビタール系をはじめとする薬物中毒，脳血管障害，脳腫瘍，ウイルス性脳炎，低血糖，糖尿病性ケトアシドーシスなどが報告されている．本例は，広範囲な脳梗塞で左片麻痺を生じ，長時間左半身が圧迫される体位で倒れていた．左手首の水疱は，腕時計によるものかもしれない．

● 文献

1) 小野寺英恵ほか：皮膚臨床 35: 1683, 1993
2) 宮地良樹 編：褥瘡の予防・治療ガイドライン，照林社，東京，p.4, 1998

（梅林芳弘，伊藤周作）

Diagnostic Pearl

意識障害＋無動による持続圧迫＋水疱
↕
coma blister

Part 2 上肢・体幹

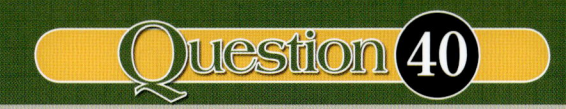

Question 40

肘の腫瘤

Clue 49歳，男性．皮膚筋炎にて加療中．左肘頭の，かなり硬い腫瘤．下床とは可動性なし．

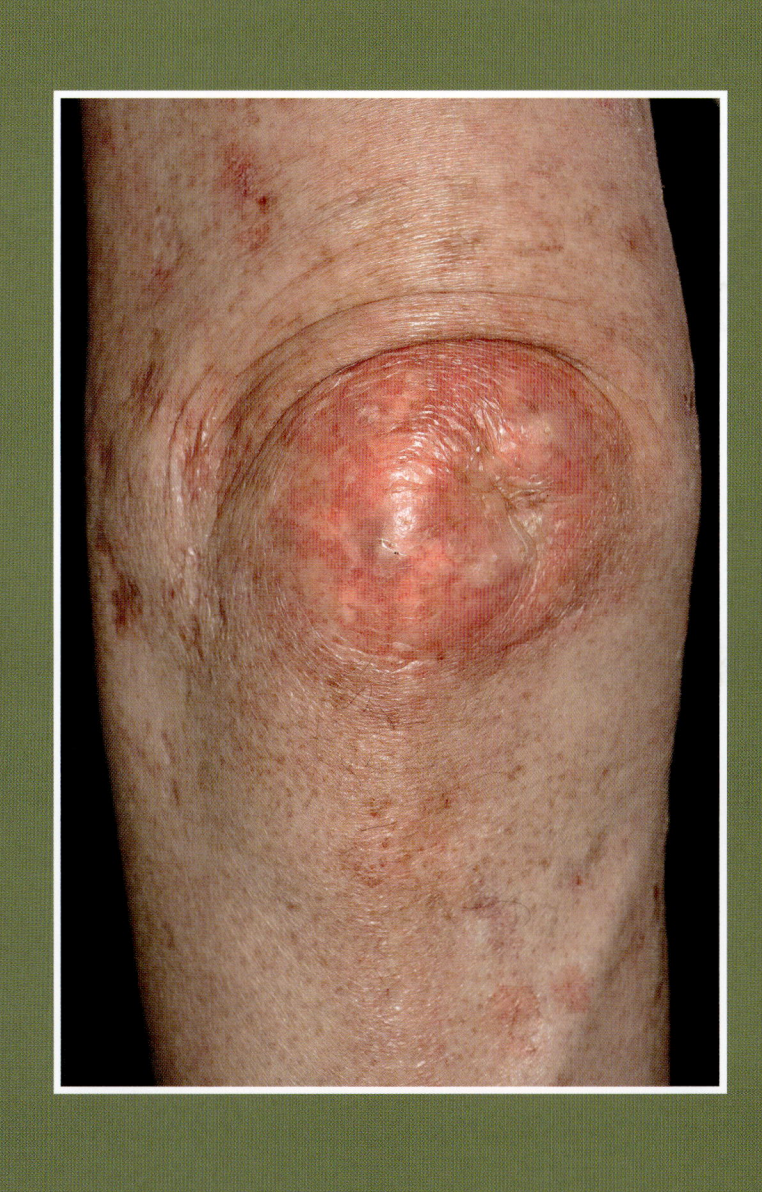

Answer 40

皮膚筋炎に伴う石灰沈着

　石灰沈着が小児皮膚筋炎に伴いやすいことで有名であるが，成人例でも生じ得る．その頻度は，小児の皮膚筋炎では半数以上の高頻度であるのに対し，成人ではおよそ15%という[1]．肘頭など四肢関節伸側は，好発部位の一つとしてあげられる．とくに長期経過した例に多く，そのせいか石灰沈着は予後良好のサインともいわれる[1]．その機序については不明な部分も多いが，脂肪織炎などの組織障害，血管炎などの血管障害，虚血，年齢による組織変化が誘因として考えられている[2]．

　皮膚筋炎の経過中に皮下硬結等を触知した際には，その性状確認のために画像検査が推奨されている[2]．本例でも単純X線を撮影し，石灰化を確認した(下図)．

　ちなみに，この症例をX線写真付きで医学部6年生100人余りに出題したところ，五肢択一での正答率は38%であった．実際は，X線写真をオーダーする前に「石灰沈着」の診断仮説を立てる必要があるから，最初からX線写真が付いている択一問題に正答できても，臨床能力があるとは限らない．もっとも，学生の52%は，X線写真をみせられながら「蜂窩織炎」を選んでおり，臨床能力判定以前に，単純にX線写真を読む力が涵養されていないと思われた．

● 文献

1) Goodfield MJD, Jones SK, Veale DJ: Rook's Textbook of Dermatology 8th ed., Wiley-Blackwell, Chichester, 51.125, 2010
2) 日本皮膚科学会創傷・熱傷ガイドライン策定委員会編：創傷・熱傷ガイドライン，金原出版，東京，183, 2012

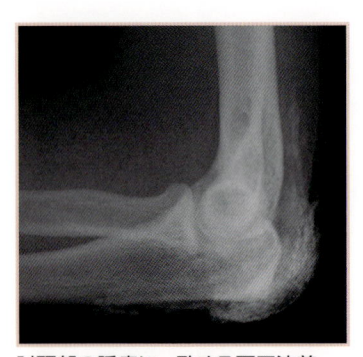

肘頭部の腫瘤に一致する石灰沈着．

（梅林芳弘）

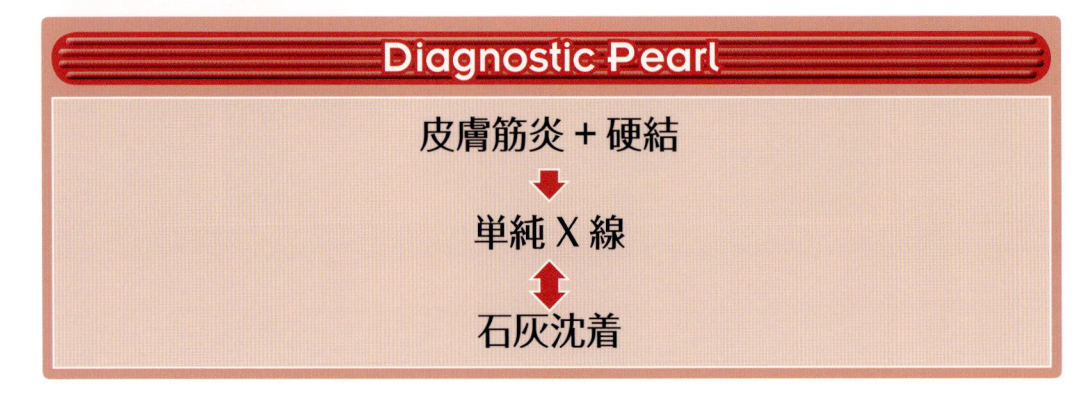

Diagnostic Pearl

皮膚筋炎 + 硬結
↓
単純X線
↕
石灰沈着

Part 2 上肢・体幹

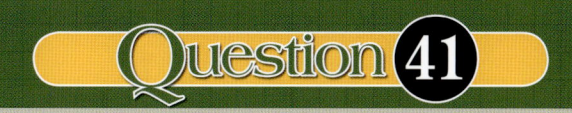

Question 41

上腕屈側の皮下腫瘤

Clue 82歳，女性．数週間前より気づく．
肘関節屈曲で顕著に隆起する皮下腫瘤．

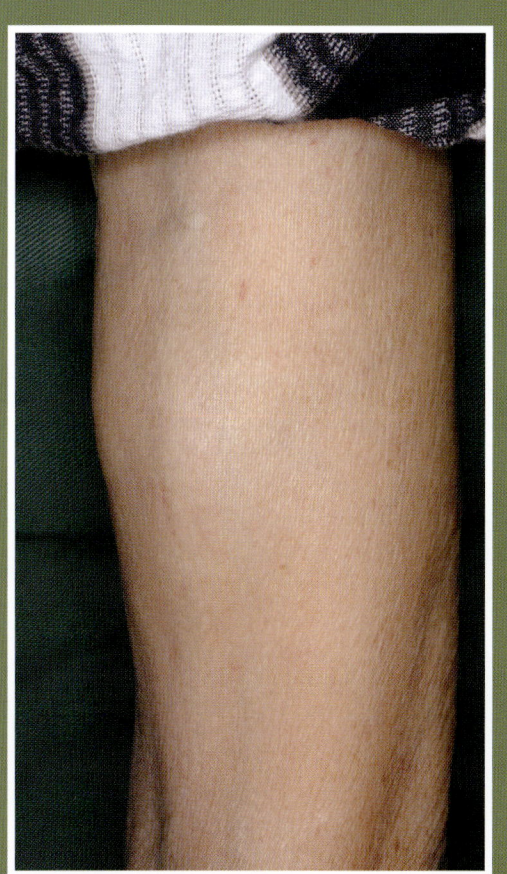

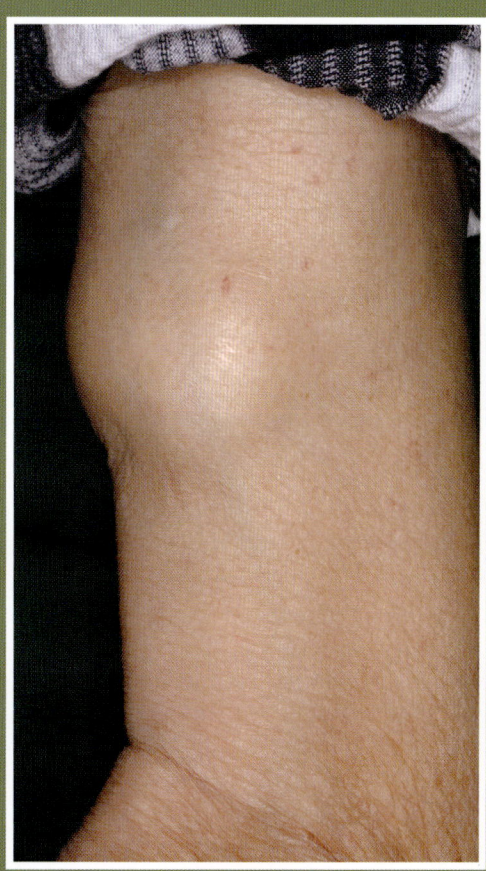

| 伸展時 | 屈曲時 |

Answer 41

上腕二頭筋長頭腱断裂

　本症は上腕二頭筋の筋腹部（いわゆる力こぶの部位）が肘関節屈曲により筋ヘルニア様の異常な隆起をみせることが特徴で，整形外科学の教科書[1]では臨床診断は容易とされている．腫瘍性病変であれば，肘関節屈伸でこのような大きさの顕著な変化をみることはない．

　本症は中年以降の男性で筋肉労働者に多く，腱の断裂を自覚する患者が皮膚科を受診することはまずない．一方，高齢者などでは明らかな誘因なく腱断裂がおこる例もあり，多少の筋力低下以外に機能障害がほとんどないため，「皮下腫瘤」として皮膚科を受診する可能性がある．

　腫瘤部には筋組織しかないため，本症を疑わずにMRIを依頼すると異常なしと判断されたり，断裂に伴う出血などが混在すると，腫瘍性病変と鑑別が問題になることがある．上腕骨の結節間溝に長頭筋腱がないことを画像で確認できれば，診断はより確かなものとなる[2]．

文献
1) 玉井 進：標準整形外科学，医学書院，東京，p.586, 1999
2) 坂口郁代 ほか：西日皮膚 69: 406, 2007

（伊藤周作）

Diagnostic Pearl

上腕皮下腫瘤 + 肘関節屈曲で顕著な隆起
⇕
上腕二頭筋長頭腱断裂

Question 42

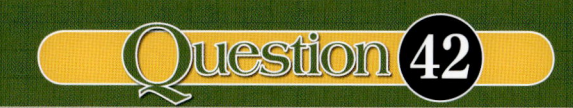

上肢〜側胸部の発赤・腫脹

Clue 73歳，女性．数日前から左上肢に疼痛あり．深夜，自宅で倒れているところを家族に発見され救急搬送された．体温38.9℃．血圧74/52．

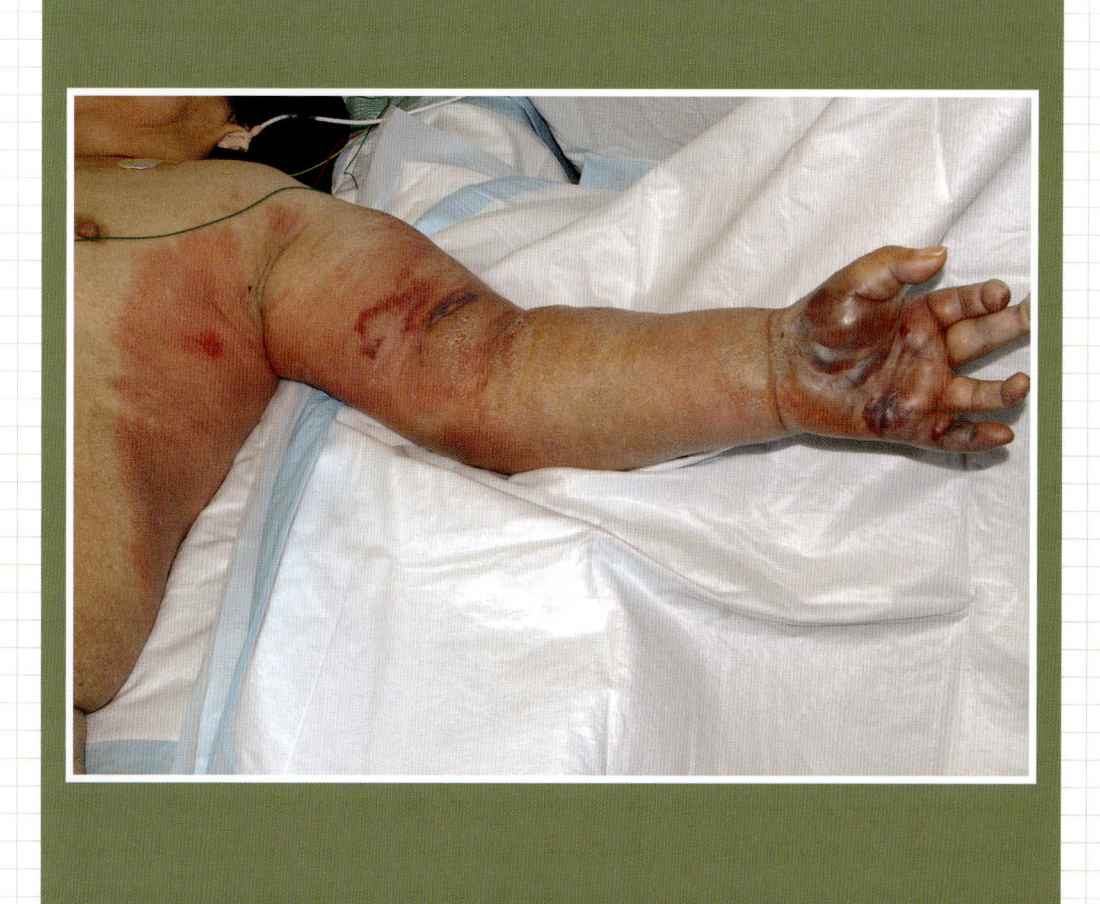

Answer 42

toxic shock-like syndrome

　toxic shock-like syndrome（TSLS）は，A群溶血性連鎖球菌（溶連菌，*Streptococcus pyogenes*）により，急速に多臓器不全に陥る敗血症性ショック状態である．劇症型溶血性連鎖球菌感染症ともいい，感染症法に基づき，7日以内に届け出が必要である．TSLSの診断基準（あるいは届け出の要件）としては，溶連菌の検出とショック症状に加えて，皮膚（壊死性筋膜炎などの軟部組織炎・全身の発疹）・肝・腎・肺（ARDS）・中枢神経（痙攣・意識消失）・凝固系（DIC）のうち2つがあればよい．

　本例の上肢は一見して少なくとも蜂窩織炎様である．これに加えて紫斑（上腕）や水疱・血疱（手掌）があるので，壊死性筋膜炎を疑うことになる．採血では，CRPが36.12 mg/dlであった．このように検査データがとんでもなく異常なときは，通常の蜂窩織炎ではない，と考えなくてはいけない．沢田[1]は，体温＞38.5℃，白血球数＞2万，CRP＞20 mg/dlのうち2個以上が当てはまれば，壊死性筋膜炎やガス壊疽を考えるべき，としている．

　もっとも簡便な方法は，皮膚科の疾患で高熱と血圧低下があれば，TSLSかTSS（toxic shock syndrome）を想起する，というものである（表）．

表　バイタルサイン（体温と血圧）により，皮膚疾患を4分する．（緊急性がある疾患は紫・青・赤で示した）

	高熱あり	高熱なし
血圧低下	TSS TSLS	アナフィラキシーショック
血圧正常	重症炎症 ・重症感染症 ・重症薬疹 ・膠原病 ・Sweet症候群 ・汎発性膿疱性乾癬 etc	緊急性のない疾患 ・中等症以下の炎症 ・皮膚腫瘍 etc

皮膚疾患の区分なので，発疹の存在は前提である．また外傷（熱傷等）は省いている．

● 文献

1) 沢田泰之：J Visual Dermatol 9: 902, 2010

（梅林芳弘）

Diagnostic Pearl

蜂窩織炎様外観 + 紫斑・水(血)疱・壊死 ⇔ 壊死性筋膜炎

発疹 + 高熱 + 血圧低下 ⇔ TSS, TSLS

Part 2 上肢・体幹

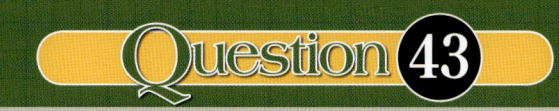

Question 43
肩の色素斑

Clue 3カ月，男児．生来あり．時々，水疱になる（その時の写真を持参）．

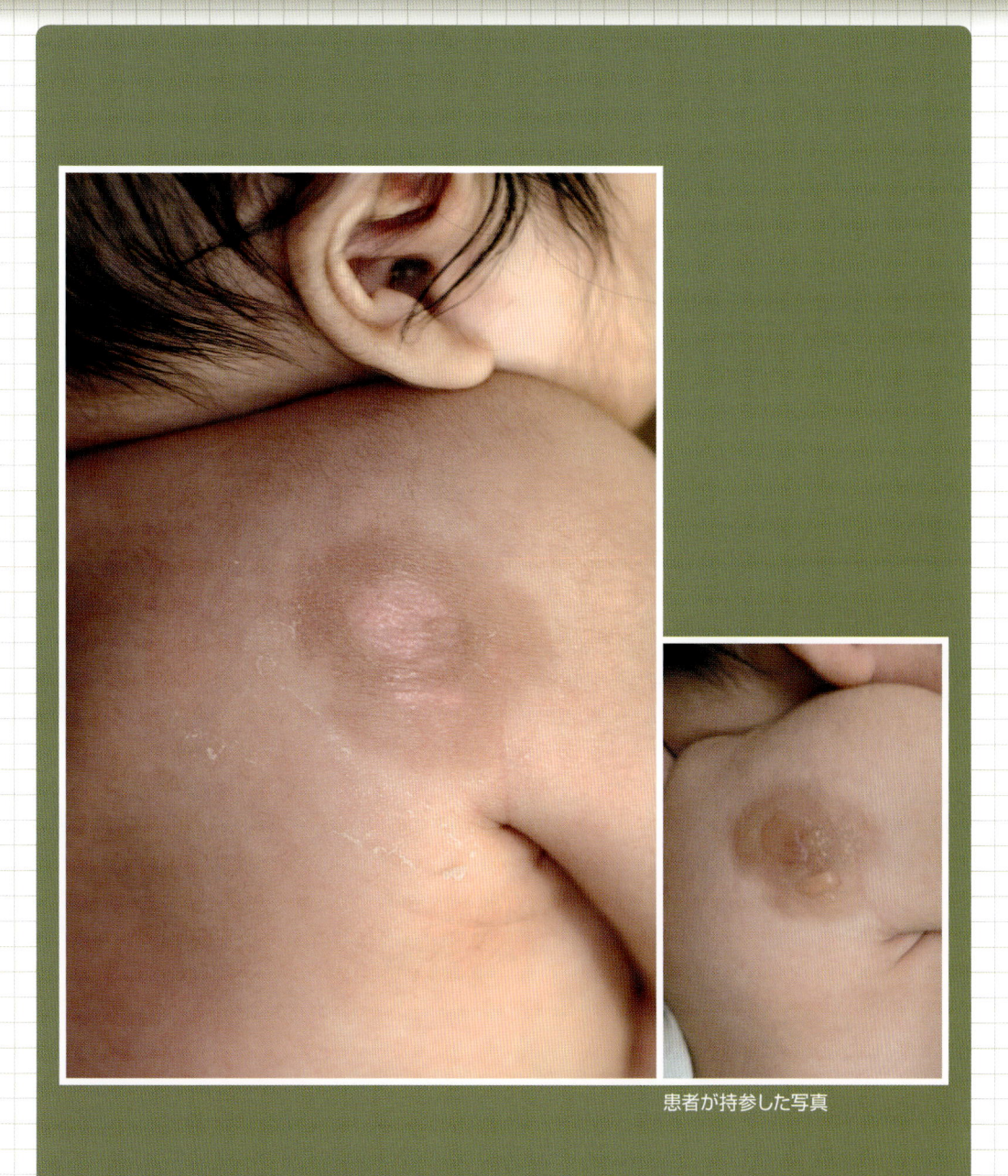

患者が持参した写真

Answer 43

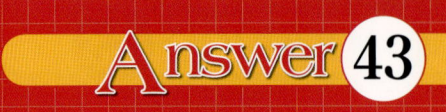

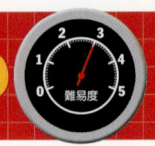

mastocytosis
（肥満細胞症）

　小児の色素沈着で水疱をくり返す，となると，一つには固定薬疹（☞ Q30）が考えられる．ただし，本例では色素斑が生来あること，生後3カ月で既往歴も薬歴もないこと，から否定的である．

　こういう場合，考えられるのは mastocytosis である．単発性の本症の場合，9割近くは生後3カ月以内に発症する[1]．色素斑をまたいで線状に擦過すると，数分後，色素斑で著しい膨疹をみること（Darier 徴候：下図）で確認できる．

　本症では，真皮に肥満細胞が密に浸潤する．肥満細胞の脱顆粒により血管透過性が亢進して真皮上層に浮腫が生じ，高度になると水疱を形成する．乳児の皮膚では結合織が未発達であり，とくに水疱化しやすい[2]．その頻度は年齢とともに減少していく[3]．本例も初診時以降，水疱の形成をみていない．

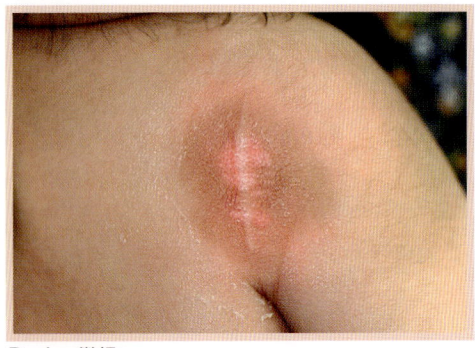

　初診時点では水疱が上皮化してしまっているため，水疱出現時の写真を持参して来る，というのもしばしばみられるパターンである．

Darier 徴候

文献
1) 義澤 泉ほか：皮膚臨床 35: 589, 1993
2) 立石 毅ほか：西日皮膚 57: 268, 1995
3) 田村智恵子ほか：皮膚臨床 37: 212, 1995

（梅林芳弘，石田晋之介）

Diagnostic Pearl

乳児＋色素斑＋くり返す水疱形成
↓
Darier 徴候
↕
mastocyosis

Question 44

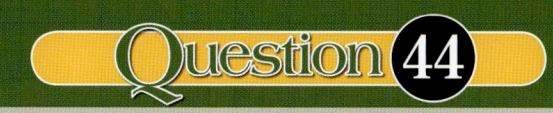

肩の皮下結節

Clue 1カ月，女児．出生時より軟らかい結節あり．血管腫の診断で経過を見たところ，2カ月後から縮小し始め，生後10カ月では全く触れなくなった．

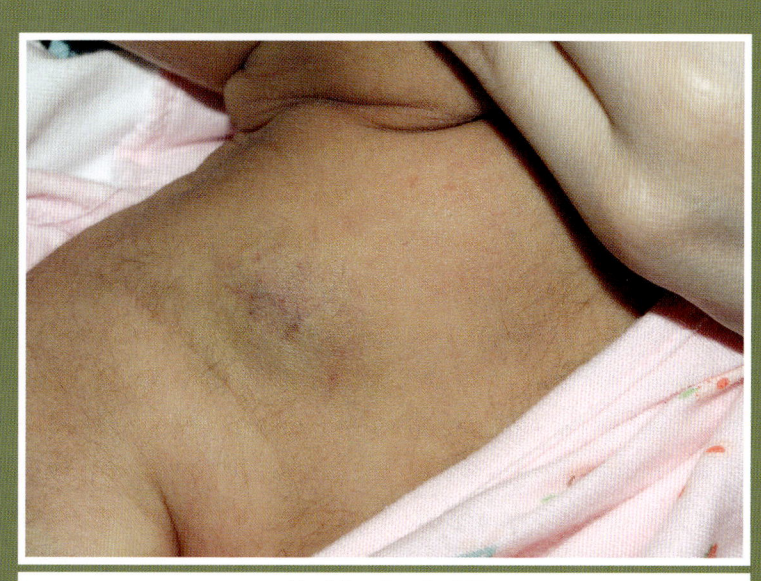

生後1カ月

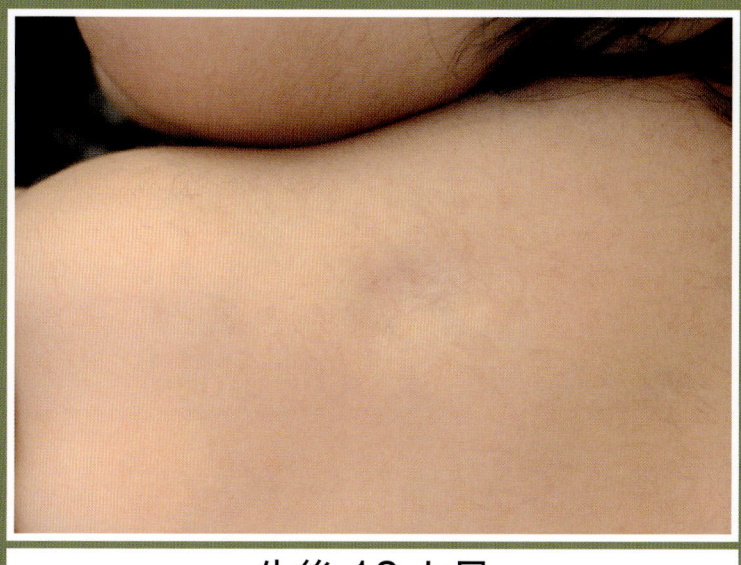

生後10カ月

Answer 44

rapidly involuting congenital hemangioma

　本例の初診時臨床像は，やや青みを帯びた弾性軟の皮下結節で，表面に血管拡張と軽度の白暈を伴っており，血管腫と考えた．乳児期にみられる血管腫の鑑別法を表に示す．

　本例は生まれつきあるというので，先天性血管腫（congenital hemangioma）ということになる．先天性血管腫は，1歳くらいまでに急速に退縮する rapidly involuting congenital hemangioma (RICH) と，退縮しない noninvoluting congenital hemangioma (NICH) に分けられる．

　自然退縮することで有名な苺状血管腫（乳幼児血管腫）は，通常出生時には存在せず，生後1カ月くらいまでに紅斑として気づかれる．その後隆起増大し1歳前後はむしろ極期である．その後学童期までに退縮する．

　いわゆる海綿状血管腫は，生下時に存在することもあり，退縮はみられない．ただし，血管内皮の増殖を伴う脈管腫瘍（vascular tumor）ではなく，脈管拡張が主体の脈管形成異常（vascular malformation）に分類される［ISSVA (the International Society for the Study of Vascular Anomalies) 分類］．

表　乳児に見られる血管性病変の鑑別

	RICH	NICH	乳児血管腫	海綿状血管腫
腫瘍 or 奇形	腫瘍	腫瘍	腫瘍	奇形
生下時有 or 無	有	有	無	有
出生後の経過	退縮	退縮しない	増大→退縮	退縮しない
退縮時期	1歳まで		1歳〜7歳	

（梅林芳弘，豊島あや）

Diagnostic Pearl

生まれつきの血管腫 + 1歳までに退縮
⇕
rapidly involuting congenital hemangioma

Part ② 上肢・体幹

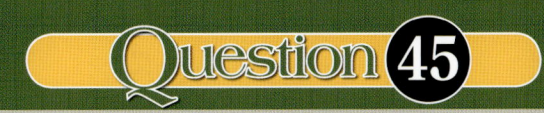

Question 45
体幹の色素沈着

Clue 18歳，男子．痒みが強い．

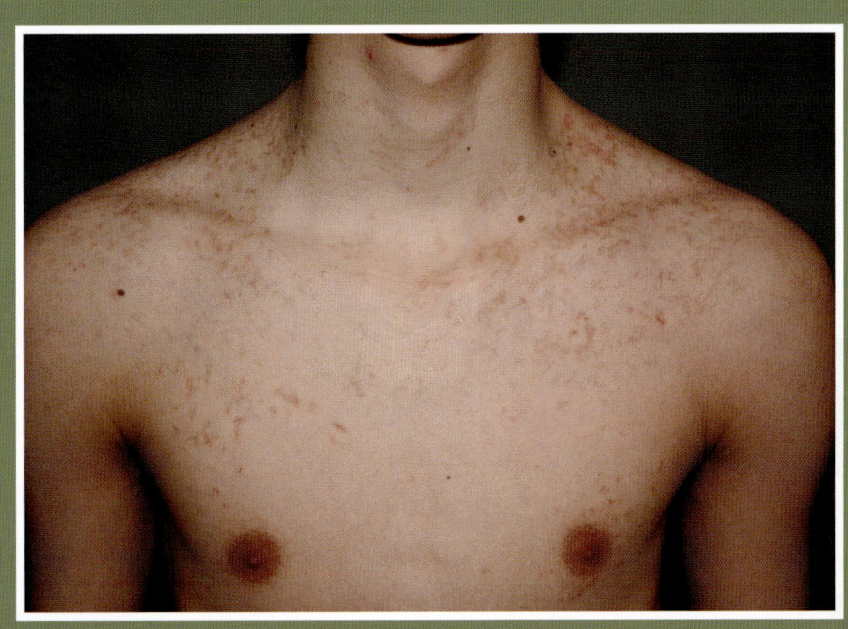

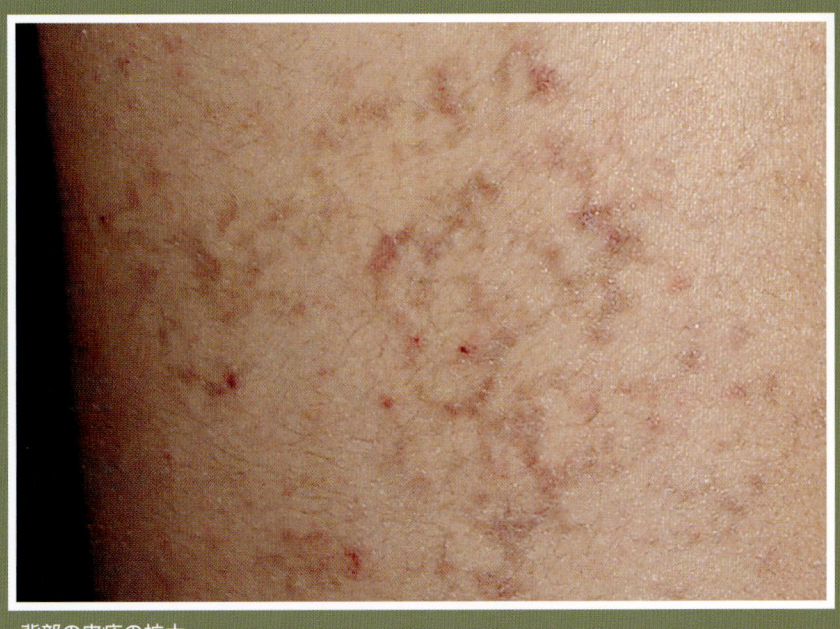

背部の皮疹の拡大

Answer 45

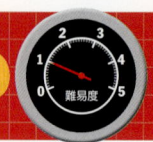

色素性痒疹
(prurigo pigmentosa)

　色素性痒疹は比較的若年者の頸部（下図），上背部，胸部に好発し，強い痒みを伴う．網目状の蕁麻疹様紅斑として出現し，発疹が反復した後，粗大な網目状の色素沈着を残す．紅斑と色素沈着が混在したり，発症早期では狭い部位に限局することがある[1]．

　衣服など外的刺激や発汗，極端なダイエットや妊娠，貧血，糖尿病などが原因となることがある．特徴的な網目状の紅斑・色素沈着で，年齢・分布・痒みの症状が本症に一致していれば，診断はさほどむずかしくないと思われる．治療については，ステロイド外用薬は効果が乏しく，ミノサイクリンの内服が第一選択となる．

● 文献

1) 大原國章：J Visual Dermatol 7: 352, 2008

（中村泰大，梅林芳弘）

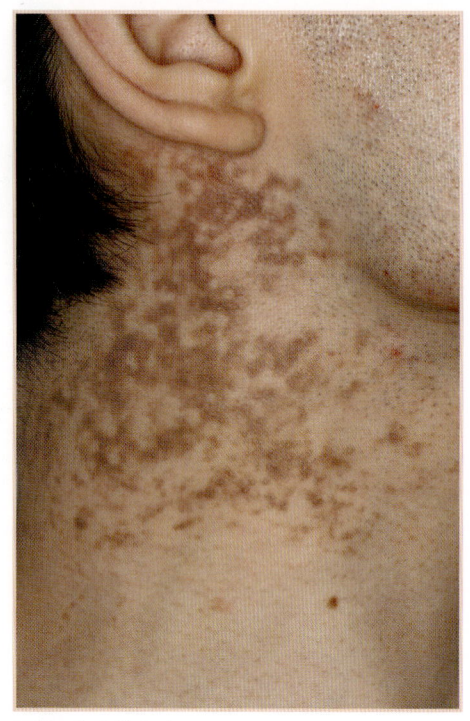

頸部の色素性痒疹

Diagnostic Pearl

体幹上部の網目状の紅斑・色素斑＋強い痒み
⇕
色素性痒疹

Question 46

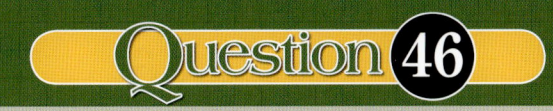

左胸の硬結

Clue 73歳，女性．3カ月前に気づいた．

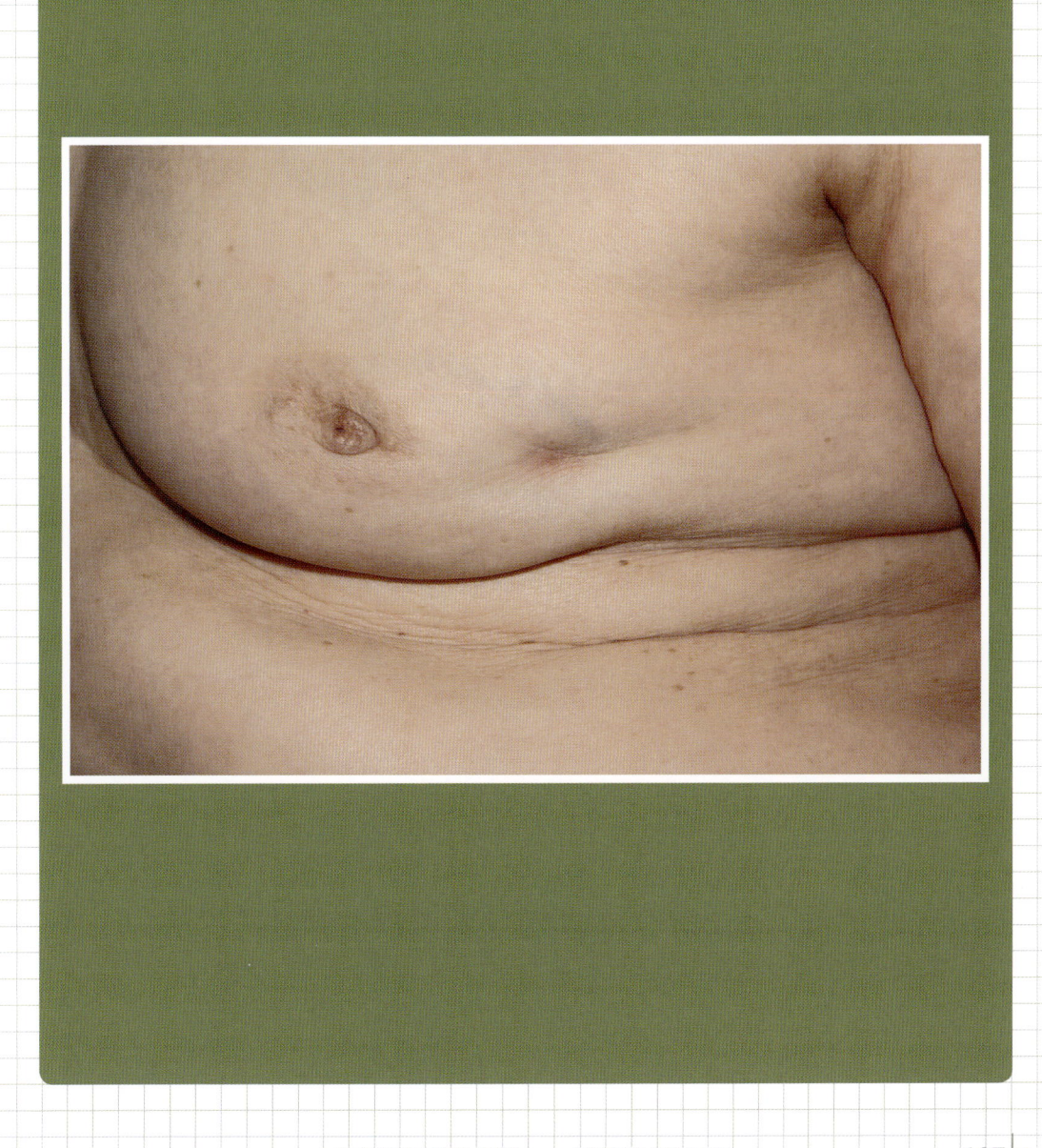

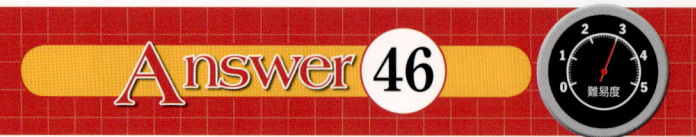

乳癌
(breast cancer)

　女性の胸部の結節・腫瘤の鑑別では，乳腺疾患，とくに乳癌は盲点となりうる．なぜなら，皮膚科の教科書に乳房 Paget 病の項目はあっても乳癌はないから，皮膚科の教科書の中から疾患を想起しようとすると，この重要な疾患が漏れてしまうのである．

　乳癌の症状の一つに，乳頭・乳房の陥凹 (retraction of nipple or skin) があり，本例ではそれが認められている．「乳癌取り扱い規約」に拠れば，視診で異常を認めず，指で皮膚をよせると陥凹が出現する場合を「えくぼ症状 (slight dimple)」，視診で皮膚の陥凹を認める場合を「陥凹 (Delle)」とする[1]．本例は，乳管外への強い浸潤性増殖を伴う硬癌 (scirrhous carcinoma) であり，乳頭直下にまで及んでいた．えくぼ症状や陥凹は，乳管外浸潤を示唆し，硬癌でもっとも出現しやすいという[2]．浸潤がさらに広範囲に及ぶと，乳房は萎縮傾向となる．

　皮膚科医としてはまず生検して診断を確定したくなるところであるが，生検するとマンモグラフィや超音波検査の所見が正確に取りづらくなる．臨床的に乳癌を疑ったら，まず乳腺外科に紹介するほうがよい．

● 文献

1) 日本乳癌学会編：乳癌取り扱い規約 第16版，金原出版，東京，p.2, 2008
2) 渡辺騏七郎：取扱い規約に沿った腫瘍鑑別診断アトラス 乳腺，文光堂，東京，p.37, 1992

（梅林芳弘，片寄喜久）

Diagnostic Pearl

女性の片側乳房の結節 + 乳頭・乳房の陥凹
⇅
乳癌

Question 47

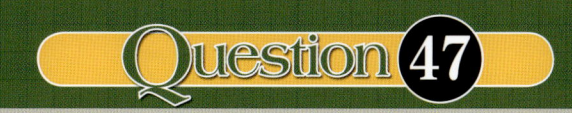

右頸部〜胸部の発赤・腫脹

Clue 60歳，女性．右乳癌手術の既往あり．

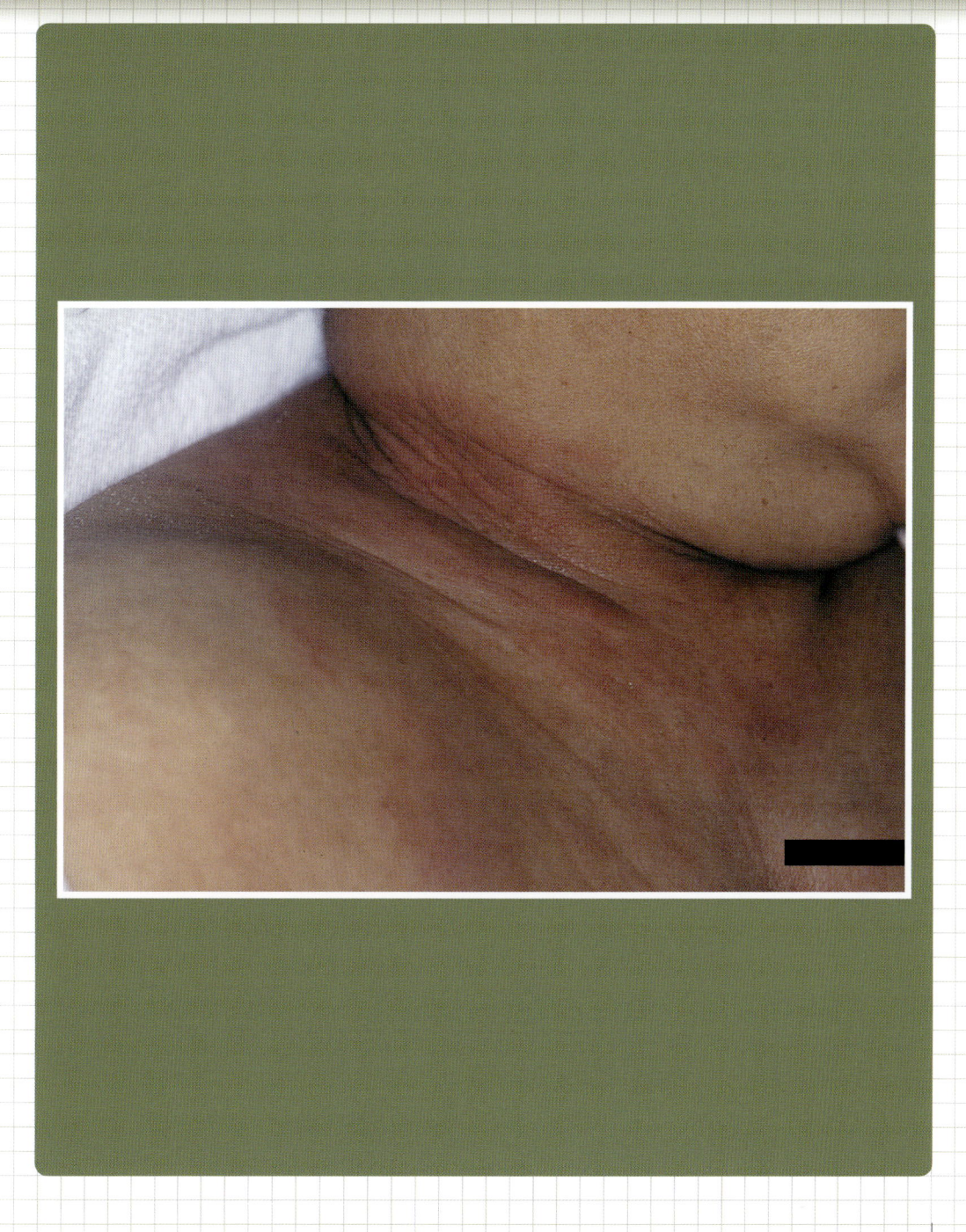

Answer 47

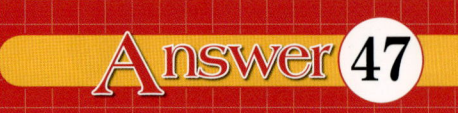

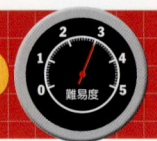

丹毒
(erysipelas)

　ヒントとして「乳癌」を明示すると，ほとんどの人は「丹毒様癌」を考えたのではないかと思う．実際，筆者もそう考え，生検した．ところが，好中球の浸潤のみで癌細胞はなかった．「丹毒様癌」と思わせて，実は丹毒，いわば「丹毒様癌様丹毒」だったのである．

　clinical pearl 風にいえば，「皮膚転移はときに炎症を模倣する」．丹毒を模倣するのが「丹毒様癌」だし，Q31のように瘭疽を模倣するものは「瘭疽様癌」と呼称するとわかりやすい．ほかに，「帯状疱疹様癌」もありうる[1]．

　よって再び clinical pearl 風に，教訓的な表現をすると「癌患者の炎症様病変を見たら皮膚転移を疑え」となる．しかし，当然のことながら，担癌患者にも本物の炎症性疾患はおこりうるのである．

　瘭疽と瘭疽様癌の鑑別には，抗菌薬への反応をみるよりまずX線を撮るのが早い（☞Q31）．一方，丹毒と丹毒様癌が紛らわしい場合は，生検するより抗菌薬への反応をみるのが先決であろう．

● 文献
1) 梅林芳弘, 石井良征：皮膚臨床 40: 837, 1998

（梅林芳弘）

Diagnostic Pearl

胸部の発赤 ＋ 担癌患者
⇕
丹毒，丹毒様癌，丹毒様癌様丹毒……

Part 2 上肢・体幹

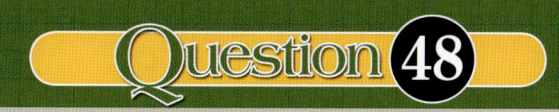

Question 48
全身の発疹

Clue 66歳，男性．3日前から体調不良だったとのこと．体温 39.0℃．血圧 163/90．

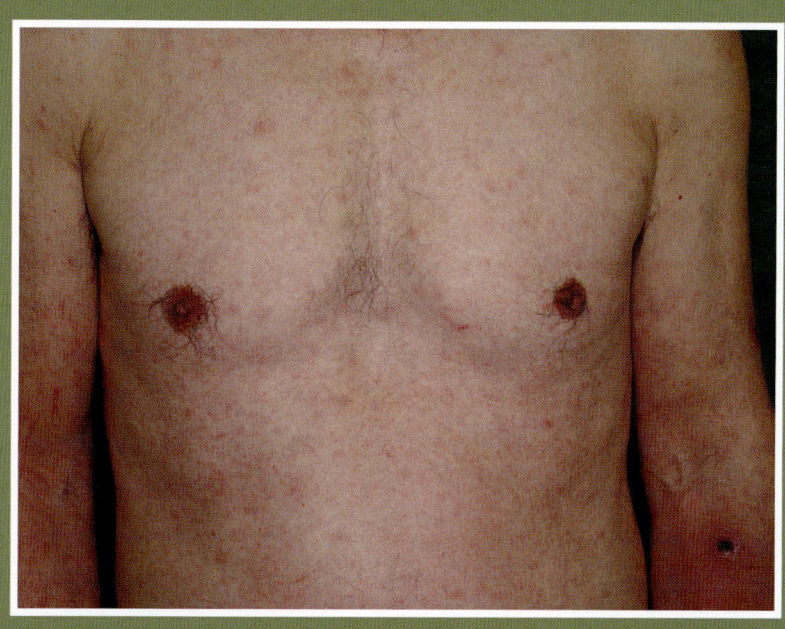

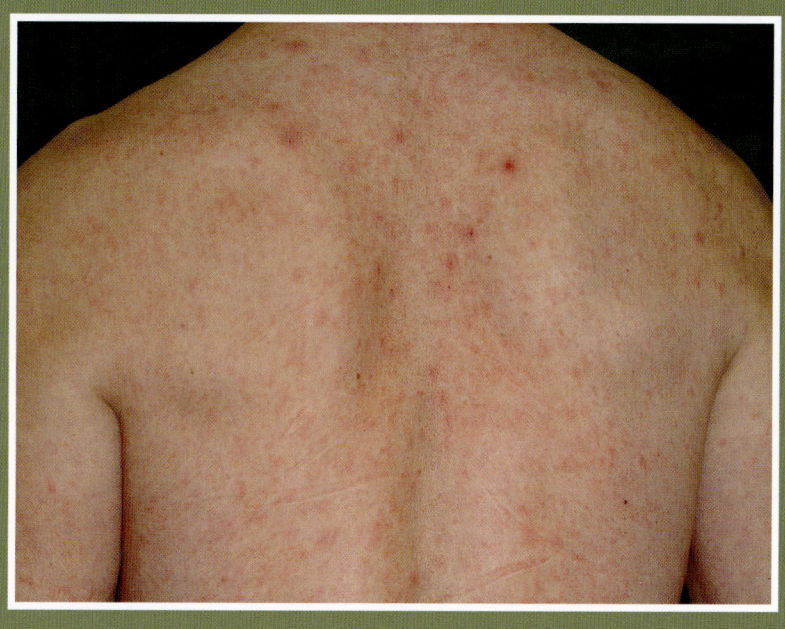

Answer 48

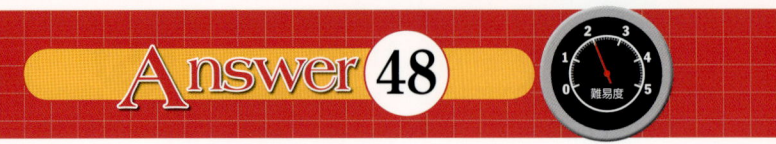

ツツガムシ病

　ツツガムシ病は疑った段階で治療に踏み切るべき疾患である［ツツガムシ(病)頭をよぎったらミノマイシン[1]］．では，本症を疑うパターンは何かというと，まず「発熱の翌日に発疹」である．発熱に対して解熱剤や抗菌薬を投薬されていることもしばしばあるため，その後に出た発疹は薬疹と解釈されがちで，別言すると「薬疹のような病歴」ともいえる．もちろん「薬疹のような病歴」は薬疹でも得られるわけであるから，薬疹とツツガムシ病は鑑別診断のセットで考える．

　本例は3日前から体調不良を自覚していたという．その時点から熱発していた可能性はあるが，体調が悪いからといって必ずしも体温を測らない人は多く，発熱の始まりは定かではない．「Clue」には記さなかったが，発疹の経過を問うと「1カ月以上」と返ってきた．しかし体調不良（発熱）との経過が乖離しすぎており，そのまま措信はできない．このように問診に拘泥すると迷宮に入ってしまうことはままあって，その場合は客観的所見から詰めていった方がよい．

　本例では，左前腕に「刺し口」がみられる（こちらは約3週前からとのこと）ので，本症の診断仮説を立てるのは比較的容易であった．発疹は単調でないのが特徴で，「刺し口」が見当たらないときも，「大小不同の紅斑」をヒントにして下着の中など「刺し口」を探すことになる．その他，居住地や季節，検査データ（発熱のわりに白血球の上昇がない，DIC様の血小板低下と凝固異常，肝機能障害，呼吸性アルカローシス等）を参考に判断し，遅滞なくミノマイシン®（ミノサイクリン）を投与する．その劇的な効果も有力な手掛かりである．

● 文献

1) 梅林芳弘：J Visual Dermatol 6: 1308, 2007

（梅林芳弘）

Diagnostic Pearl

薬疹のような病歴 ＋ 発熱 ＋ 大小不同の紅斑 ＋ 刺し口
↓
ミノマイシン（ミノサイクリン）投与
↕
ツツガムシ病

Part 2 上肢・体幹

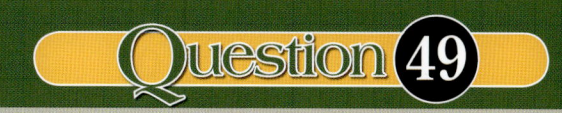

Question 49
全身に播種する丘疹性紅斑

Clue 62歳, 男性. 脳外科より紹介. 2日前に発症した. 現在投与中の薬剤なし. 体温上昇もなし.

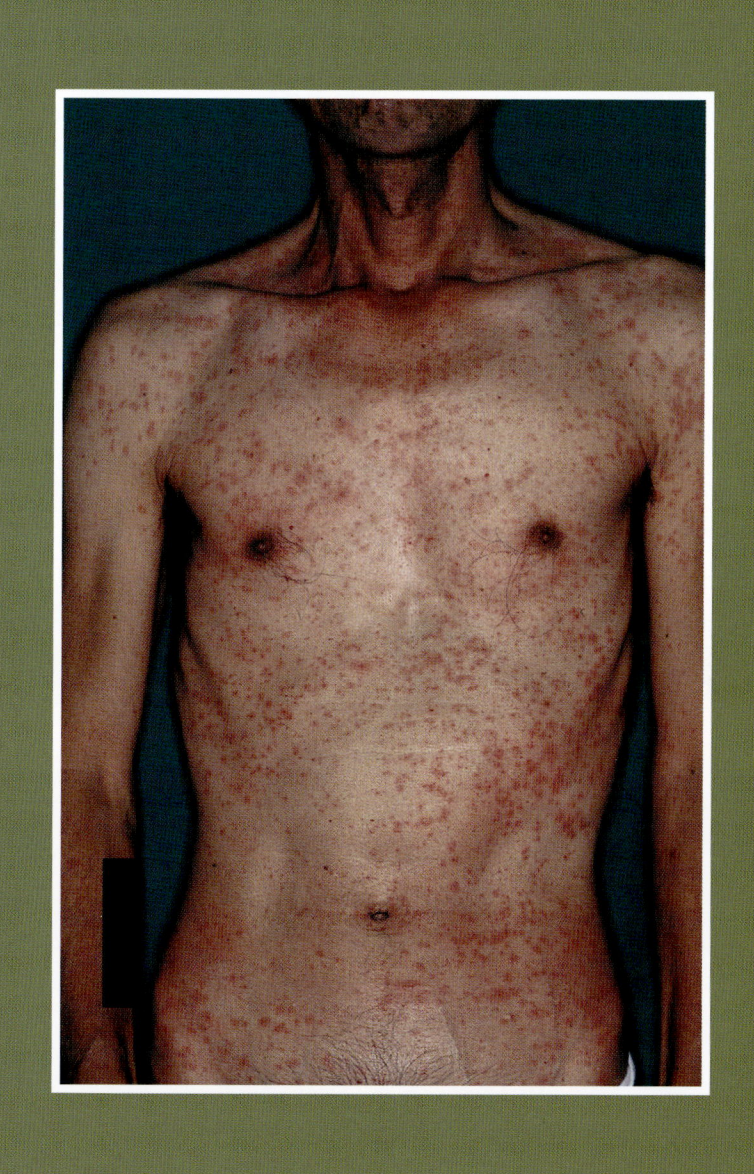

Answer 49

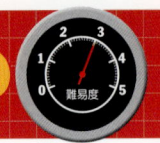

造影剤による薬疹

　臨床像を見ただけでは「中毒疹」としかいいようがない．中毒疹にはいろいろな原因があるが，大別するとアレルギーか感染症である．また，その場で簡単に重症度を推量する手がかりとしては体温を測ればよい．高熱があれば，重症薬疹か重症感染症（ツツガムシ病など）を疑い，精しくかつ迅速に検査を進めていかなければならないことが多い．本例は体温正常なので，まず慌てる必要のない疾患を考えればよい．

　中毒疹で重要なのは薬疹を疑うことである．本例の臨床像からは播種状紅斑丘疹型薬疹がまず鑑別にあがってくるであろう．ところが，薬歴を聴取しても被疑薬の候補が見当たらないことがままある．そこには，「造影剤」が一般的な薬歴からは抜けてしまう，という落とし穴があるのである．もちろん，問題の条件だけで「造影剤による薬疹」とわかるということではなく，アブダクション（☞ coffee break 3）でそういう仮説を立てて「造影剤使用の有無を確認する」という具体的行動に導く訳である．

　本例は，6日前にイオパミロン®による造影CTを施行されており，皮内テストで原因薬と確定した．未感作例の場合，検査から数日後に発疹が出現するため，紹介医が造影剤を意識していないことも少なくない．他科から紹介された患者の場合，最近造影剤を使用した検査を行っていないか，皮膚科医が意識してチェックする必要がある．

（梅林芳弘）

Diagnostic Pearl

中毒疹＋他科受診中＋被疑薬なし
⬇
造影剤の使用を確認
⬆⬇
造影剤による薬疹

Part❷ 上肢・体幹

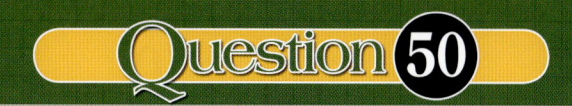

Question 50

体幹を一周するくびれ

Clue 6歳，男児．生来あり．

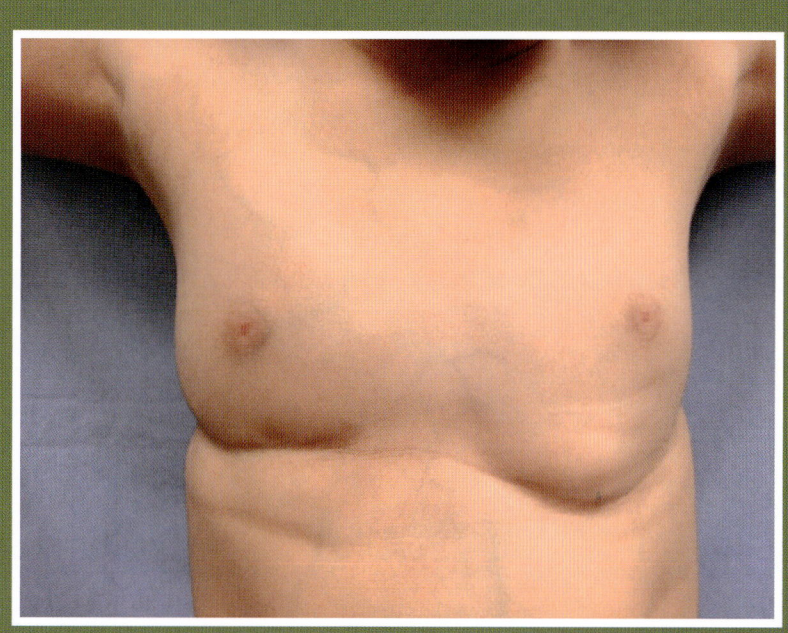

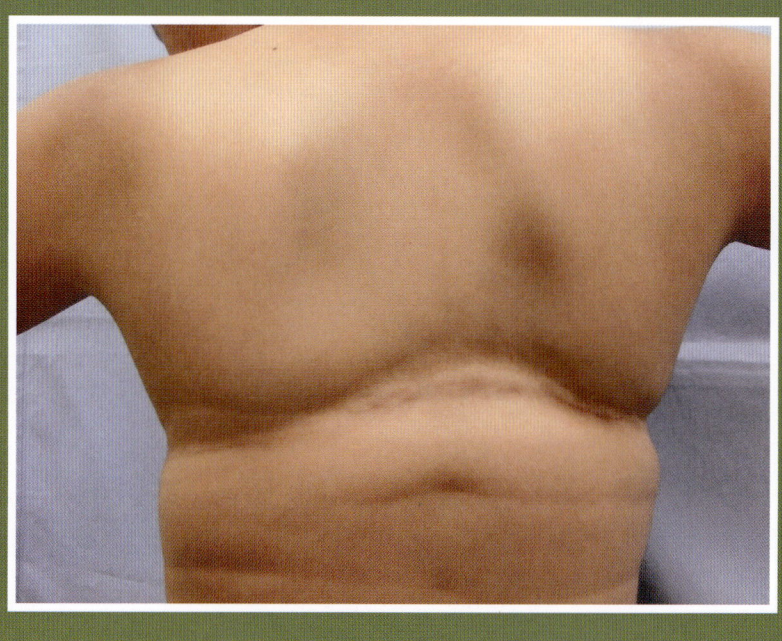

先天性絞扼輪症候群
(congenital constriction ring syndrome)

　先天性絞扼輪症候群は，一見，紐や輪ゴムで絞め付けられたような皮膚・軟部組織のくびれ，すなわち絞扼輪（constriction ring，constriction band）を生じる形成異常である．四肢に多く発生し，本例のように体幹に生じる例は稀である[1,2]．

　絞扼輪は胎生期に生じるため，絞扼の程度により種々の先天的異常を生じる．もっとも程度が軽い場合には，皮膚条溝があるだけで機能的な問題は生じない．絞扼が嵩じると，絞扼輪より遠位がリンパ浮腫を来したり，発達不全により先端合指症（acrosyndactyly）を生じたり，もっとも甚だしい場合は子宮内で遠位部が切断（intrauterine amputation）されていたりする[1]．本例も生来，右母趾が欠損していた．

　本症の発生機序としては，妊娠中，破裂した羊膜嚢が索状になって巻き付いて生じるという説（amniotic band theory）が広く受け容れられているが，胚盤の発生異常によるという説（failure of development theory）もある[1,2]．

　治療は，瘢痕拘縮形成術であり，本例もZ形成術を行った．

● 文献

1) Kim JB, Berry MG, Watson JS: J Plast Reconstr Aesthet Surg 60:1241, 2007
2) 佐藤伸弘ほか：形成外科 48:927, 2005

（梅林芳弘，小谷野博正）

Diagnostic Pearl

先天性＋紐で締め付けたような「くびれ」
⇅
先天性絞扼輪症候群

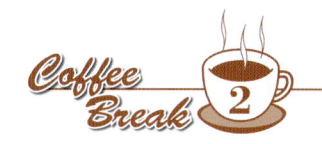

パターン認識，仮説演繹法，二重過程理論

③ パターン認識

　まず，**図1**の写真を見ていただきたい．診断は容易と思われるが，何故これで乾癬と診断出来るのかと訊かれたらどう答えるだろうか？「乾癬に見えるから」「ほかに何がありますか？」などと答えるようであれば，あなたの使っている方法は「パターン認識」なのだ，とSackettらは言っている[1]．つまり，彼らの謂う「パターン認識」は，snap diagnosisそのものである．反射的に閃くので，何故その診断に達したのか言葉で説明するのはなかなか難しい．その点で暗黙知[2]と言ってもよいであろうし，アブダクション，ヒューリスティックなどと呼ばれているものも，観察された事象からの瞬間的な仮説の発生を指している点で，ほぼ同様に考えてよいだろう（アブダクション，ヒューリスティックについては，coffee break 3で）．

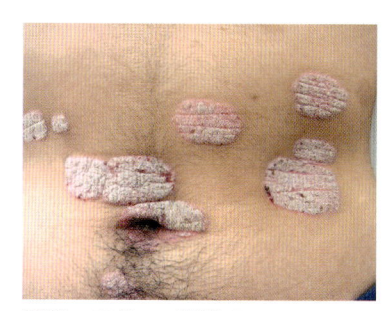

図1　患者1：診断は？

　なお，Sackettらは6枚の写真を「パターン認識」（= snap diagnosis）で診断可能な例として示している．乾癬のほかは，Down症候群，甲状腺機能亢進症，神経線維腫症1型のカフェ・オ・レ斑，初期梅毒，帯状疱疹の6疾患である．皮膚疾患が多いのは，パターン認識法が基本的に視覚情報に拠るところが大きいためであろう．

④ 仮説演繹法

　次に**図2**を見ていただきたい．診断は何だろう？「湿疹，薬疹，ウイルス感染症，皮膚筋炎等思い浮かぶが……」，恐らく「これだけでは，わからない」ではないだろうか（これはsnap diagnosis不能な例として挙げたので，それでいいのである）．診断のためには，もっと情報が欲しくなるであろう．「薬歴は？」「経過は？」「検査データは？」――その回答によって，新たな鑑別診断を思い浮かべ，その頻度と重要性を勘案して，考慮すべき順位を調整するはずである．まず，得られた情報から想起される鑑別診断を診断「仮説」とし，その仮説からどのような情報を更に探索していくかを「演繹」する方法を「仮説演繹法」という．

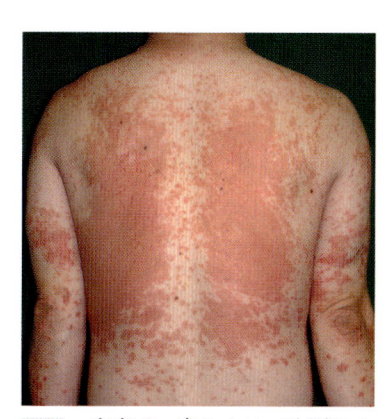

図2　患者2：痒みあり．診断は？

　ところで，**図2**の症例の「答え」は疥癬である．「痒みあり」という情報があれば，この診断仮説が立ち得る．診断仮説「疥癬」から，「痒みの強い時間帯は夜間か？」「家族に同症はあるのか？」「職歴などに感染源を疑わせるものがあるのか？」「これまでの治療と反応はどのようなものであったのか？」という質問項目が演繹され，究極的には疥癬トンネルの確認とそこからの虫や卵の検出で診断が確定する．

「仮説演繹法」の前半部分，即ち診断仮説を想起する方法は，Sackett らによれば「パターン認識」の一種である．その意味で，「パターン認識」と「仮説演繹法」は対蹠的な2つの方法と見るより，一連の手法と考えたほうがよい（図3，4）．

二重過程理論

図1の乾癬に戻って，「何故乾癬と診断できたのか？」という問いに対しては，「見ればわかる」よりも，もう少し丁寧な説明が求められる場がある．学生や研修医を教育する場合，学会や論文で症例を発表する場面，口頭弁論のための準備書面を作成する時などである．

それらの場合，右向きの矢印に従い「『境界明瞭な紅斑上に厚い銀白色の鱗屑の堆積』があったから『乾癬』と診断した」と説明されるであろう．これを「分析」と称することもあれば，後付けの説明と捉えることもあり，また直観的に辿り着いた診断に「果たしてこれでよいのか」と自問自答し診断を検証する（裏を取る）プロセスである，と肯定的に解釈することも可能である．snap diagnosis で診断した場合も必ず「裏を取る」のであれば，パターン認識で得られた「診断」は「診断仮説」ということになり，以後の検証作業は仮説演繹法の後半部分に符合する．

仮説演繹法（あるいはそこまで敷衍させた snap diagnosis）には，このように前半の直観的な「パターン認識」の過程と，後半の論理的な「演繹と検証」あるいは「分析」の過程がある．人間の思考過程には，このような二重のシステムがあるという概念は，古くからさまざまな論者により提唱されている（二重過程理論：dual-process theories）[3]．

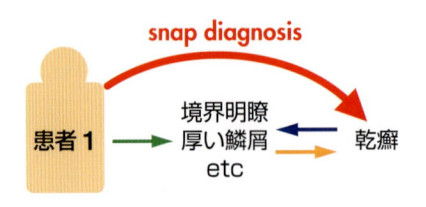

図3 パターン認識の過程は→に沿って非言語的（暗黙的）に進む．所見の記載は，診断の検証のため（裏を取るため）になされる（←と→）．診断過程を説明する場では，しばしば→→に従って進んだがごとく示される．

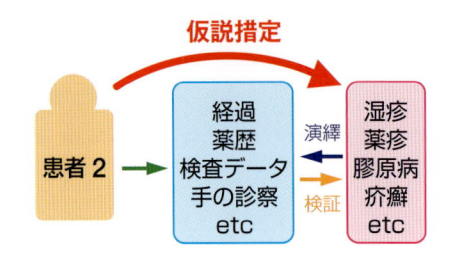

図4 snap diagnosis が困難な場合は，通常5±2程度の鑑別診断（■）を，診断仮説として挙げることになる．それぞれの診断仮説から予想される所見（■）を演繹し，その有無で仮説の蓋然性を検証する（理論的にはBayesの定理に則ってもよい）．この仮説演繹法の診断推論の形式は，図3の snap diagnosis（パターン認識）のそれと，基本的に同型である．患者2（疥癬）の診断パターンを「Diagnostic Pearl」の形式で書くと，「痒みを訴える患者→手の診察⇔疥癬」となる．

●文献

1) Sackett DL et al: Clinical Epidemiology. A Basic Science for Clinical Medicine. 2nd ed. Little, Brown and Company, Boston, p3, 1991
2) マイケル・ポラニー：暗黙知の次元，紀伊國屋書店，東京，p13，1980
3) Stanovich KE: The Robot's Rebellion. Finding Meaning in the Age of Darwin. Univ of Chicago Pr, Chicago, p34, 2004

Part 3 体幹・陰部・臀部

Question 51

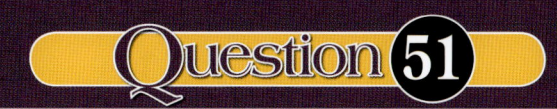

全身の痒み・掻破痕

Clue 59歳，女性．「体中に虫がわいて卵を産んでいる」という．掻き出した「虫」を持参した．

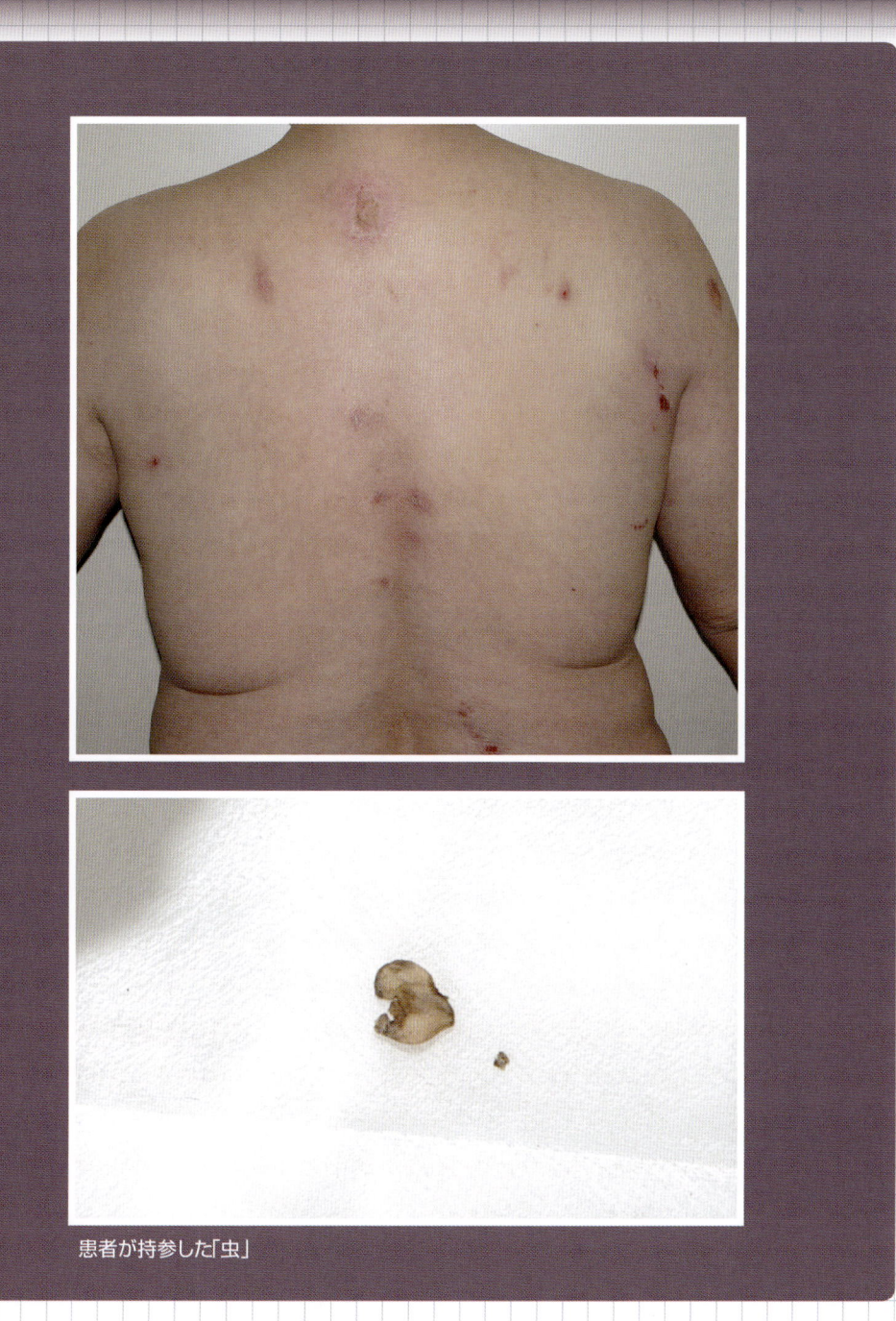

患者が持参した「虫」

Answer 51

寄生虫妄想
(delusion of parasitosis)

　痛みという感覚は，合目的的に考えると，炎症部位の安静を促すためにあるのであろう（だから，神経障害は潰瘍の原因になる）．一方，痒みという感覚は安静とは正反対の掻破を誘発し，皮膚の炎症（つまり皮膚炎）を悪化させるから，上の伝で考えるといかなる目的でこのような感覚が生まれたのかわからなくなってしまう．

　掻破というのは掻き出す行為であるから，痒みはそこにある有害なもの，例えば虫を除去するためにある感覚，というのが一つの合目的的説明である．そう考えると，痒みを覚えた患者がすぐに「虫でもいるんじゃないか」と発想するのは，ある意味自然とも思える．

　通常の患者は医学的に否定すれば納得する．納得しないのが寄生虫妄想である．納得しないからこそ，この病気（妄想）で間違いないのだ，などと言ってももちろん納得しない．「虫」と称してさまざまなものを持参することが多く，本例もティッシュペーパーにくるんだ痂皮や，粘着テープに貼付けたごみを持ってきた．

　妄想と思ったら本物の疥癬だったということもありうる．患者には「痒み→虫」という思いこみはやめてほしいと思うけれども，実は皮膚科医にはこの思考パターン＝アブダクション（「痒み→疥癬」という仮説生成）が必要である（☞ coffee break 3）．

（梅林芳弘）

Diagnostic Pearl

「虫がいる」との訴え＋虫でないものを「虫」として持参
⇕
寄生虫妄想

Part 3 体幹・陰部・臀部

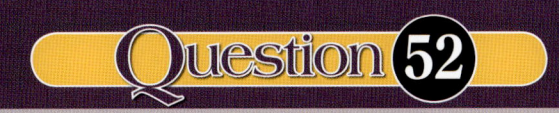

Question 52

背部の局面

Clue 68歳，男性．約3週前から出現，拡大した．痒みあり．

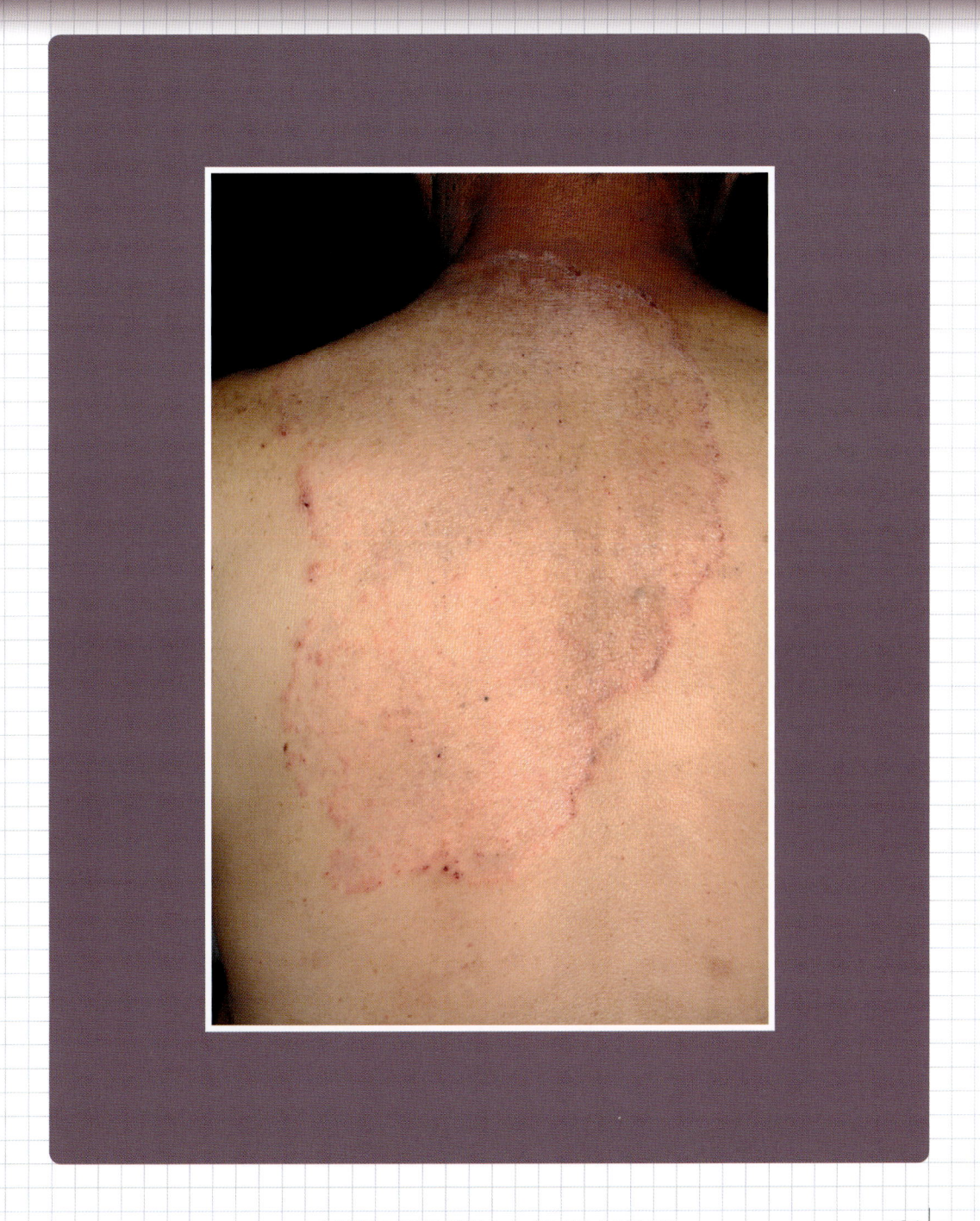

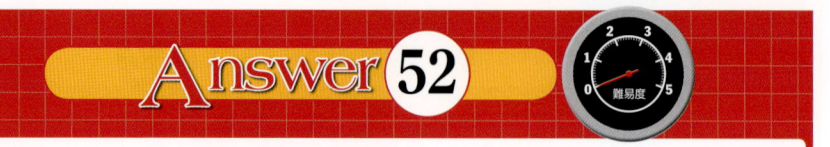

Answer 52

体部白癬
(tinea corporis)

　生毛部の白癬は，陰股部に生じる股部白癬と，それ以外に生じる体部白癬に分けられる．特徴は，中心治癒傾向のある環状・連圏状局面であり，辺縁が鱗屑を伴って堤防状に隆起したり（頑癬型），わずかな鱗屑・小水疱・痂皮を有する（斑状小水疱型）臨床像をとることが多い．また，水虫（足白癬）は一般に思われているほど痒みがないのに対し，本症では痒みを訴える例が大半である[1]．

　白癬にステロイド外用薬を誤用していると，炎症が抑えられ，中心治癒傾向がはっきりせず，典型的な環状・連圏状を呈さないことがある（異型白癬）[2]．本例の臨床像は典型的といえるが，下図のような臨床像でも白癬を疑う眼が皮膚科医には必要である．いったん白癬を想起することができれば，KOH直接鏡検で診断は容易である．見逃さないようにするためにはどうしたらいかというと，痒みがあれば全例疥癬トンネルの有無をチェックするのと同様，鱗屑をみたらすべてKOH直接鏡検を行うようにすればよい．

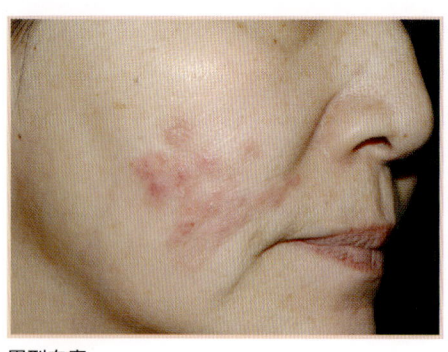

異型白癬

● 文献
1) 梅林芳弘：皮膚臨床 46: 605, 2004
2) 梅林芳弘：皮膚科学 第9版, p.839, 金芳堂, 京都, 2011

（中村泰大，梅林芳弘）

Diagnostic Pearl

鱗屑
↓
KOH直接鏡検
↕
白癬

Part ③ 体幹・陰部・臀部

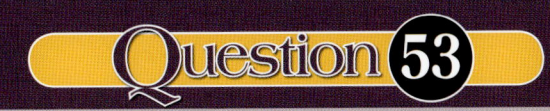

Question 53

背部の紅斑

Clue 59歳，女性．2日前から出現．

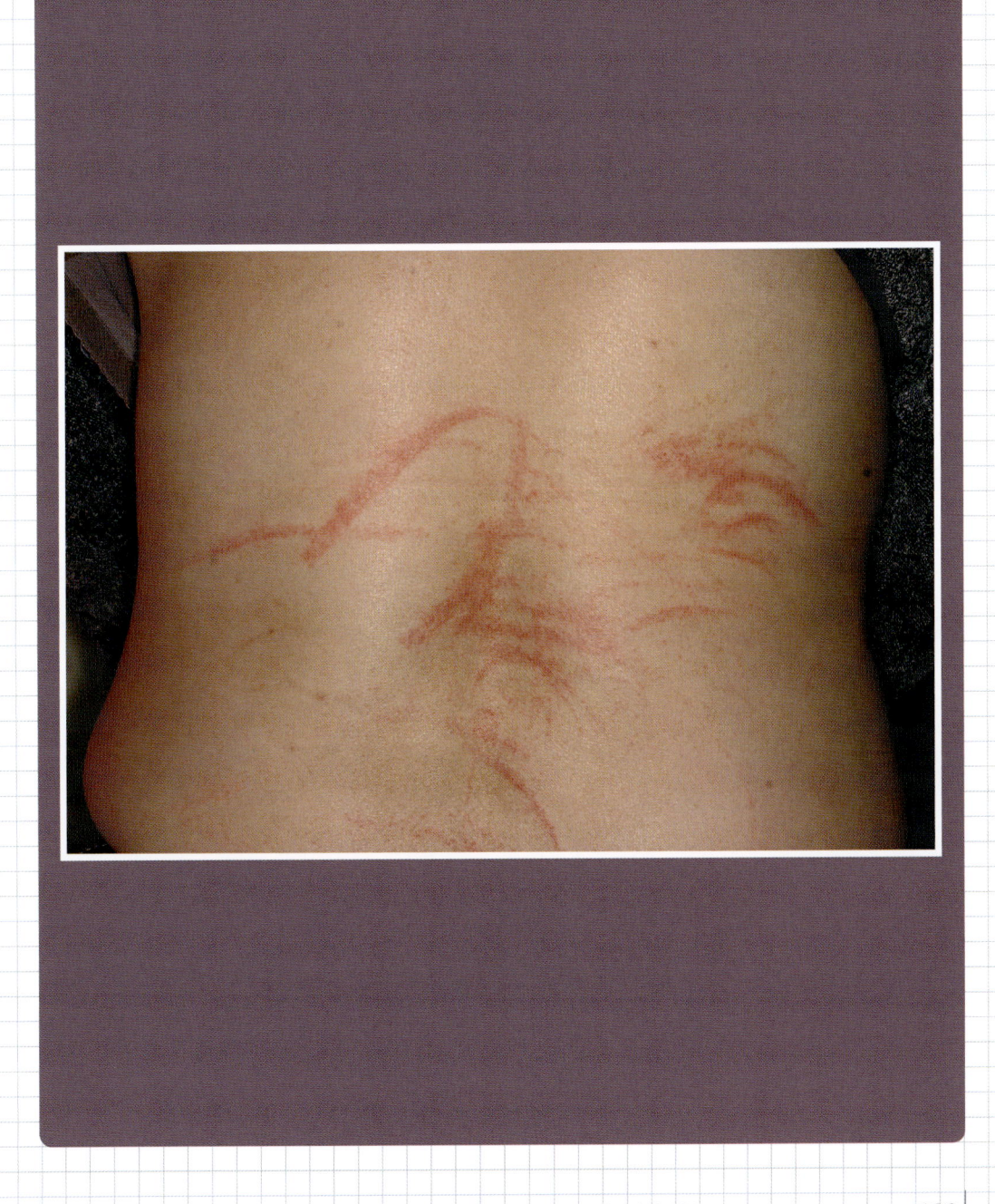

Answer 53

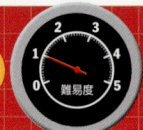

シイタケ皮膚炎

　シイタケ皮膚炎は，加熱不十分な生シイタケ，干しシイタケの戻し汁，乾燥シイタケなどのシイタケ加工品を摂取することで生じる．摂取後数時間から数日で，体幹を中心に激しい瘙痒を伴い，搔破痕に一致したやや浮腫状の紅斑・紫斑を生じる．

　このような，搔破に一致したようにみえる線状の紅斑を scratch dermatitis という．これを来す代表的な疾患が，①シイタケ皮膚炎，②皮膚筋炎，③ブレオマイシン/ペプロマイシンによる薬疹（下図），の3つ，というのは，皮膚科専門医に必須の知識である（ほかに，成人型Still病，サイトメガロウイルス感染症などでも生じえ，レンチナンやクレスチンによる薬疹としても報告がある）．

　本症の診断には病歴の聴取が重要であるが，患者が自ら率先して「シイタケを食べた」とか「ブレオマイシンを使っています」といってくれることはまずない．したがって，臨床像から診断を想起してシイタケ摂取歴や薬歴を確認する，というのが正しい思考の道筋である．本例では問診により，発疹出現の2日前にシイタケ入りの鍋料理を食べていたことを確認した．

　一方，ブレオマイシンであるが，皮膚腫瘍に対する使用機会は減少した印象があるものの，精巣腫瘍に対しては現在も BEP（bleomycin, etoposide, cisplatin）療法として標準的に使用されている．泌尿器科からの紹介患者で搔破に一致した紅斑，色素沈着をみた時は，ブレオマイシンによる scratch dermatitis を考え，薬歴に注目するとよい．

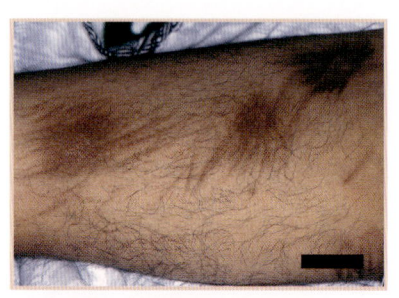

34歳，男性．精巣腫瘍にて加療中

●文献

1) 狩野葉子：J Visual Dermatol 7: 1308, 2008

（中村泰大，梅林芳弘）

Diagnostic Pearl

搔破に一致した紅斑
⇕
シイタケ皮膚炎，皮膚筋炎，
ブレオマイシンによる scratch dermatitis

Part3 体幹・陰部・臀部

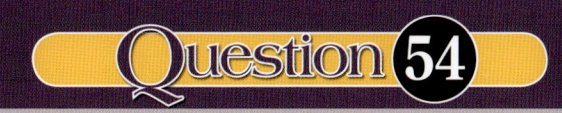

Question 54

体幹の丘疹・結節

Clue 60歳, 女性. 1カ月前から, 体幹・上腕に丘疹・結節が多発してきた. 糖尿病あり. 写真は背部.

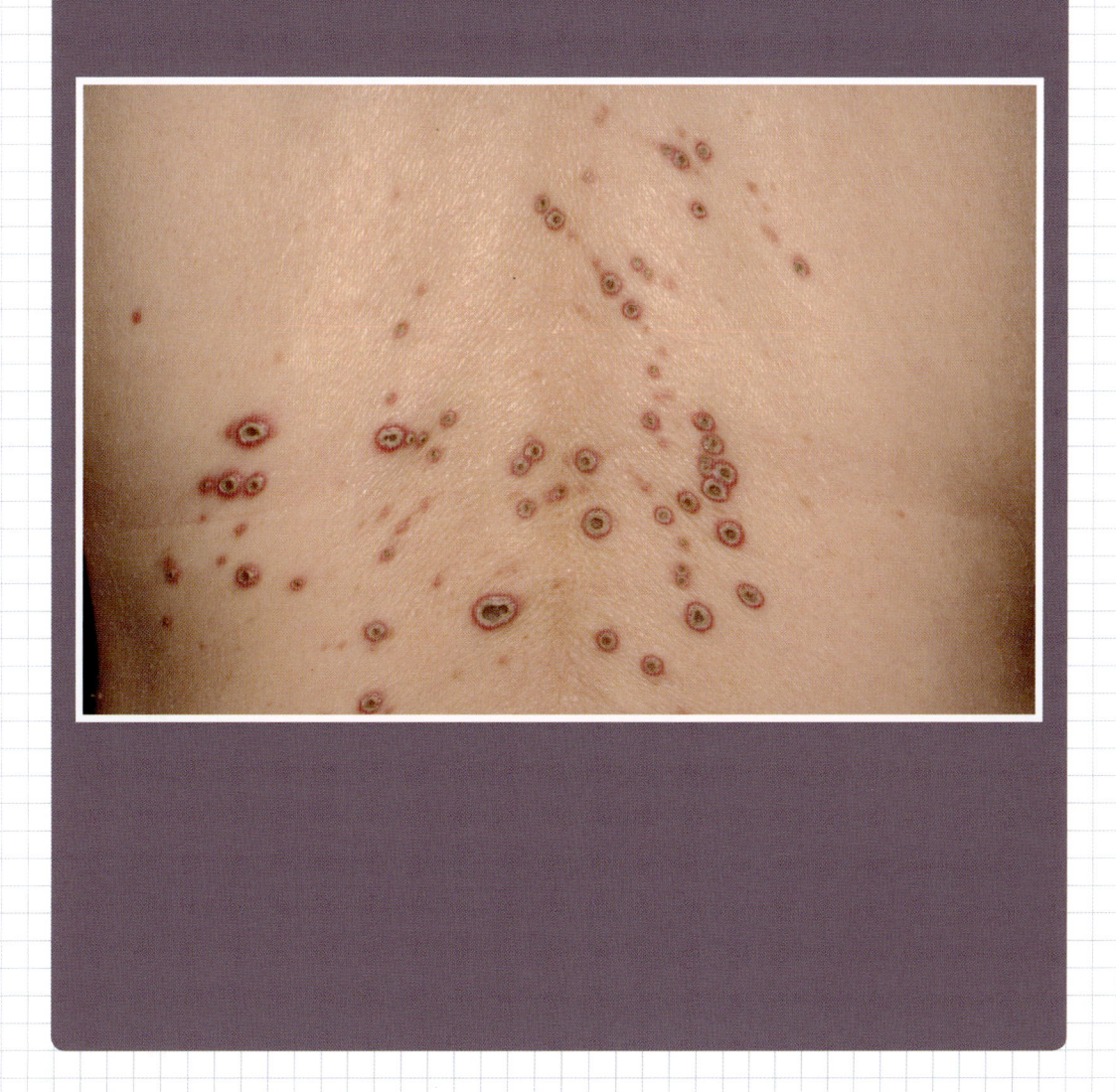

Answer 54

acquired reactive perforating collagenosis
（後天性反応性穿孔性膠原症）

　糖尿病や慢性腎疾患など基礎疾患のある患者にみられる穿孔性皮膚症は，acquired（reactive）perforating dermatosis，あるいは acquired reactive perforating collagenosis（ARPC）と呼ばれる．本邦ではARPCの基礎疾患として糖尿病の頻度が高く，次いで腎障害が多いがその原因も糖尿病性腎症が最多である[1]．

　ARPCの個疹は中央に痂皮を有する結節で，原病による痒みを伴うことが多い．糖尿病の場合，microangiopathyによる組織の低酸素状態が，外傷が加わると膠原線維が変性・壊死しやすい環境をもたらす．そこを掻破するとたやすく膠原線維の変性が生じ，これを経表皮的に排出することが本症の機序の一つとして考えられている[2]．掻破により皮疹を生じるのでKöbner現象陽性であり，本例でも掻破痕に一致して線状に皮疹を生じているのがわかる．

　掻破により生じている訳だから，ARPCを知らなければ，「大きく掻きこわした痒疹」との印象をもつであろう．結節性痒疹との鑑別はむずかしいとされている[2]ので，その直観はそれなりに妥当でもあるが，そこを手掛かりにして診断のパターンを身につけるとよいだろう．

● 文献

1) 小笠原理雄, 梅林芳弘：皮膚臨床 40: 1130, 1998
2) Minocha JS, Schlosser BJ: Fitzpatrick's Dermatology in General Medicine 8th ed., McGraw-Hill, New York, p727, 2012

（梅林芳弘）

Diagnostic Pearl

痒疹様の丘疹・結節＋中心臍窩様の痂皮＋Köbner現象
＋糖尿病・腎障害
↕
acquired reactive perforating collagenosis

Question 55

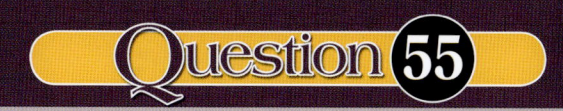

背部に多発する赤褐色斑

Clue 51歳，女性．約10年前から出現，拡大．

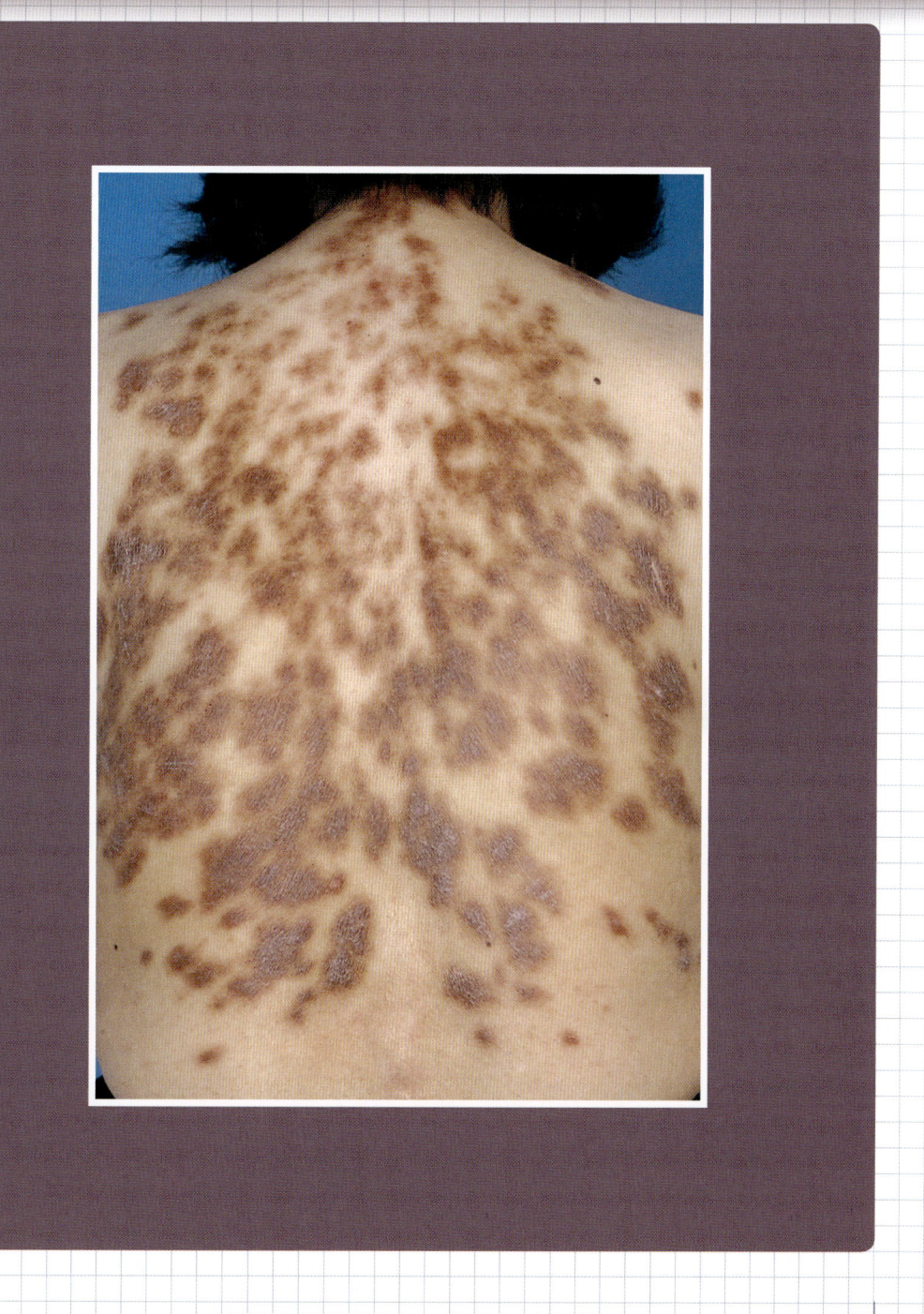

Answer 55

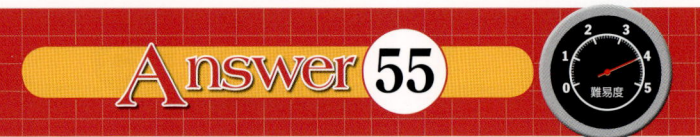

形質細胞増多症
(plasmacytosis)

　形質細胞増多症は，形質細胞浸潤による皮膚の浸潤性赤褐色斑と全身リンパ節腫脹，および多クローン性高γ-グロブリン血症を伴う症候群である．皮疹は主に体幹，とくに背部に好発する．大小さまざまな淡紅色から赤褐色の浸潤局面が多発し，背部では脊椎を中心に左右対称なクリスマスツリー状に分布する[1]．自覚症状はない．形質細胞の浸潤が皮膚に限局するものを皮膚形質細胞増多症，リンパ節や他臓器に及ぶものを全身性形質細胞増多症と定義されている．本例は皮疹のみならず発熱・倦怠感・頸部リンパ節腫脹を伴っており，皮膚・リンパ節・骨髄で形質細胞の多クローン性の増加がみられたことから，後者と診断した．

　鑑別診断として，赤褐色浸潤局面を呈する色素性蕁麻疹や多発性平滑筋腫があげられるが，皮疹の大きさおよびその分布は本症と異なる．また本症における背部のクリスマスツリー状配列は非常に特徴的であり，写真の臨床像を頭に焼きつけておけば，今後同様の発疹をみた際に容易に本症を鑑別にあげられるようになるであろう．なお，全身性形質細胞増多症と全身型 Castleman 病 (multicentric Castleman's disease) との異同については議論がある[2,3]．

写真は文献1から引用．

● 文献

1) 中村泰大ほか：皮膚臨床 42: 1240, 2000
2) 渡辺晋一：日皮会誌 122: 2899, 2012
3) 高山良子：日皮会誌 122: 2899, 2012

（中村泰大）

Diagnostic Pearl

背部に多発する赤褐色斑 + クリスマスツリー状の配列
⇅
形質細胞増多症

Part3 体幹・陰部・臀部

Question 56
体幹の多発性丘疹

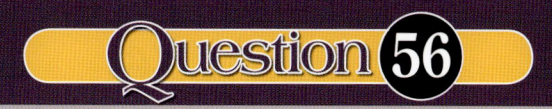

Clue 20歳，男性．とくに誘因なく発生．自覚症状なし．

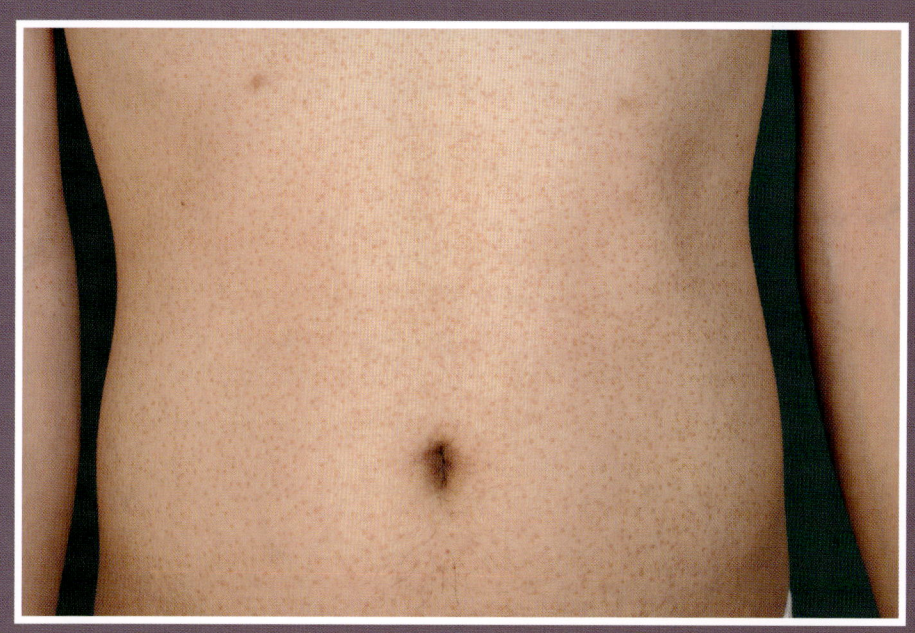

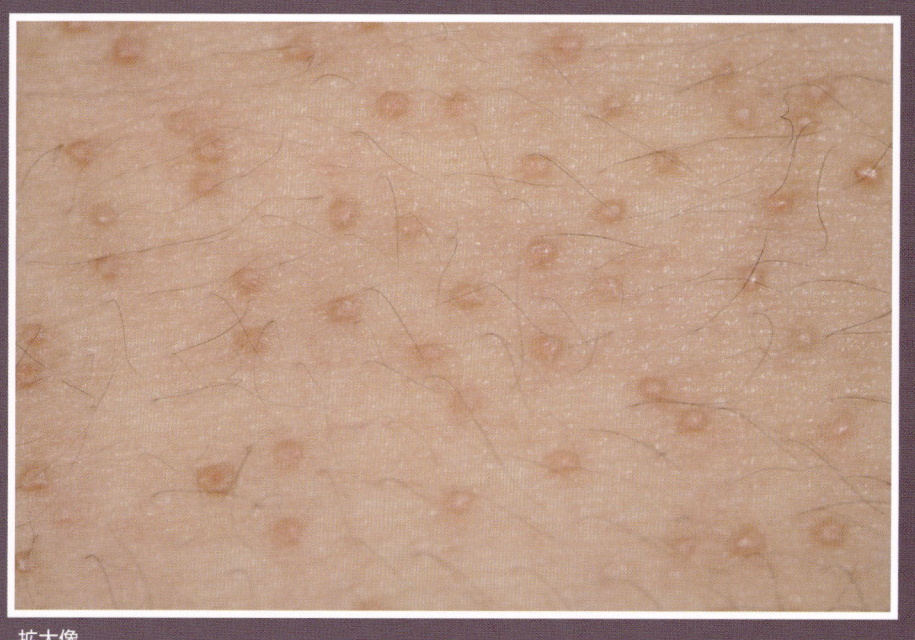

拡大像

Answer 56

光沢苔癬
(lichen nitidus)

　光沢苔癬は自覚症状がなく光沢がある常色帽針頭大の丘疹が，腹部・前腕・陰茎などに多発，集簇する疾患である．小児などの若年者に多い．外的刺激に沿ってKöbner現象がみられる．

　鑑別として伝染性軟属腫やgeneralized eruptive syringoma（下図）があげられる．一般に，本症の個疹はより均一で常色小型であることから，比較的容易に臨床診断できることが多い．ときにgeneralized eruptive syringomaとの鑑別のため，病理組織検査を要することがある[1]．

● 文献

1) 常深祐一郎，中島広子：J Visual Dermatol 6: 45, 2007

（中村泰大）

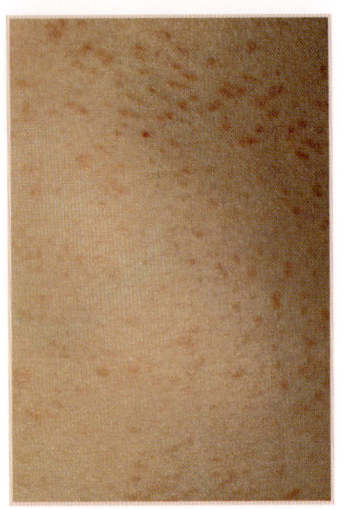

generalized eruptive syringomaの個疹（右背部）

Diagnostic Pearl

常色帽針頭大の丘疹が多発 + 大きさ均一
+ 自覚症状なし + 若年者
⇅
光沢苔癬

Question 57

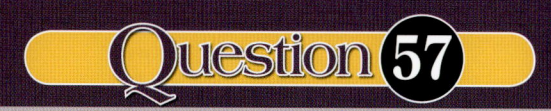

腹部の痒い発疹

Clue 55歳，男性．6月中旬に出現し，2，3週間で拡大した．

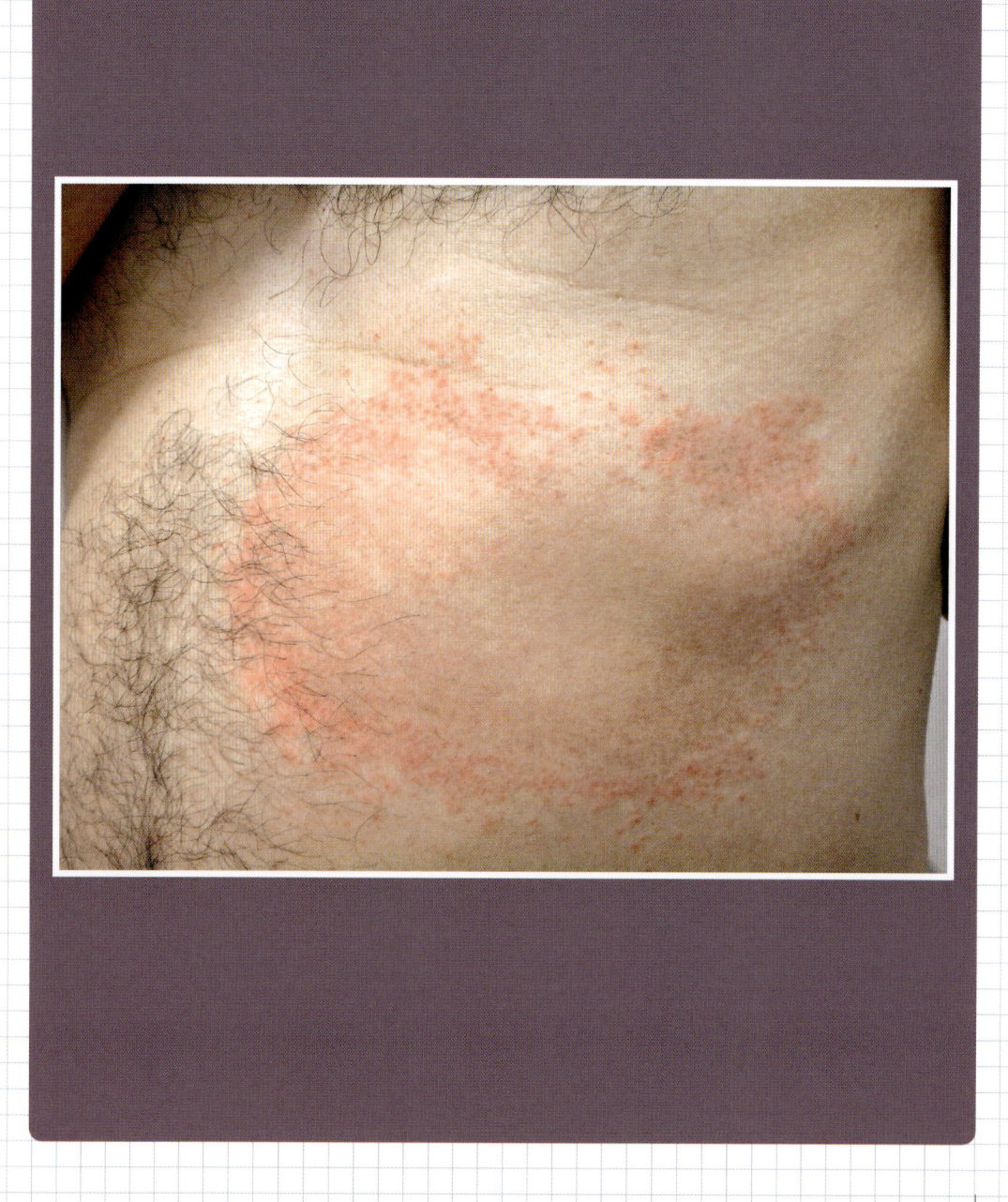

Answer 57

erythema papulatum centrifugum
（遠心性丘疹性紅斑）

　erythema papulatum centrifugum は，1972 年渡辺ら[1]によって 99 例がまとめられ命名された疾患である．文献 1 によると，男女比＝9:1 で圧倒的に男性が多く，年齢は 40〜60 歳が大部分である（つまり中年男性に好発する）．5〜10 月の発生が多く，しばしば再発をくり返す．7 割は体幹，約 2 割が体幹と四肢に発生する（残り 1 割は下肢）．湿疹とは中央が治癒する環状の臨床像，遠心性環状紅斑とは辺縁に配列する丘疹で鑑別する．

　本症については記載のない教科書も多く，施設によってはまったく使うことのない病名かと思われる（筆者の周りでも耳にしたことがない）．ただし，ステロイド外用薬の幾つかでは，この疾患名が添付文書上の効能・効果にあげられているから，その意味では知っておくべき疾患である．日本の教科書にも記載がないくらいだから外国では尚更であろうが，最近英語論文が 2 報[2,3]出たので，今後独立疾患としての認識が拡がっていくものか注目される．

文献

1) 渡辺 靖，永島敬士：皮膚臨床 14: 437, 1972
2) Ueda C et al: J Am Acad Dermatol 69: e103, 2013
3) Ohmori R et al: Dermatology 226: 298, 2013

（梅林芳弘）

Diagnostic Pearl

中年男性 + 夏季 + 痒み + 環状の皮疹
（辺縁丘疹集簇 + 中央色素沈着）
↕
erythema papulatum centrifugum

Question 58

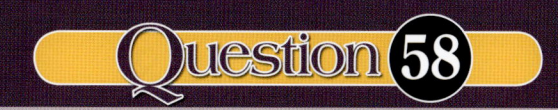

腹部の褐色局面

Clue 18歳，男性．半年前から，網目状の褐色斑が出現，拡大．自覚症状なし．

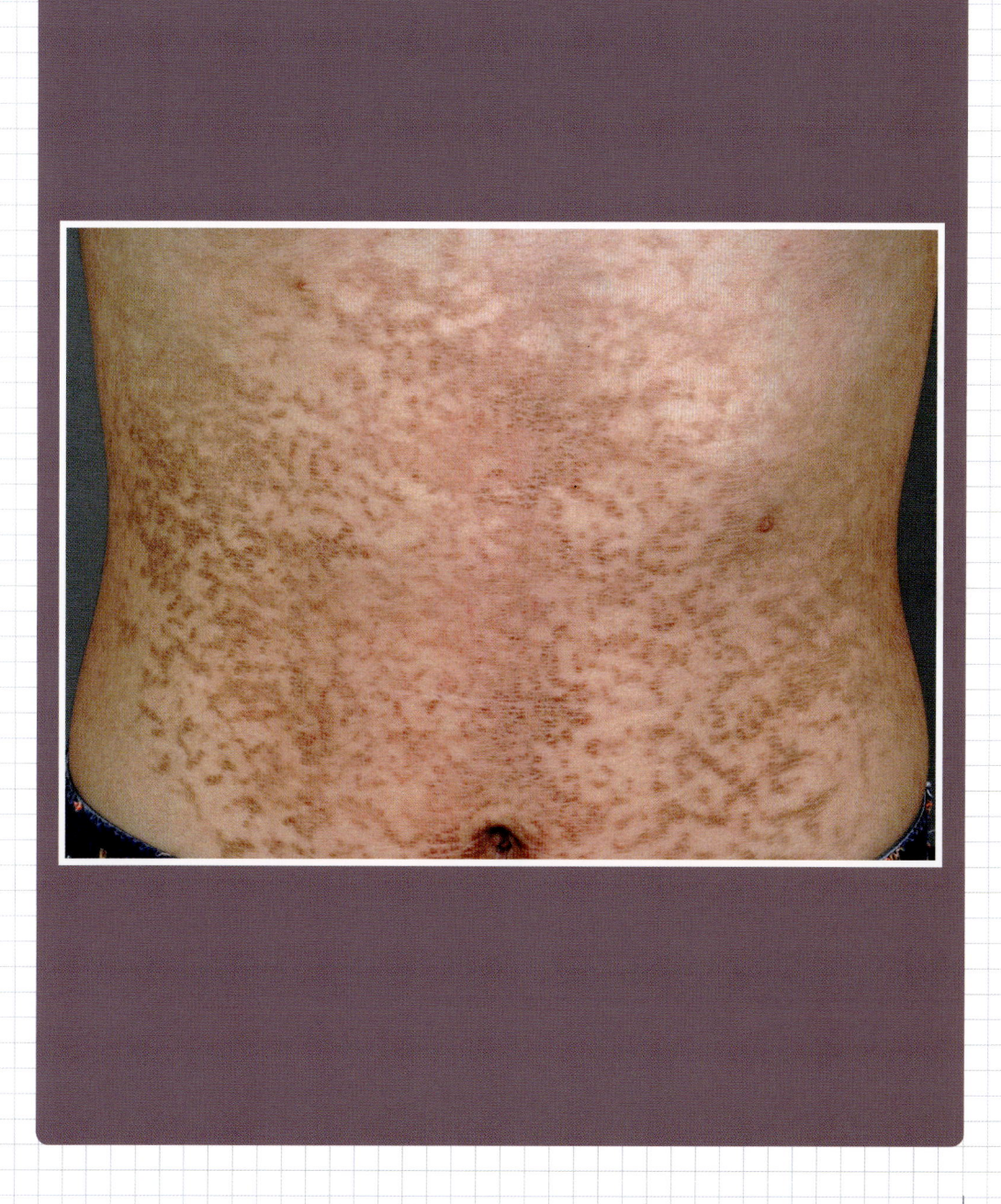

Answer 58

papillomatose confluente et réticulée
（融合性細網状乳頭腫症）

　papillomatose confluente et réticulée（＝ confluent and reticulated papillomatosis）は，90％が20歳代までに発症する角化症の一種で，本邦では男性に多く見られる[1]．

　網目状の臨床像は色素性痒疹（☞Q45）でも現れるが，本症は自覚症状を欠き，組織学的に角質増生と乳頭腫症を呈する点が異なる．

　本邦では，ミノサイクリン（MINO）著効という報告が多い．本例ではその効果は投与2,3週後に現れ，6週後には皮疹はほぼ消失していた（下図）．MINOは本症治療の第一選択としていい薬剤で，その反応も本症診断の一助となろう．

前ページの写真は，文献1より引用．

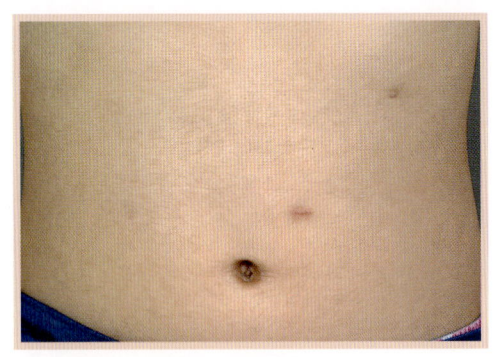

MINO投与6週後には皮疹消失

文献

1) 能登 舞，真鍋 求，梅林芳弘：皮膚臨床 51: 1074, 2009

（梅林芳弘，能登 舞）

Diagnostic Pearl

若年男子 + 褐色の融合性細網状局面 + 自覚症状なし
⬇
ミノサイクリン投与
⬆⬇
papillomatose confluente et réticulée

Part 3 体幹・陰部・臀部

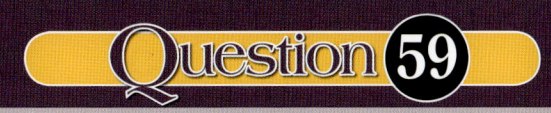

Question 59

左側腹部の腫瘤

Clue 58歳，女性．昨日，突然出現した．疼痛あり．

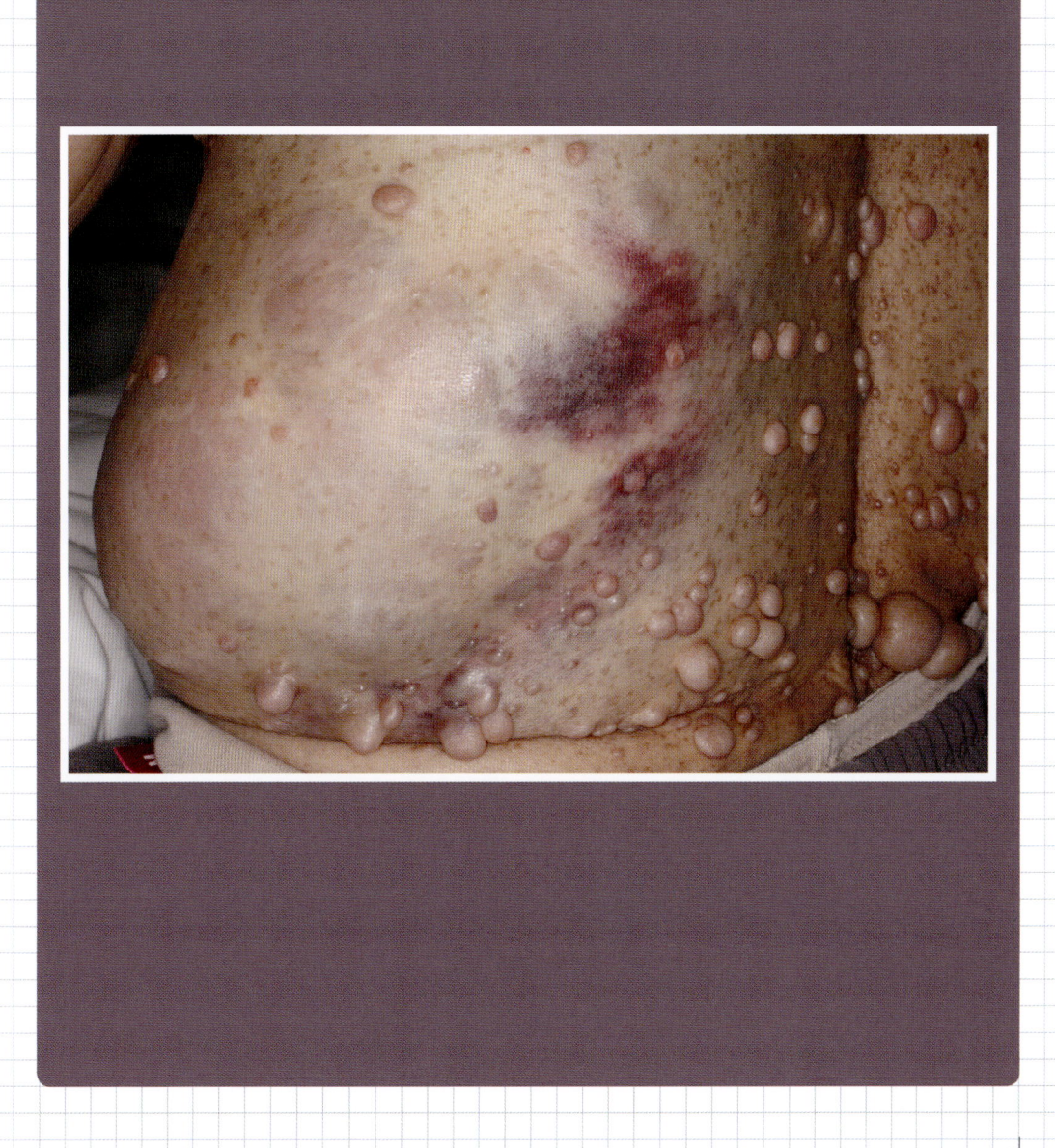

Answer 59

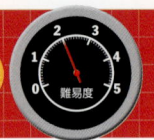

（神経線維腫症1型に伴う）びまん性神経線維腫内の出血

　本例には神経線維腫が多発しており，神経線維腫症1型（neurofibromatosis type 1：NF1）と診断するのは容易である．半日で写真の大きさにまで増大したことや紫紅色を呈していることから，なんらかの出血を疑うことができる．典型的なびまん性神経線維腫（diffuse plexiform neurofibroma）は，大型の褐色斑の下床に生じる大きな懸垂性腫瘤として知られるが，早期病変ではやや隆起する程度であり，患者本人が病変と認識していない場合も多い（本例もそうであった）．

　びまん性神経線維腫は脆弱な組織内に豊富な血管を有し，小さな外力でも腫瘍内に大出血をおこすことがある．

　出血に伴う腫瘍内の圧上昇で自然に止血される場合もあるが，圧迫可能な部位であればまずは圧迫を行う．びまん性神経線維腫の存在に気づかず外傷性の出血と間違え，「病変を切開し出血点を見つけ止血を……」などと対応を誤ると，切開されたびまん性神経線維腫からさらに出血を招き，ますます止血困難な事態に陥る．本例では弾性包帯に加え，チェストバンドをその上から巻いて圧迫止血した．血腫は約2カ月で自然に吸収された．

　NF1の患者において比較的短期間で増大する腫瘍として悪性末梢神経鞘腫瘍（malignant peripheral nerve sheath tumor）があるが，出血ほどの増大スピードはない．

（伊藤周作）

Diagnostic Pearl

神経線維腫症1型＋突然大きな腫瘤が出現
↕
びまん性神経線維腫内の出血

Part 3 体幹・陰部・臀部

Question 60
恥骨部の手掌大腫瘤

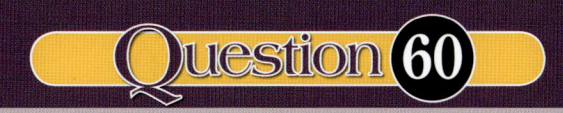

Clue 57歳,男性.NF1.CTでは腫瘤なし.

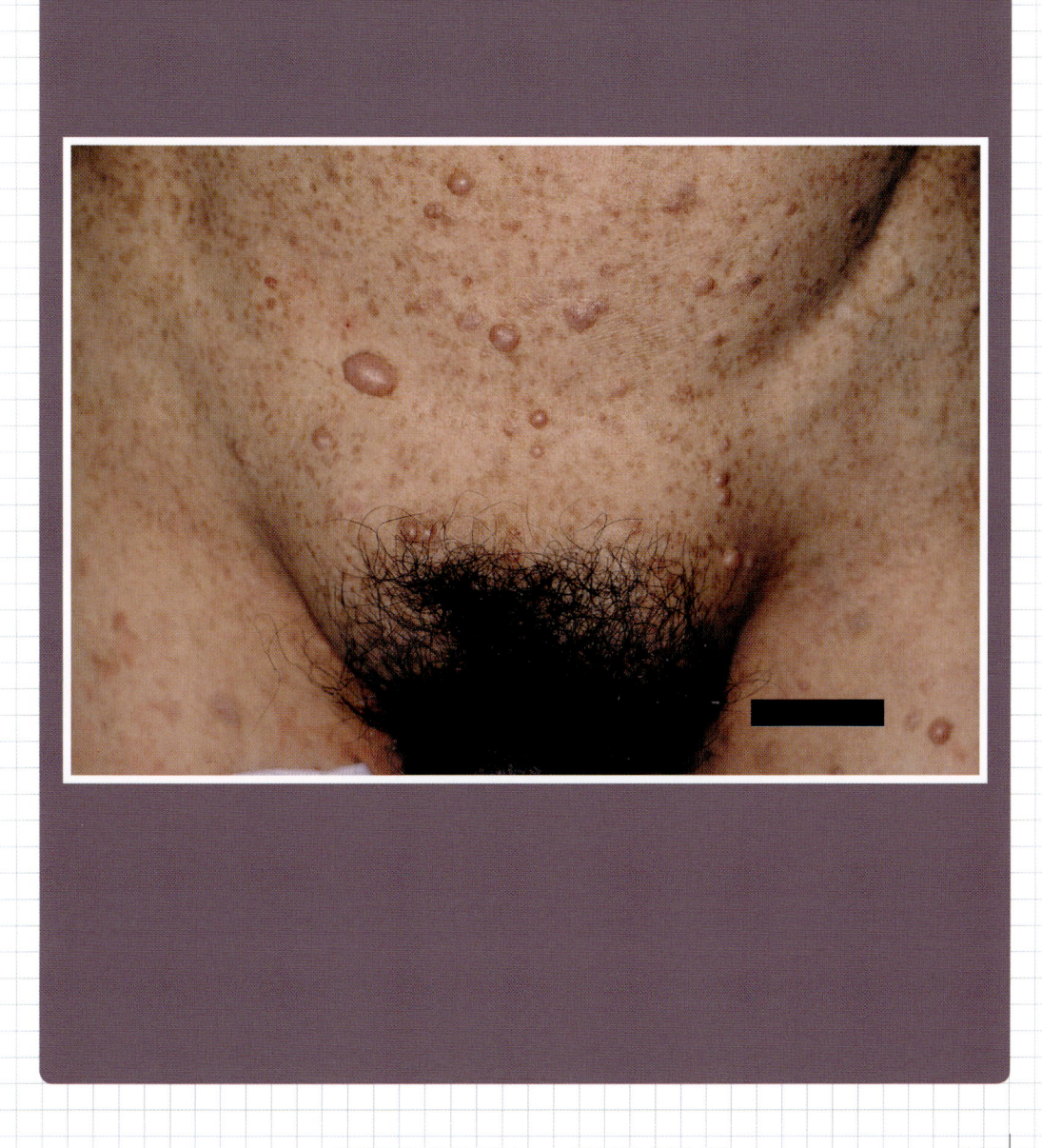

Answer 60

鼠径ヘルニア
(inguinal hernia)

　鼠径ヘルニアは，初期研修医でも診断できなくてはいけない疾患である．しかし，他科での研修が遠い日のこととなり，皮膚科専門領域の疾患ばかり診る立場になると，つい忘れてしまいがちになる．この意味でpitfallになりうる疾患である．

　皮膚科で遭遇しやすい疾患の中から診断を想起するのは，行動経済学でいう利用可能性ヒューリスティック（☞ coffee break 3）の一例である．効率的ではあるが，こればかりやっていると他科領域で頻度の高い疾患を見逃してしまうことになる．陥穽に嵌るのを避けるためには，この認知バイアスを意識（メタ認知）することである．

　鼠径ヘルニアは，立位で現れても臥位では消失する．CTで腫瘤を指摘されなかった，というのは，そういう意味である．ベッドに横臥してもらう時間を惜しみ，立位のみで診察すると，無駄なCTをオーダーしてしまいかねない．

　なお，NF1（神経線維腫症1型）という情報は，診断を，例えば悪性末梢神経鞘腫瘍か，というように間違った方向に導く誤った手掛かりである（ミステリでいうミスディレクション，あるいは臭い燻製ニシンで猟犬を惑わし引きずり回すという含意で"red herring"ともいう）．ここでは無視すべきである．

（梅林芳弘）

Diagnostic Pearl

下腹部腫瘤＋臥位で消失
↕
鼠径ヘルニア

Part 3 体幹・陰部・臀部

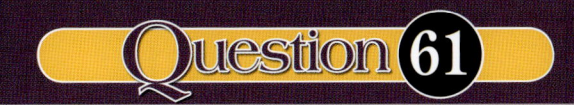

Question 61

臍の結節

Clue 57歳，女性．臍から結節がとび出してきた．石のように硬い．

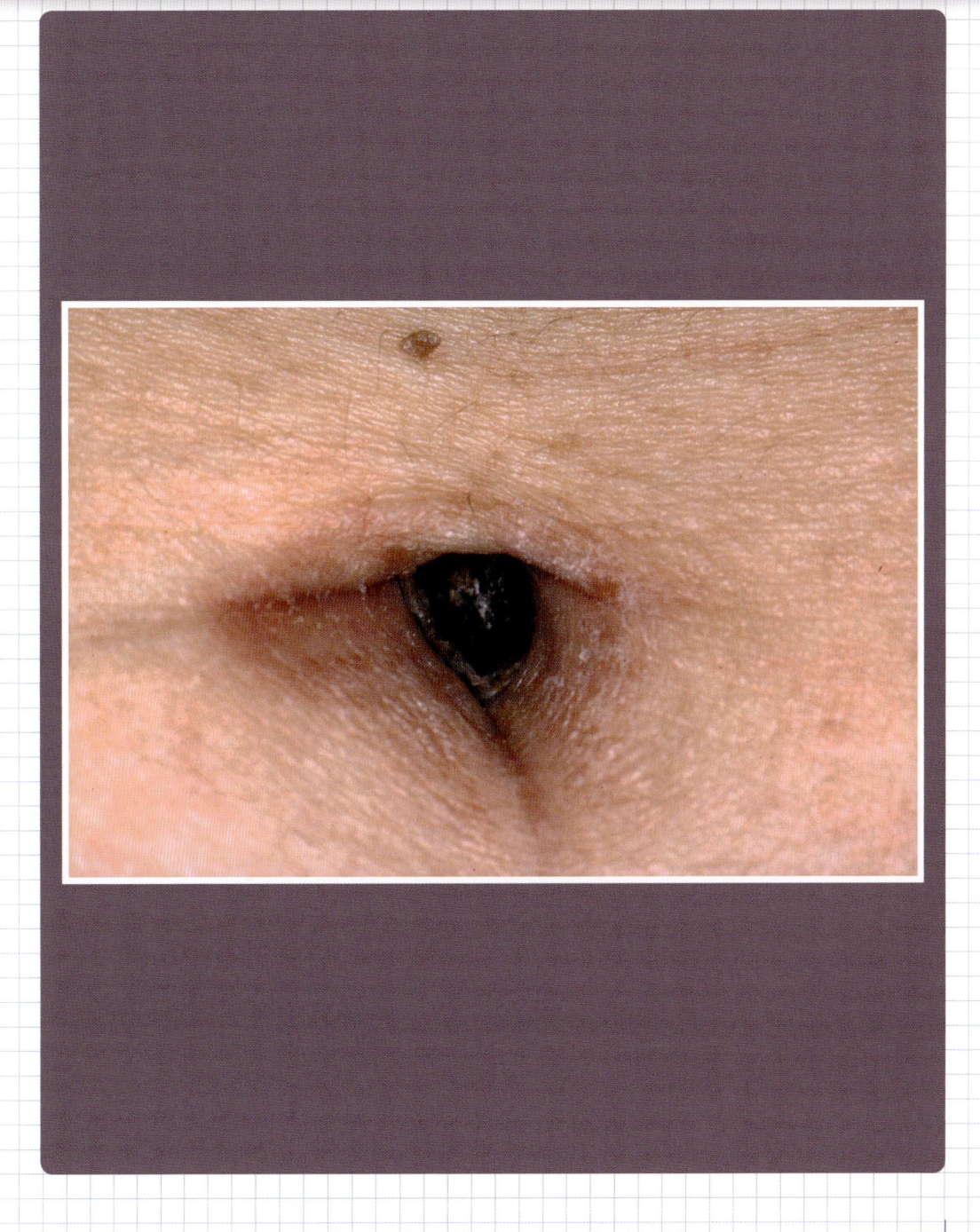

Answer 61

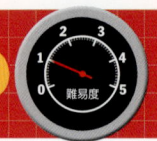

臍石
(omphalith)

　臍石は，臍窩に皮脂や脱落した角質が長年にわたって貯まり，硬い堆積物となって石のごとくなったものをいう．恐らくは幼児期に臍をいじることを禁止されたのを契機に，そのまま臍を洗うことまで忌避し続け，成長した臍石が臍窩から突出してきたのを発見し，あるいは大きな臍石の脱落に一驚して受診する．

　臍石は，鑷子で摘むと，その名のように石のごとく硬い．そのままひっぱると，容易に摘出できる（下図）．摘出した臍石は，露出面が黒色調で硬く（皮脂の酸化によると推測されている[1]），埋没部は白色調でやや脆く悪臭がある．

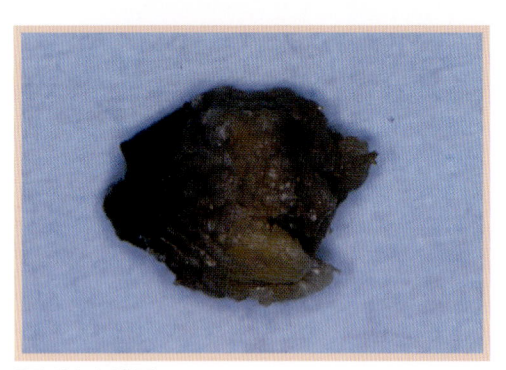

　臍の結節ということでは，Sister Mary Joseph（SMJ）結節（＝悪性腫瘍の臍転移）などが鑑別にあがる．実際，SMJ結節を疑って検査したものの結局臍石だったという症例が，「pseudo Sister Mary Joseph's nodule」として消化器系の雑誌に報告されている[1]．

取り出した臍石

● 文献
1) Amaro R et al: Am J Gastroenterol 94: 1949, 1999

（梅林芳弘）

Diagnostic Pearl

臍窩の結節＋黒い・硬い・臭い
↕
臍石

Part 3 体幹・陰部・臀部

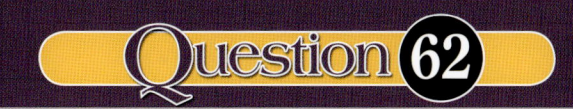

Question 62

臍の炎症

Clue 15歳，男子．年に数回，臍が腫れて排膿をくり返している．

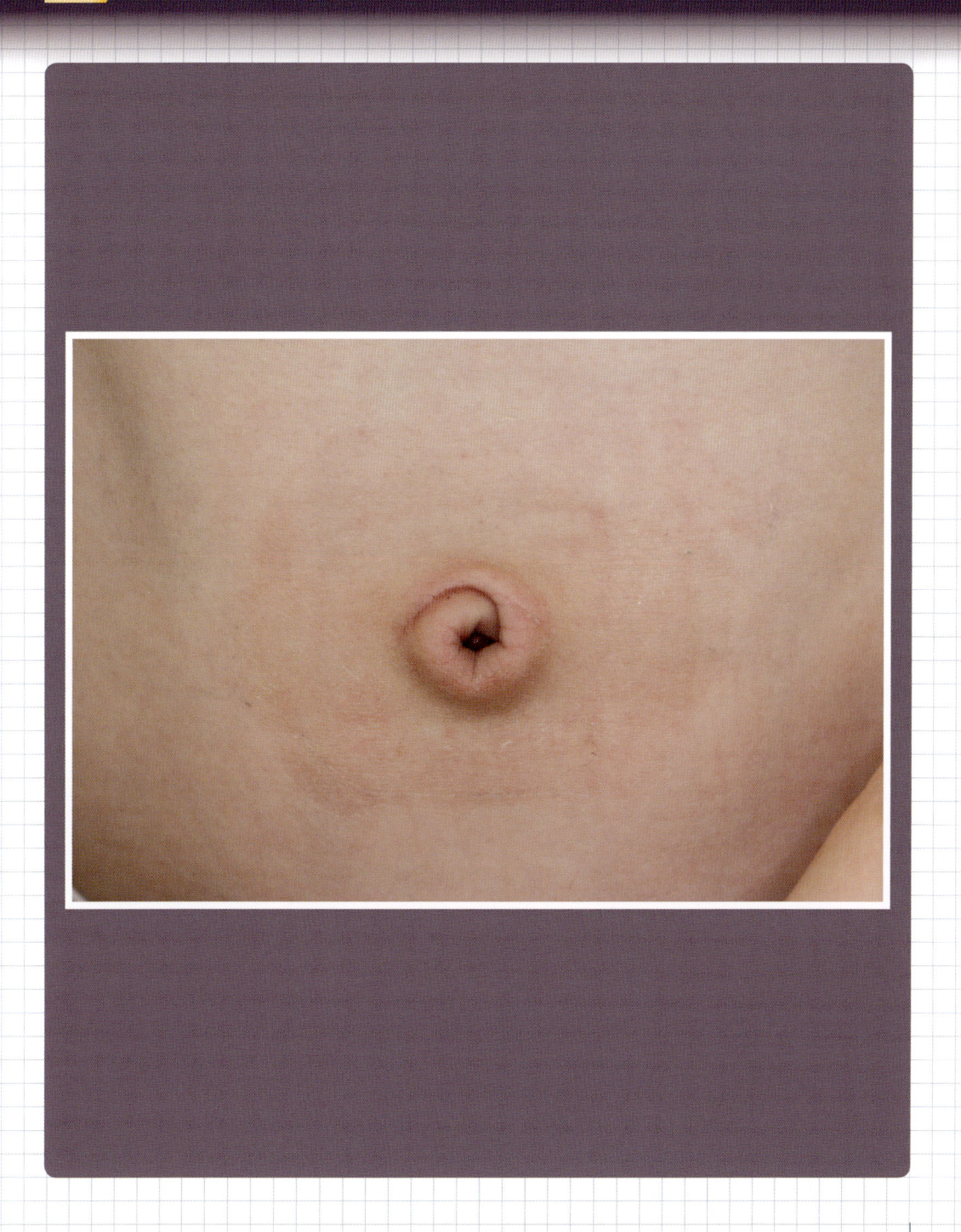

Answer 62

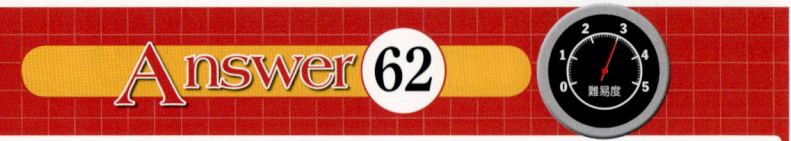

尿膜管遺残症

　尿膜管は胎生20週ごろには退縮・狭小化し線維性索状物である正中臍索となるが，退縮過程で形成異常がおこると尿膜管遺残症となる．遺残部位により4型に分類され，皮膚科で遭遇するものは尿膜管洞（urachal sinus）とよばれ臍部に遺残するものである．

　鑑別としては臍炎，炎症性粉瘤，血管拡張性肉芽腫などがあがり，女性では異所性子宮内膜症，新生児では臍肉芽腫があがる[1]．診断にはCT，MRI（下図），超音波などの画像所見で遺残腔が指摘できれば決め手となる．根治的治療は遺残腔の外科的な切除である．

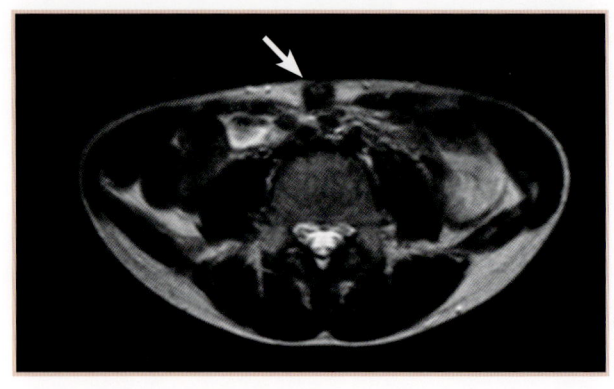

MRI：T2強調画像
矢印は遺残腔．

文献
1) 榎戸友里ほか：皮膚臨床 51: 537, 2009

（伊藤周作）

Diagnostic Pearl

くり返す臍の炎症
⇅
尿膜管遺残症

Part 3 体幹・陰部・臀部

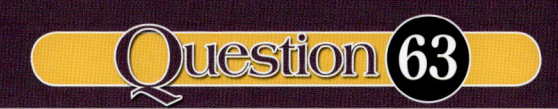

Question 63

臍の腫瘤

Clue 74歳，男性．肝硬変・肝細胞癌・腹水にて内科通院中．

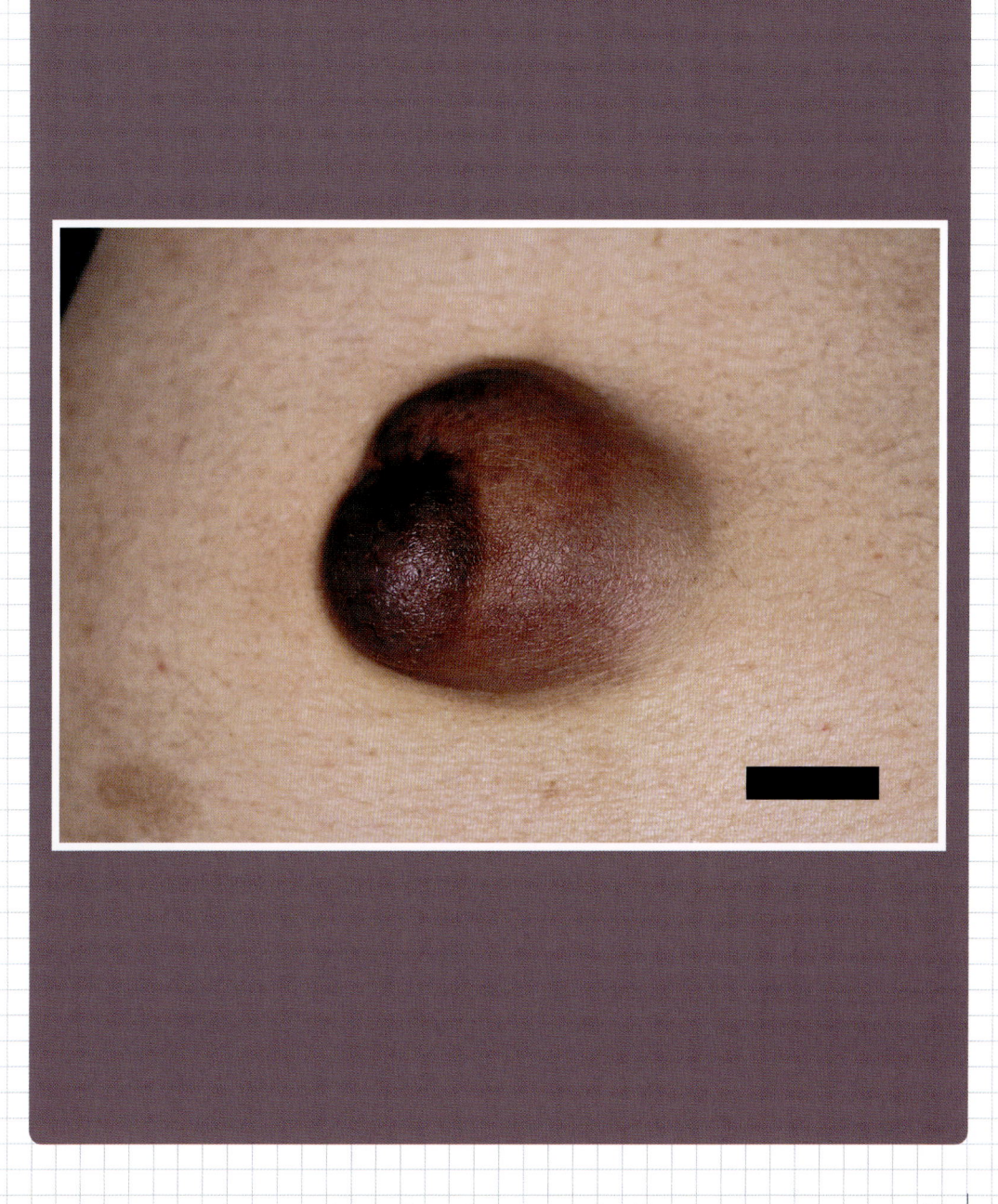

Answer 63

臍ヘルニア
(umbilical hernia)

　臍から脱出するヘルニアを臍ヘルニアという．小児の臍ヘルニアは臍輪の閉鎖不全によって生じるが，成人のそれはいったん閉鎖した臍輪が後天性に脆弱化して発生する．肝硬変等による腹水貯留も原因となり，ヘルニア内が腹水のみということもありうる[1]．

　皮膚科領域でみることは稀であるが，ときに皮膚科雑誌でもとり上げられることがあり[2]，「生検は禁忌！」と書かれている．では，穿刺はどうなのだろうか？　実際に穿刺してみた顛末を以下に記す．

　本例は，他科から紹介された．腹部全体が腹水で膨満しており，触診上も腫瘤は充実性でなく腹水貯留によるものと考えられた．紹介患者だから皮膚科疾患ではないことを証明しようと思い，穿刺．腹水を吸引したシリンジの写真を撮って返事し，患者は帰宅させた．ところがまもなく，最寄りの駅に着いたら服がずぶぬれになっていたと患者から電話がかかってきた．腹圧が高いため，穿刺で生じた孔から腹水が漏れ続けたのである．肝硬変患者が皮膚科に緊急入院することになった．患者からのクレームはなかったが，病棟からは文句を言われた．

　本症を疑ったら穿刺も安易に行わず，画像検査を優先すべきである．

● 文献

1) 松原長樹, 味元宏道, 石黒源之：日臨外会誌 66: 1213, 2005
2) 増田智一, 村田 哲, 大槻マミ太郎：J Visual Dermatol 8: 597, 2009

（梅林芳弘）

Diagnostic Pearl

臍部腫瘤 + 腹水
⇕
臍ヘルニア

Part 3 体幹・陰部・臀部

Question 64
外陰部の白色局面

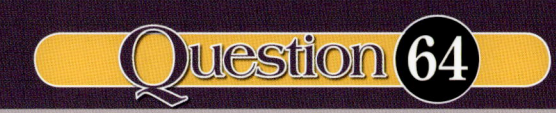

Clue 58歳，女性．数年前よりあり．瘙痒を伴う．

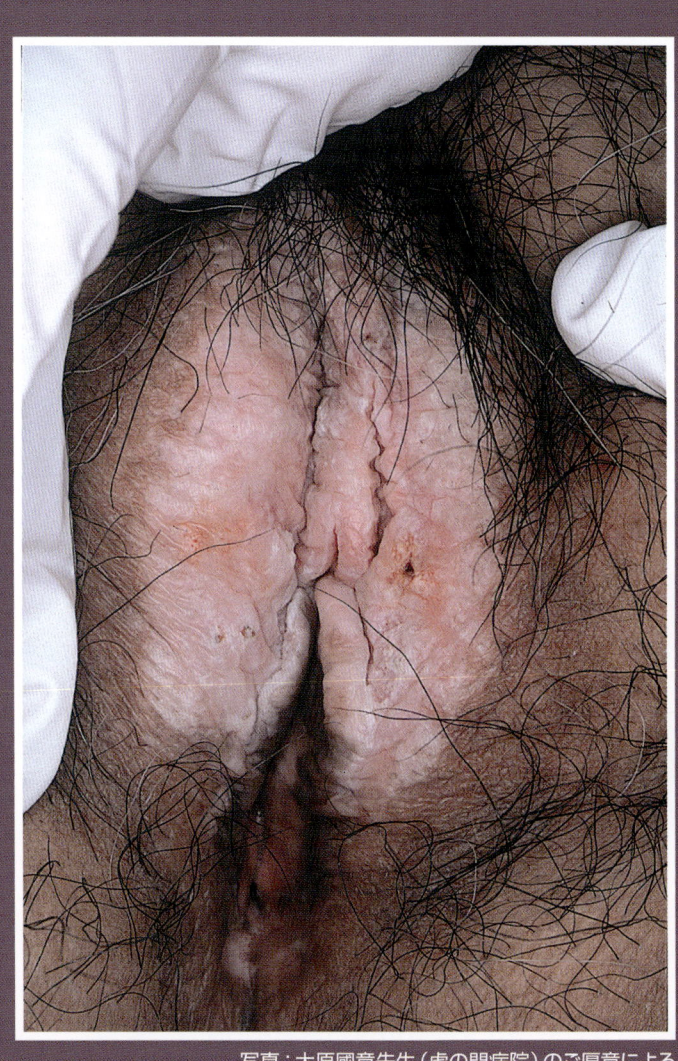

写真：大原國章先生（虎の門病院）のご厚意による

Answer 64

硬化性萎縮性苔癬
(lichen screlosus et atrophicus)

　硬化性萎縮性苔癬 (lichen screlosus et atrophicus：LSA) は，閉経期前後や閉経期以降の女性外陰部に多く，瘙痒のある比較的左右対称性の白色斑で始まり，進行すると硬化，萎縮を来す．

　小陰唇や陰核が消失し萎縮の高度なものは陰門萎縮症とも呼ばれるが，多くはLSAによるものである．頻度は少ないが小児や男性にも生じる．稀に陰部以外の場所に生じることもある．

　鑑別として，尋常性白斑や乳房外Paget病があがる．尋常性白斑であれば瘙痒や萎縮，左右対称性は通常ない．また，乳房外Paget病の白斑は紅斑や褐色斑と混在し，不完全脱色素斑で萎縮もない．病理組織学的にLSAでは，表皮基底層の液状変性に加え，真皮上層の浮腫や膠原線維の均質化がみられるのが特徴であり，上記疾患との鑑別は容易である．

　治療としてステロイド軟膏やタクロリムス軟膏の外用で経過観察することも多いが，LSAは悪性腫瘍 (主に有棘細胞癌) の発生母地となることがあるため，明らかに腫瘤を形成しているものはもちろんだが，保存的治療を行ってもびらんや角化をくり返すような症例 (左図) では生検を考慮する．

(伊藤周作)

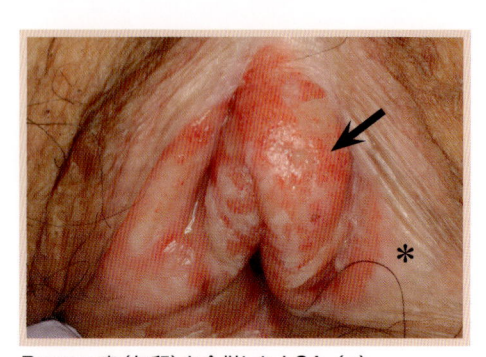

Bowen病 (矢印) を合併したLSA (*)

Diagnostic Pearl

外陰部白色局面 + 閉経後 + 瘙痒
↕
硬化性萎縮性苔癬

Part 3 体幹・陰部・臀部

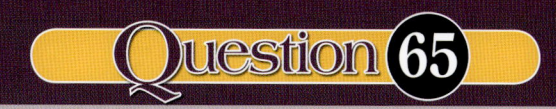

Question 65

外陰部の多発性丘疹

Clue 77歳,女性.25年前に広汎子宮全摘の既往あり.数年前より気づく.徐々に増数.

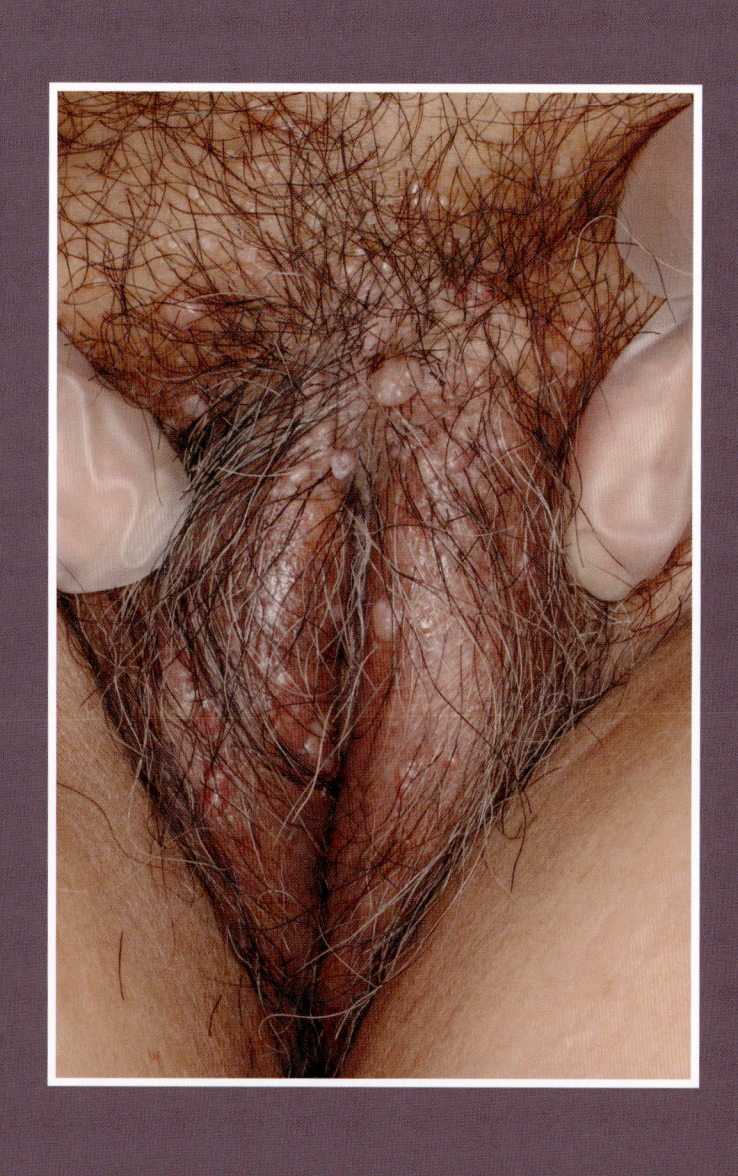

Answer 65

後天性リンパ管腫
（acquired lymphangioma）

　後天性リンパ管腫では，自覚症状のない表面平滑な常色～淡紅色丘疹が陰部に多発する．本態はリンパ液を貯留したリンパ管の拡張（lymphangiectasia）であり，注意深く観察すると水っぽい病変であることがわかる．尖圭コンジローマは，個々の病変が乳頭状で透見性がないことから鑑別できる．

　原田ら[1]は本症の本邦女性例16例中13例が外陰部で，そのすべてが子宮癌術後であったと報告している．病変部中枢側でリンパ管の閉塞や狭窄を来すような手術・放射線療法・外傷などの既往が診断のヒントになる．そのような既往があれば外陰部以外の部位や男性にも発症しうる．

　本症の治療は外科的切除，液体窒素による凍結療法，ブレオマイシン局注，電気焼灼，炭酸ガスレーザー照射などが行われているが，根治はむずかしいため個々の患者の状況に応じて考える必要がある．進行すると陰唇全体が肥大したり，結節状の腫瘤を形成するものもある．

● 文献

1) 原田佳代ほか：西日皮膚 72: 359, 2010

（伊藤周作）

Diagnostic Pearl

外陰部多発性常色丘疹 ＋ 子宮癌術後
⇕
後天性リンパ管腫

Part 3 体幹・陰部・臀部

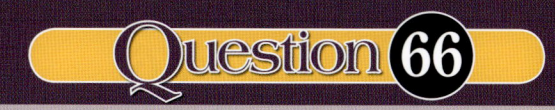

Question 66
陰嚢の有茎性結節

Clue 85歳, 男性. 数年前よりあり.

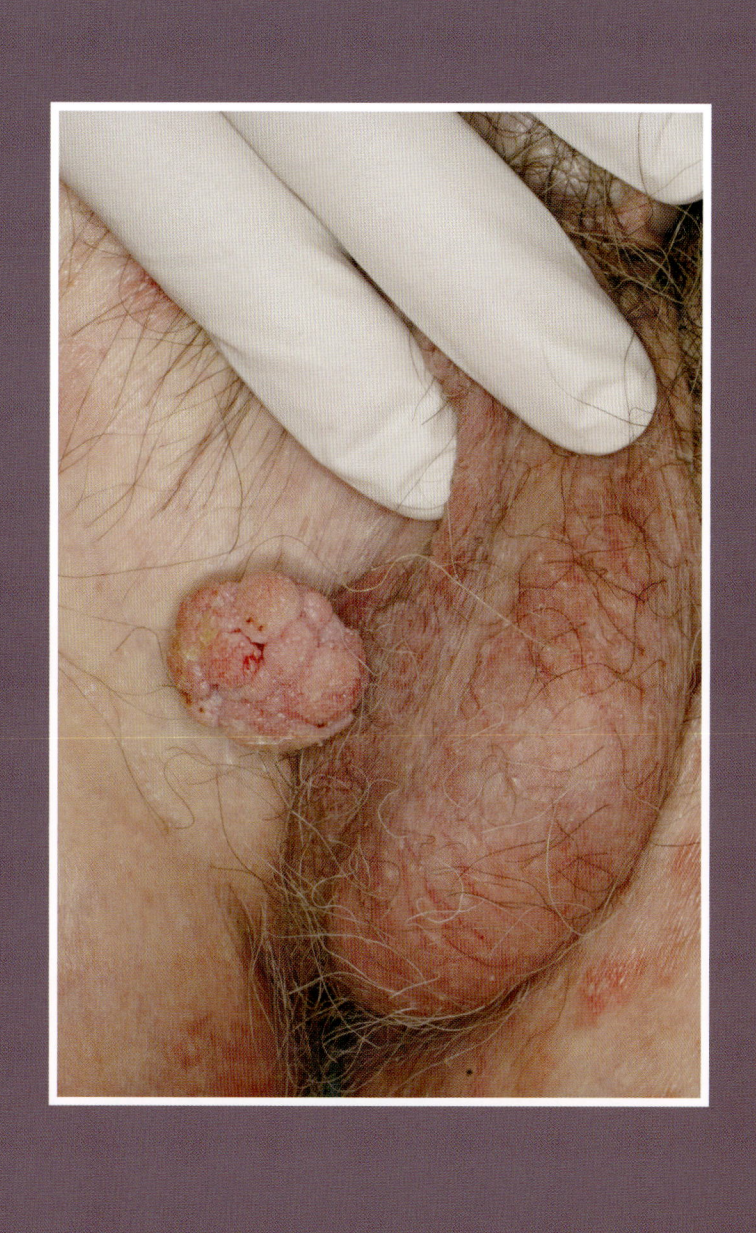

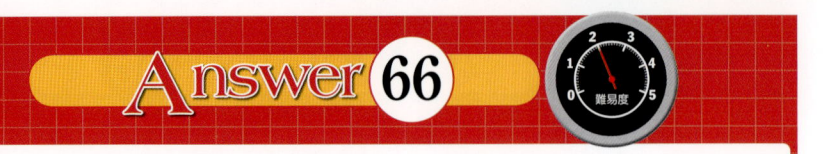

Answer 66

verruciform xanthoma
（疣状黄色腫）

　verruciform xanthoma は陰嚢に好発する通常単発性の有茎性結節であり，桑実様を呈する特徴的な外観から，一度みたことがあれば診断は容易である．

　表皮の疣贅状の過形成と真皮内の大型泡沫細胞の集簇からなる結節であり，肉眼でも丁寧に観察すればやや黄色を帯びた紅色という特徴的な色を認識できる．ダーモスコープを用いると真皮乳頭層の泡沫細胞（図1）を反映した黄色調病変を捉えやすく（図2），有茎性を呈していない初期病変で威力を発揮する．陰嚢では左側に多いとされ，外陰部以外に口腔粘膜にも好発する．原因は不明だが，反応性の泡沫細胞集簇と考えられている．

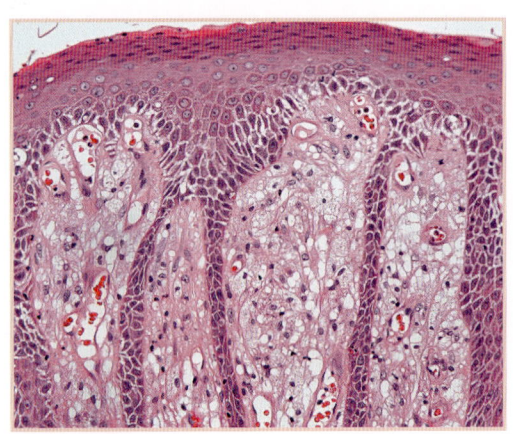

図1　組織像

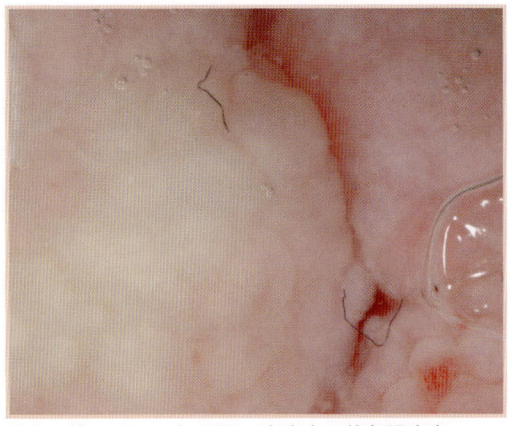

図2　ダーモスコピー所見．真皮内の黄色調病変．

（伊藤周作）

Diagnostic Pearl

陰嚢の結節 + 有茎性 + 表面桑実様
↕
verruciform xanthoma

Part ❸ 体幹・陰部・臀部

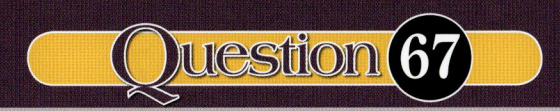

Question 67
陰茎の索状硬結

Clue 38歳,男性.1カ月前より気づく.

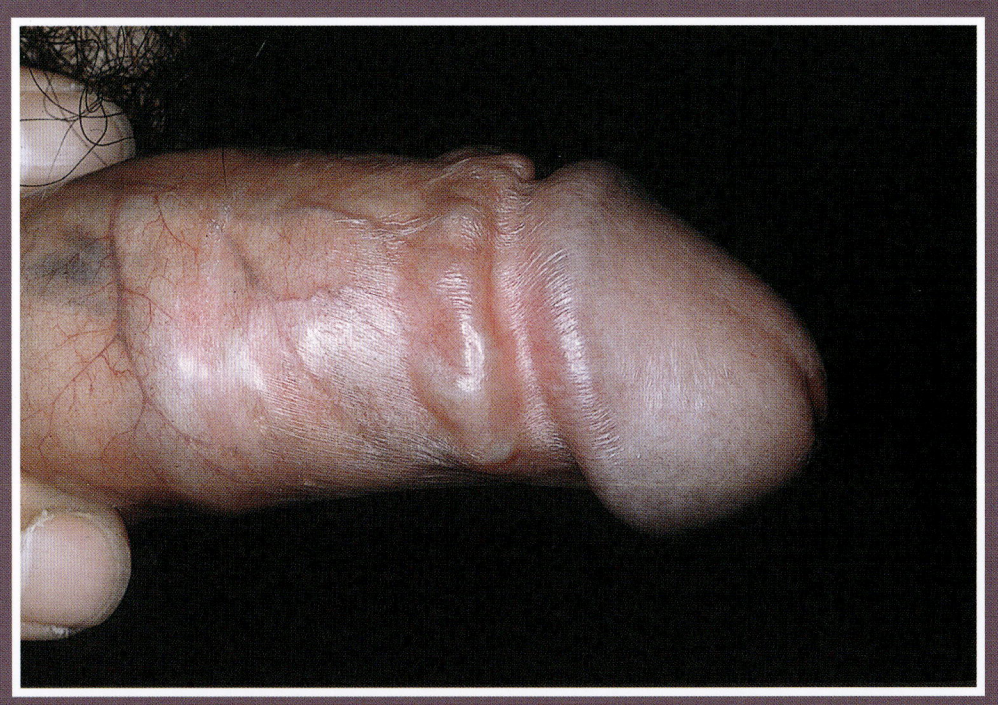

写真:大原國章先生(虎の門病院)のご厚意による

Answer 67

nonvenereal sclerosing lymphangitis of the penis
（陰茎非性病性リンパ管炎）

　nonvenereal sclerosing lymphangitis of the penis は，陰茎背面や冠状溝に沿って生じる索状硬結であり，圧痛はあったりなかったりする．過度の性行為後に生ずることがあるとされるが正確な病因は不明である．本例もとくに誘因はなかった．

　本症は病理組織にて脈管の拡張や壁の不均一な肥厚，あるいは閉塞像がみられる．脈管がリンパ管であれば「陰茎非性病性リンパ管炎」，静脈であれば「Mondor 病」と区別する報告[1,2]もある．しかし両者に臨床像の相違はなく，病理組織でも静脈かリンパ管かの正確な鑑別はしばしば困難なことから，同様の疾患としてとらえたほうが混乱は少ない．

　鑑別としては異物の自己注射などに伴う肉芽腫，静脈怒張，陰茎縫線嚢腫があがる．異物に伴う肉芽腫は，病歴の聴取で否定できる．静脈怒張であれば圧迫で消失する．また，陰茎縫線嚢腫は外尿道口から陰茎腹側の縫線上に生じる．

　本症は自然消褪することが多いため，保存的治療でよい．本例も生検後 4 週で消失している．

文献
1) 山本亜偉策ほか：臨皮 59: 281, 2005
2) 斎藤千尋ほか：皮膚臨床 51: 151, 2009

（伊藤周作）

Diagnostic Pearl

陰茎 + 索状硬結
⇅
nonvenereal sclerosing lymphangitis of the penis

Question 68

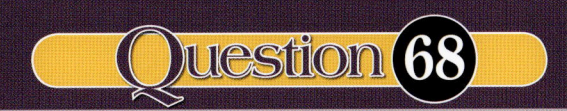

腰部の結節

Clue 31歳, 女性. 小児期に発生. 軟らかい.

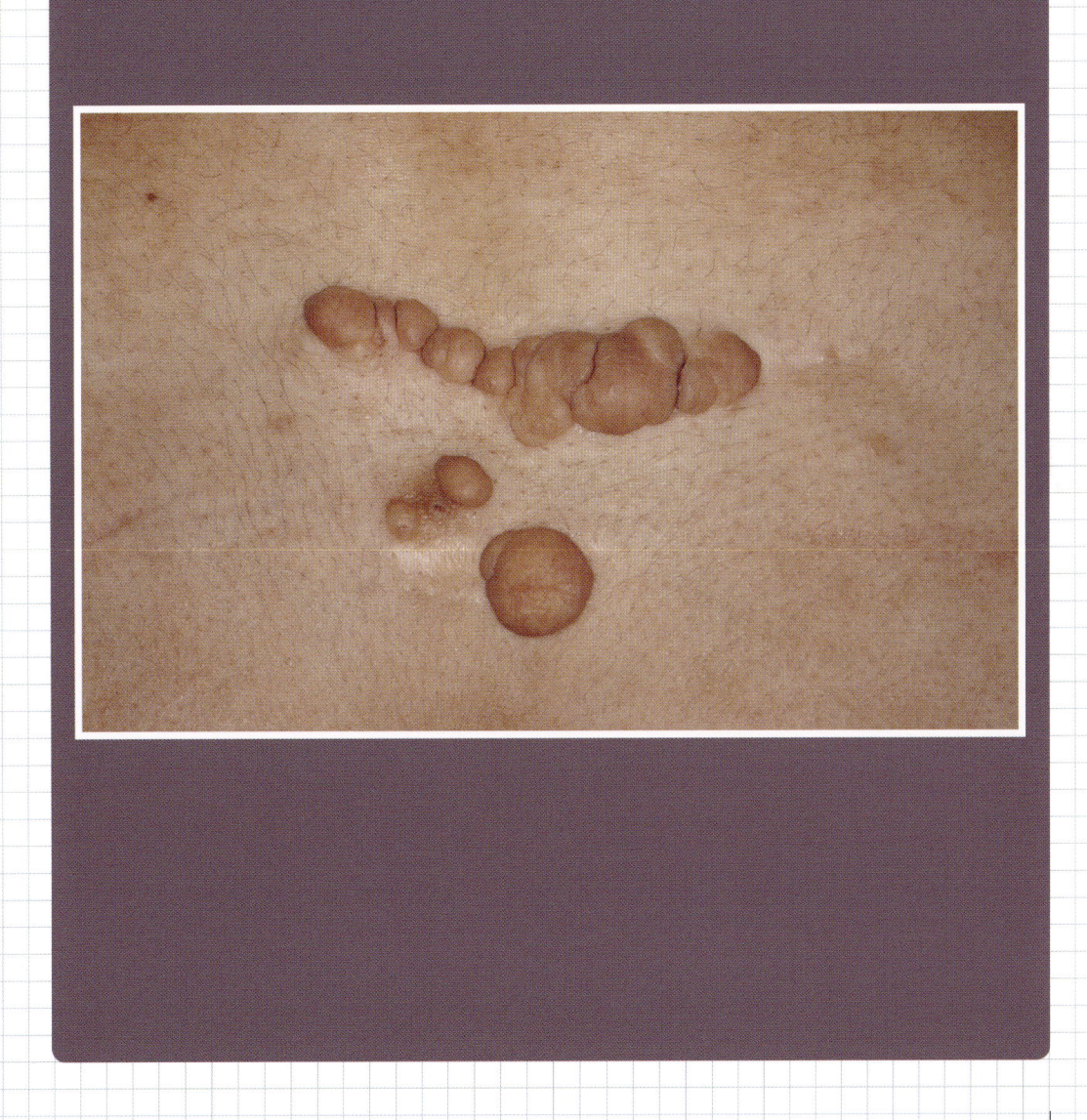

Answer 68

nevus lipomatodes superficialis
(表在性脂肪腫性母斑)

nevus lipomatodes (cutaneous) superficialis [表在性(皮膚)脂肪腫性母斑]は真皮内に異所性脂肪組織が増殖する疾患で，多発型と単発型に分類される．いずれも腰臀部に好発し，多発型は弾性軟の帽針頭大から胡桃大の複数の結節が集簇・融合して帯状列序性に配列する[1]．単発型は同様の結節が孤立性に生じる(左図)．多発型は20歳前の発症が多いとされる．

本症の単発型は臨床的に脂肪腫，単発性神経線維腫，黄色肉芽腫などとの鑑別を要することがあるが[1]，多発性は腰臀部に好発することおよび本症の特徴的な臨床像をあわせて考えると，臨床診断は比較的容易である．

● 文献

1) 佐藤寛子ほか：臨皮 60: 1141, 2006

(中村泰大)

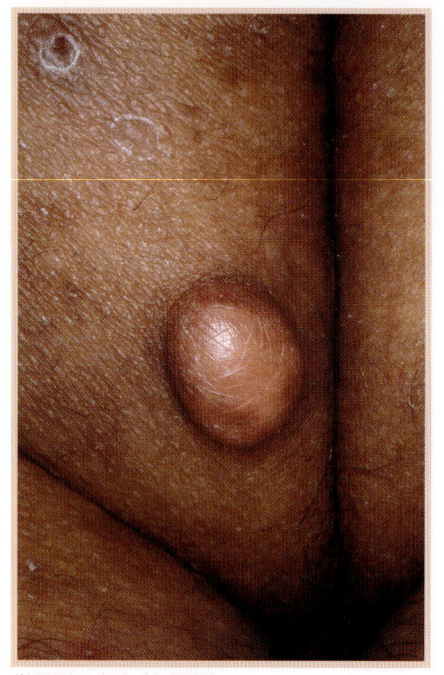

単発型の本症(左臀部)

Diagnostic Pearl

腰臀部の結節 ＋ 弾性軟 ＋ 列序性の配列
⇅
nevus lipomatodes superficialis

Part 3 体幹・陰部・臀部

Question 69
腰部〜臀部の紅斑・色素斑

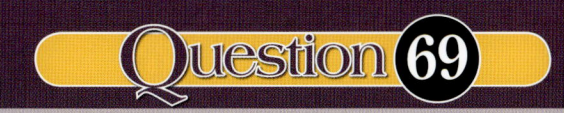

Clue 30歳，女性．今年の1月頃から出現した．

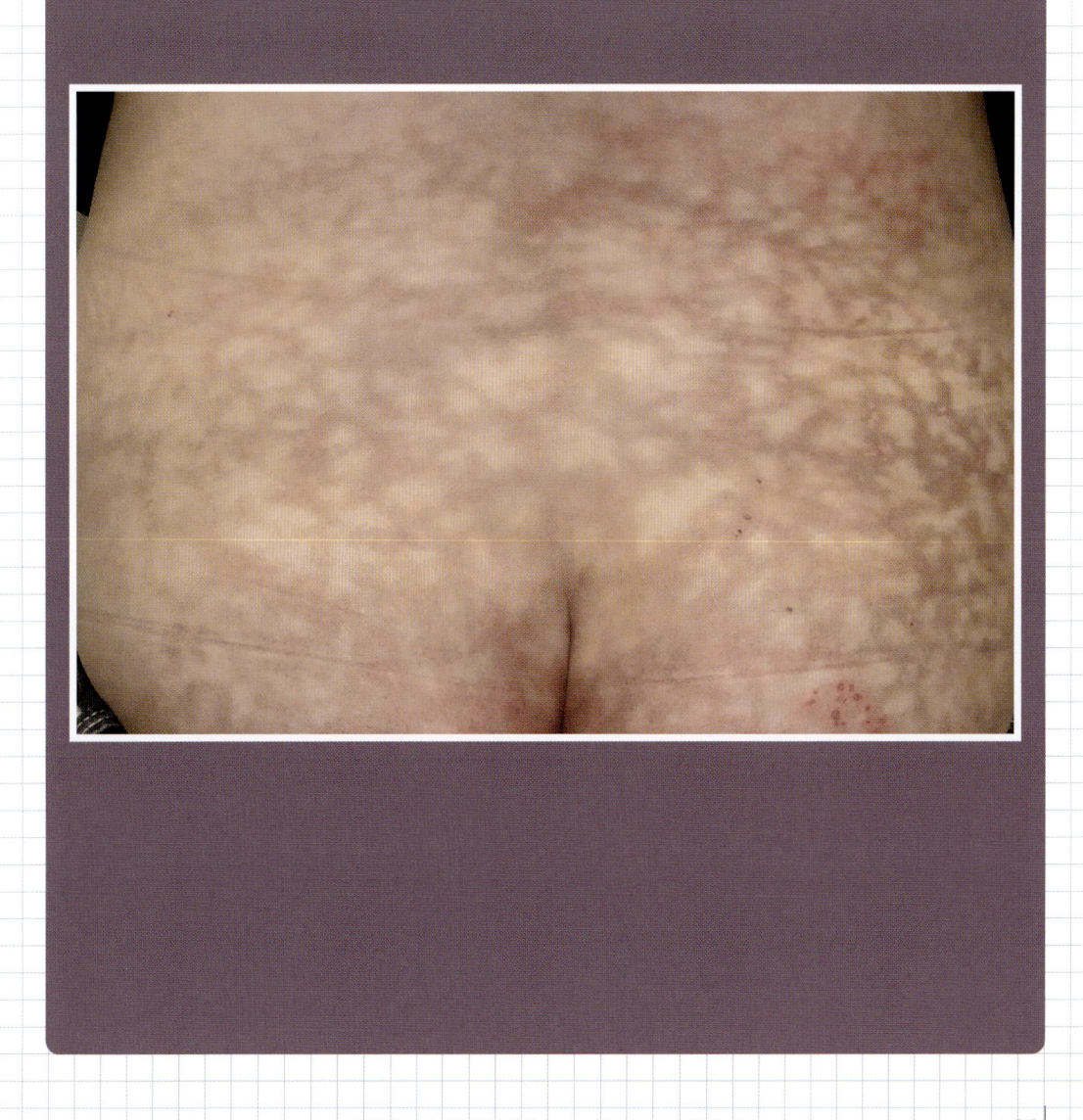

Answer 69

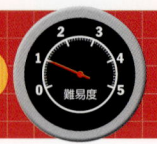

erythema ab igne
（温熱性紅斑）

　erythema ab igne はラテン語で，直訳すると「火による紅斑」である．日本では俗に「火だこ」という．

　本症は，ストーブや電気毛布といった温熱刺激に長時間ないし反復して晒されることで生じる網目状の紅斑および色素沈着である．よって，冬季（2月～3月）に多く，暖房の温熱に曝露される面に発生する．患者の多くは女性である．本例の受診月は3月で，使用している暖房器具はヒーターと電気毛布であった．

　家庭内でいつもストーブで背中を炙られる位置に座っているとか，毎晩電気毛布の上に仰臥位で寝ている場合は，本例のように背部に対称性に生じる．暖房器具に側面を向けるのが定位置であれば，片側の体幹・四肢側面に本症を生じる．**左図**は22歳女性の右大腿であるが，自宅では常に右側にストーブがある位置に座っており，右側だけに erythema ab igne を生じていた．

　教科書的には本症は皮斑（livedo）の範疇に含めたり，別に記載されたりする．本症の網目の環は閉じており，色素沈着が強いことが，網状皮斑との鑑別点である．ほかにも網目状を呈する疾患には，色素性痒疹（☞Q45）や papillomatose confluente et réticulée（☞Q58）など幾つかあるが，時季的にも部位的にも温熱刺激との関連性が認められることで，通常鑑別は容易である．

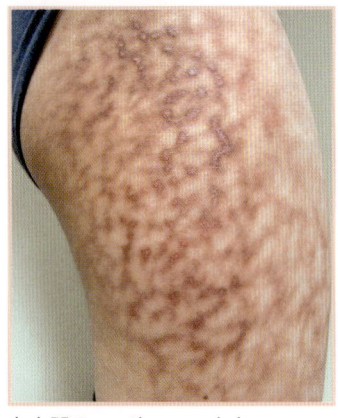

右大腿の erythema ab igne

（梅林芳弘）

Diagnostic Pearl

女性＋冬季＋網目状の紅斑・色素沈着
⇩
暖房による温熱刺激を確認
⇕
erythema ab igne

Question 70
腰背部の色素沈着

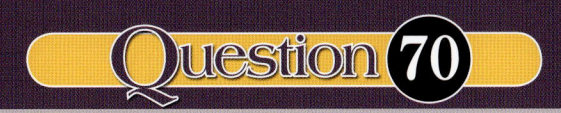

Clue 40歳，男性．半年前に気づく．自覚症状なし．

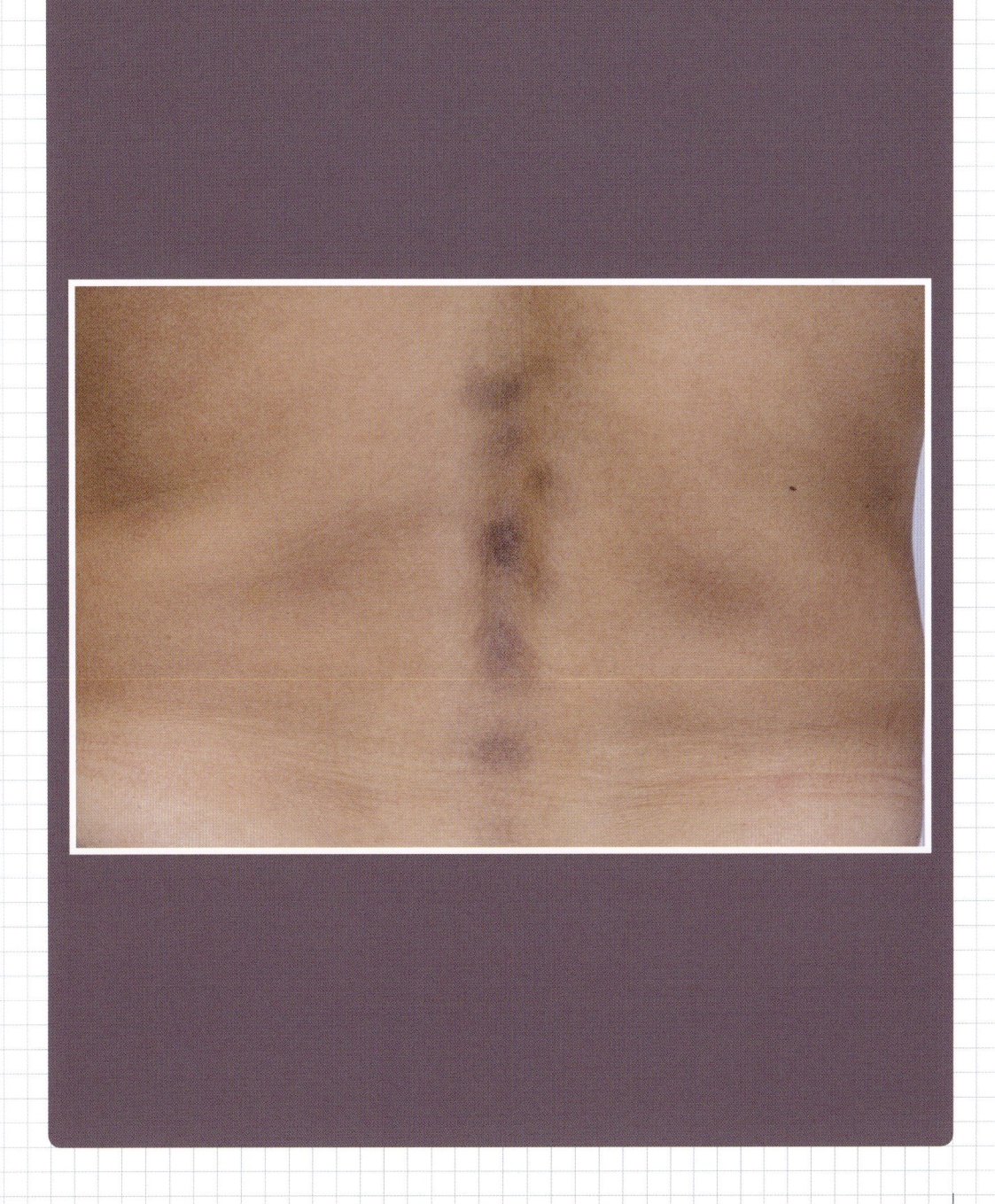

Answer 70

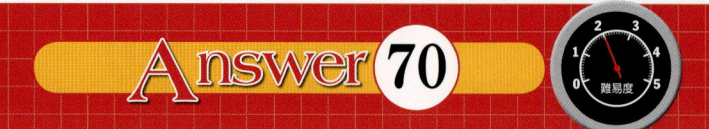

タオルメラノーシス

　入浴時に，ナイロンタオルによる擦り洗いを習慣的に行うことによって生じる色素沈着である．おそらく1970年代から1980年代にかけて広まったこの入浴習慣は，同時期より「脊椎など骨の直上部皮膚にみられる特異な褐色色素沈着[1]」という新規の病像をもたらすことになった．本例は，1982年ごろからこのような習慣を獲得し，腰部は毎日子どもにナイロンタオルで力いっぱい擦ってもらっている，とのことであった．色素沈着が非連続性にみえるのは，脊椎では棘突起上に生じやすいからである．

　発症機序は摩擦であり，それをもたらすのはタオルだけではないと考えると，friction melanosis（摩擦黒皮症）という名称も妥当であり，よく用いられる．

　なお，現在売られているナイロンタオルのパッケージには，「同一箇所をあまりにも強く長時間こすりすぎますと，まれにお肌をいためたり，色素沈着がおきることがあります」というような注意書きがある．この「お肌をいためたり」は皮脂欠乏性皮膚炎等の湿疹を，「色素沈着」はタオルメラノーシスを指している，と考えていい．

　こういう骨突出部の色素沈着（や湿疹）をみたときは，まずナイロンタオル等の使用について確認するよう，問診を進めなければならない．

文献
1) 浅井芳江ほか：日皮会誌 93: 405, 1983

（梅林芳弘）

Diagnostic Pearl

骨直上部の色素沈着
↓
ナイロンタオルの使用を確認
↕
タオルメラノーシス

Part❸ 体幹・陰部・臀部

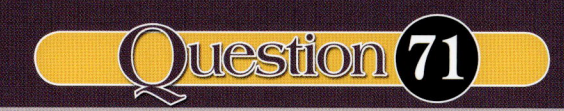

Question 71
臀裂近傍の膿瘍

Clue 32歳，男性．3年前から，排膿をくり返している．抗菌薬を内服するも，完治しない．

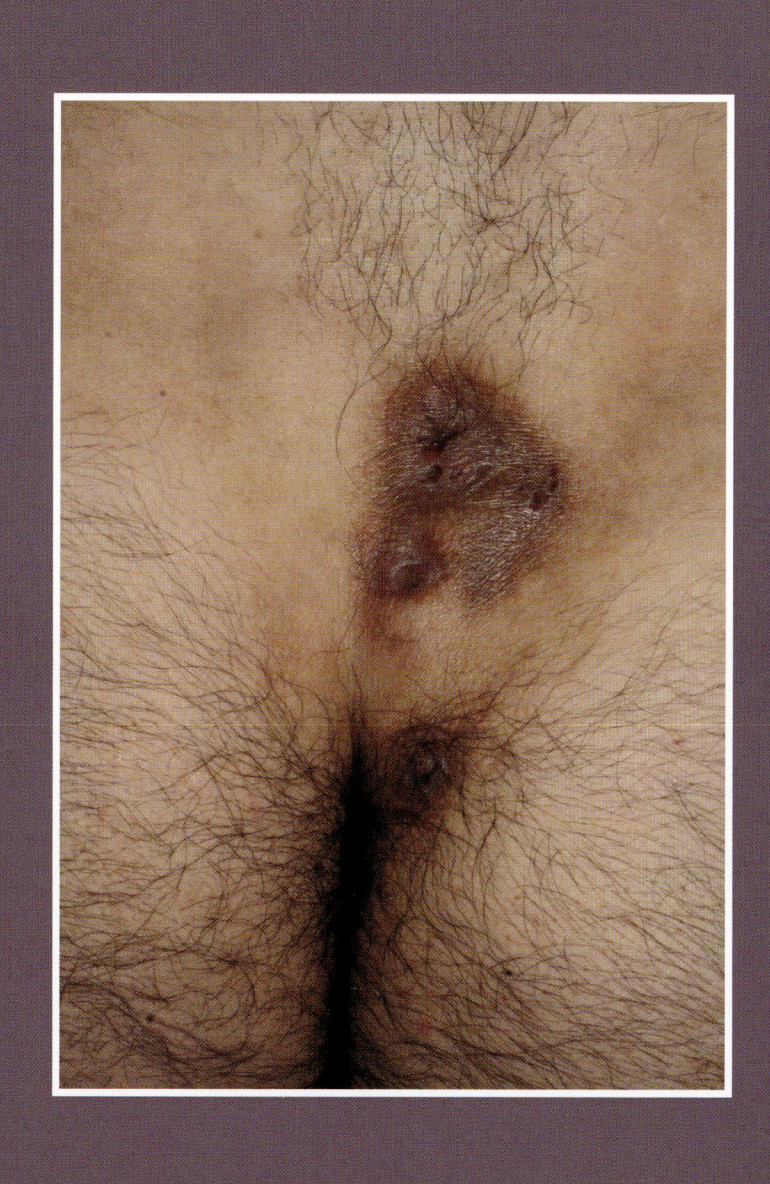

Answer 71

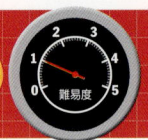

毛巣洞
(pilonidal sinus)

　毛巣洞は，臀裂部に先天的に存在する小陥凹に，周囲の毛髪が刺入し，しだいに皮下に瘻孔を形成することで生じる．炎症をくり返して，慢性膿皮症に発展することもある．車の長時間運転など，長時間座位での職業に多い．

　瘻孔が存在するため，抗菌薬内服などの保存的治療での完治は見込めず，根治的治療として，瘻孔切除と毛髪の向きを変えるZ形成術などの皮弁術が必要となる．

　膿瘍は通常，臀裂の頭側に生じる．この部位に膿瘍がある場合は，臀裂に瘻孔開口部の小陥凹がないか探すとよい．小陥凹があれば，本症の診断は容易である．膿瘍との交通の有無は小陥凹からの色素の注入やゾンデの挿入（左図）で確認できる．

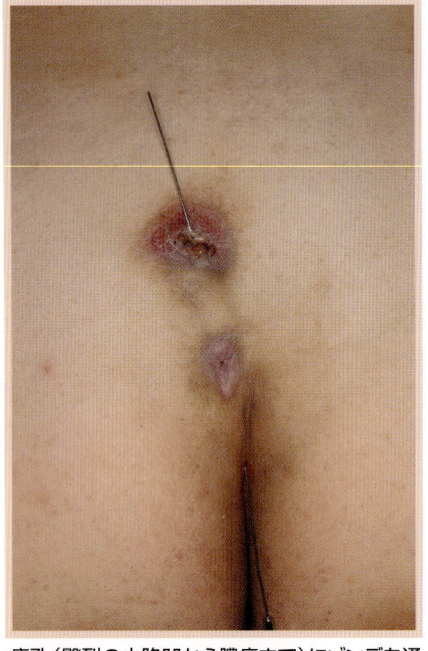

瘻孔（臀裂の小陥凹から膿瘍まで）にゾンデを通したところ（前ページと別症例）

● 文献

1) 大原國章：J Visual Dermatol 7: 639, 2008

（中村泰大）

Diagnostic Pearl

臀裂の小陥凹＋臀裂頭側の膿瘍＋多毛
⇅
毛巣洞

Part 3 体幹・陰部・臀部

Question 72
臀裂正中部の結節

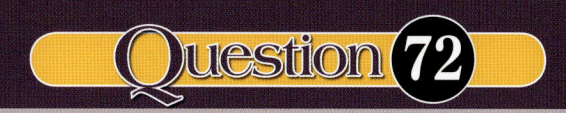

Clue 14歳，男子．小学生ごろから出現．弾性硬．

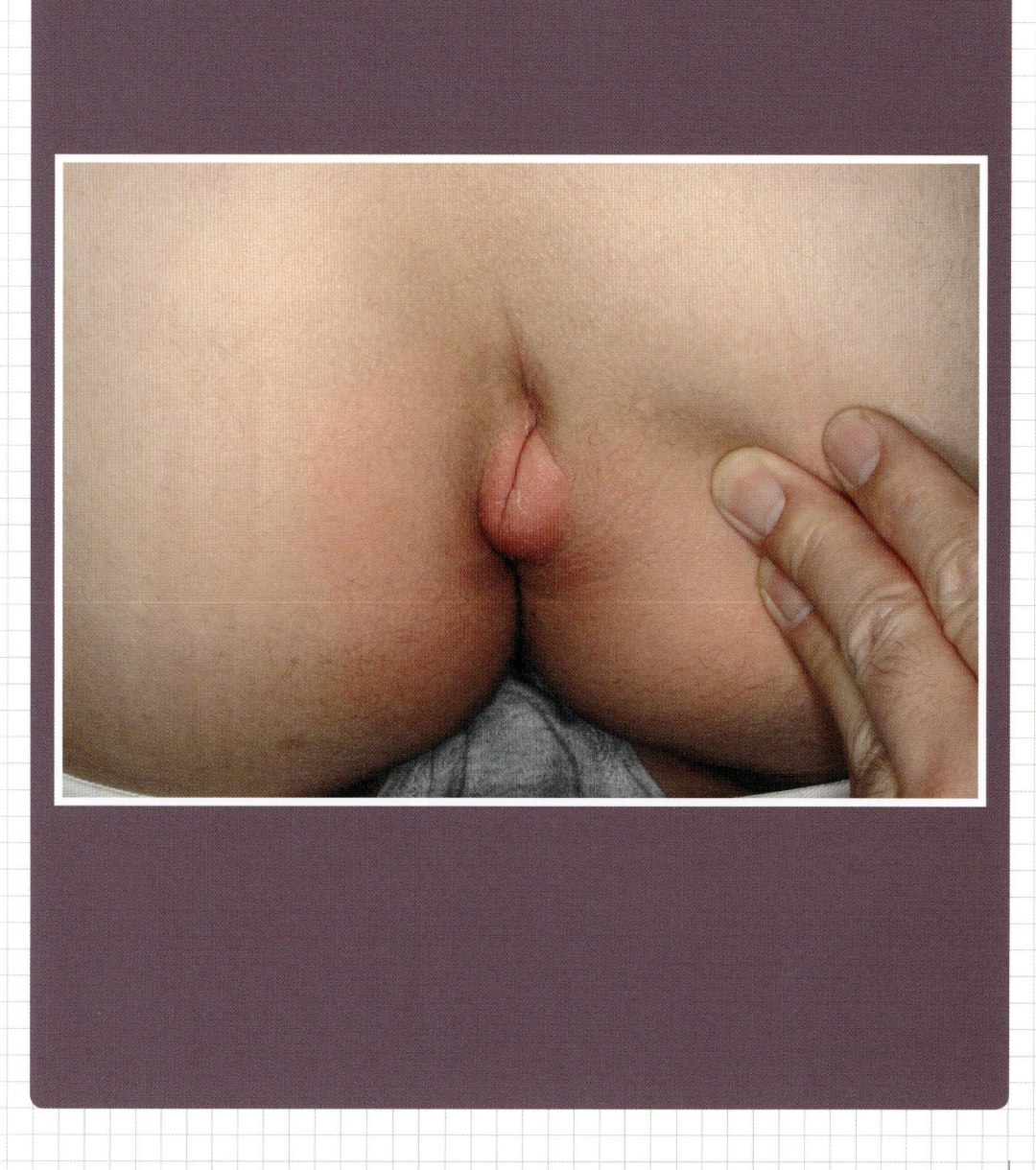

Answer 72

coccygeal pad

　本症は1985年「臀部の胼胝様皮疹」として初めて報告され，1993年「coccygeal pad」という疾患名が提唱された[1]．欧米の教科書には記載されていないことが多いが，本邦ではその後も症例が蓄積され，疾患概念として確立しているといってよい．

　性差は男性が圧倒的に多く，年齢では10歳代の発症が多数を占める．すなわち，10歳代の男子に好発する疾患である．臨床的には，仙尾部の弾性硬，正常皮膚色〜淡紅色の結節である．本例は正中部に生じていたが，左右に偏位することも多い．組織学的には，角質増生は軽度であり，この点で胼胝とは異なる．膠原線維の増生による真皮肥厚と弾性線維の減少・消失を示し，組織学的には collagenoma に一致する．

　画像上，尾骨の前屈をみる例が多いが，それが本症の原因なのか，結節の圧迫により生じた結果なのかは不明である．また，自転車のサドルによる刺激を誘因とする考えもあるが，切除後再発をみないことから発症機序としては確立していない．一卵性双生児の両方に発症する例もあることから，遺伝的素因の関与も考えられる[2]．

文献

1) 村澤章子ほか：形成外科 36: 575, 1993
2) 長門 一ほか：皮膚病診療 27: 567, 2005

（梅林芳弘，長門 一，輪湖雅彦）

Diagnostic Pearl

10歳代男子 + 尾骨部の結節
↕
coccygeal pad

Part 3 体幹・陰部・臀部

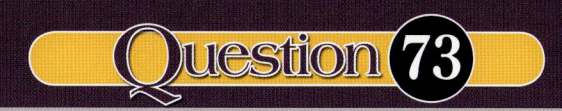

Question 73

尾骨部の褐色局面

Clue 82歳，女性．直腸癌の術後．車椅子で来院した．

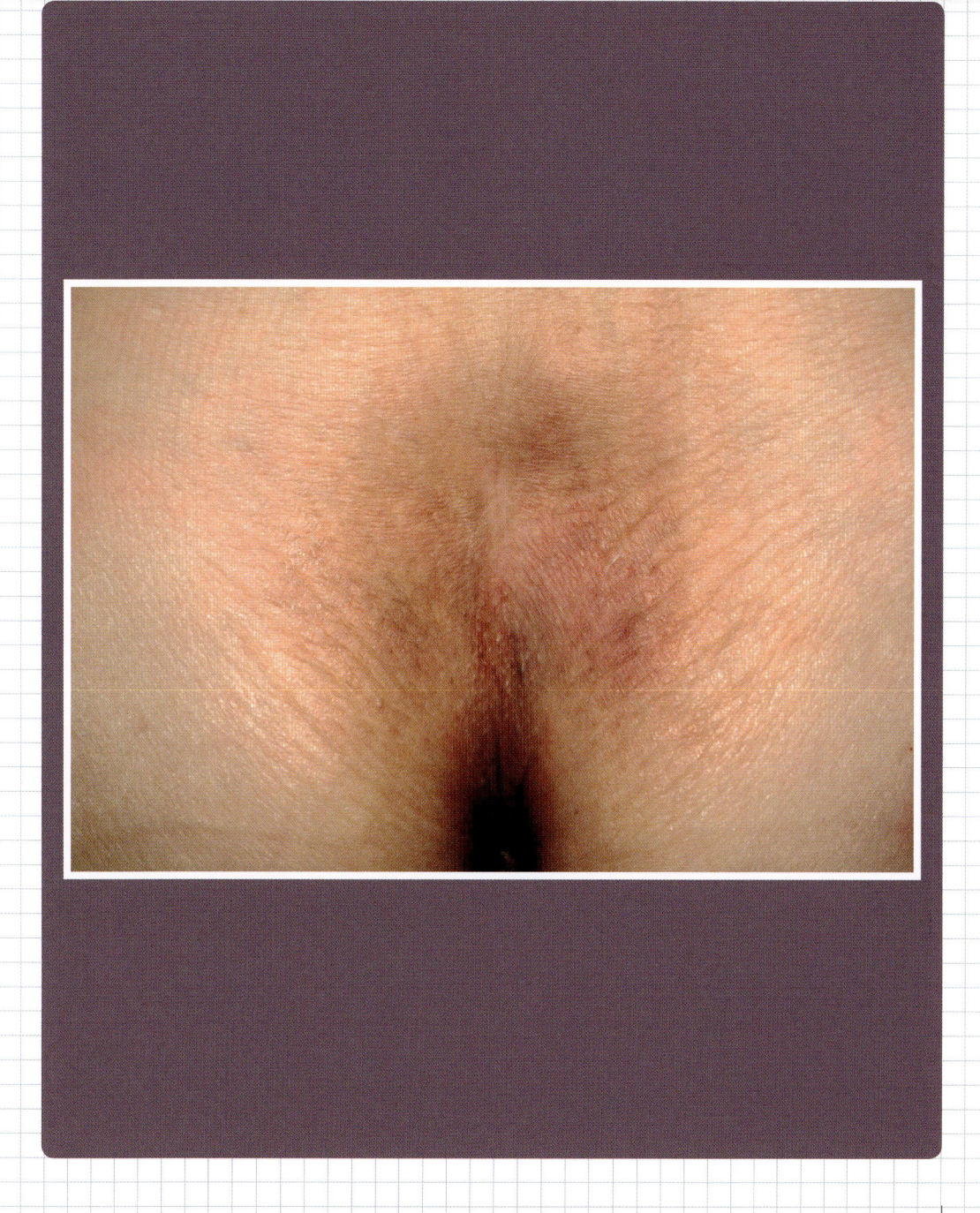

Answer 73

臀部角化性苔癬化皮膚
(gluteal hyperkeratotic lichenificated skin)

　本症は，1985年に山本ら[1]が老人に多い皮膚変化として報告した．教科書に記載がないことが多いので，耳にしたことがない向きもあるかと思われる．ただし，老人の臀部によくみられる変化なので，疾患名は知らなくとも必ず遭遇はしているはずである．

　「直腸癌術後」に惑わされて「二次性 Paget 病」と考えた読者もいるかもしれない．実は，患者・家族がそれを心配して受診したのである．肛門仙骨部皮膚アミロイドーシス（こちらは教科書に載っている）との鑑別もあって生検したが，アミロイドの沈着も癌細胞も存在しなかった．本症は通常，生検は不要で臨床像で診断できる．

　本症の発症には，機械的刺激の関与が推定されている．高齢者が座位でいると，ずれと圧力は尾骨部に集中する．その点，褥瘡そのものではないが，それと似た発症機転があるものと考えられる[2]．

文献
1) 山本達雄, 向井秀樹：皮膚病診療 7: 1143, 1985
2) 真田弘美：皮膚病診療 29: 1492, 2007

（梅林芳弘）

Diagnostic Pearl

高齢者＋尾骨部＋色素沈着・角化局面
⇕
臀部角化性苔癬化皮膚

Part ❸ 体幹・陰部・臀部

Question 74
臀部の紅斑・びらん

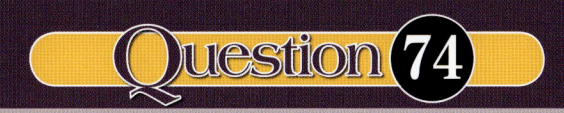

Clue 76歳，男性．肺癌の術後2日目．

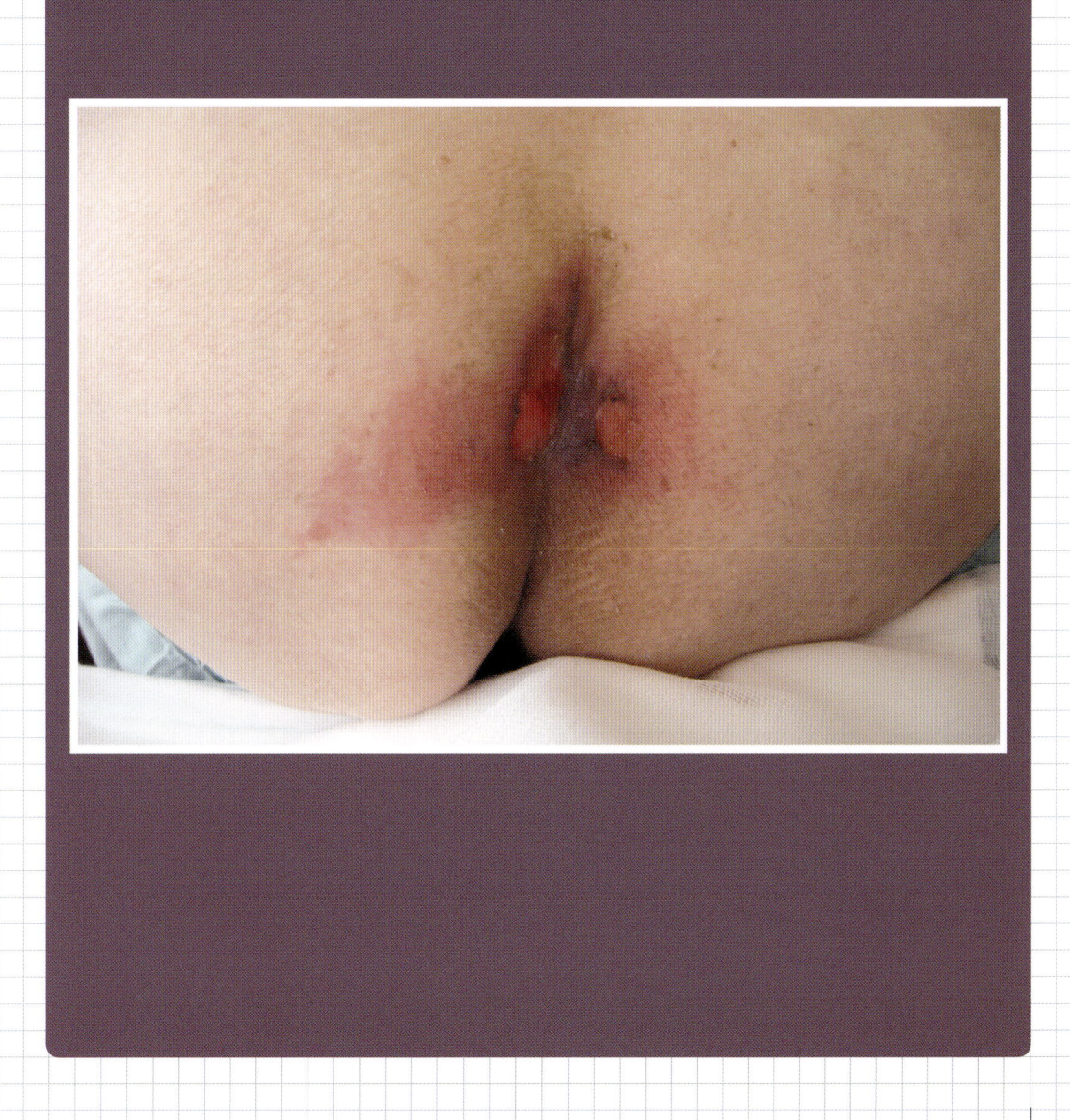

Answer 74

術後臀部皮膚障害

　本症は，手術後臀部に生じ，褥瘡や接触皮膚炎とは異なる皮膚障害である．いわゆる脊椎麻酔後紅斑と同義であるが，脊椎麻酔以外でも生じるため，最近は術後臀部皮膚障害と称される傾向にある．

　周術期に生じる褥瘡は，仙骨部に類円形を呈することが多いが，本例はそれより下方の臀裂をまたぐように生じ，形状はむしろ長方形に近い．本症は，短時間の手術の後や，術後すぐに体動可能な患者にも生じうる．このことは，圧迫以外の原因が存在することを示唆している．林ら[1]は，電気メスから漏れた電流が，汗などで湿潤しやすい臀部から手術台に流れ，その際に皮膚を障害するのではないかと推測している．

　ただし，術後臀部皮膚障害のすべてがこの機序で生じるとは確定しておらず，種々の原因によるものが含まれている可能性もある．簡単に「電気メスによる熱傷」と診断すると，ときに損害賠償請求されることもある[2]ため，安易な断言は厳に慎むべきである．

文献

1) 林 伸和ほか：日皮会誌 108: 1863, 1998
2) 松村由美：褥瘡会誌 12: 1, 2010

（梅林芳弘，小玉光子）

Diagnostic Pearl

臀裂部の褥瘡とは思えない紅斑・びらん＋手術後
⇅
術後臀部皮膚障害

Part 3 体幹・陰部・臀部

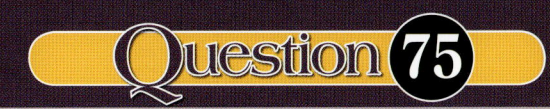

Question 75

臀部の結節

Clue 11歳，女児．出生直後からある斑が，1年前から隆起してきた．径2.4×2 cm大．

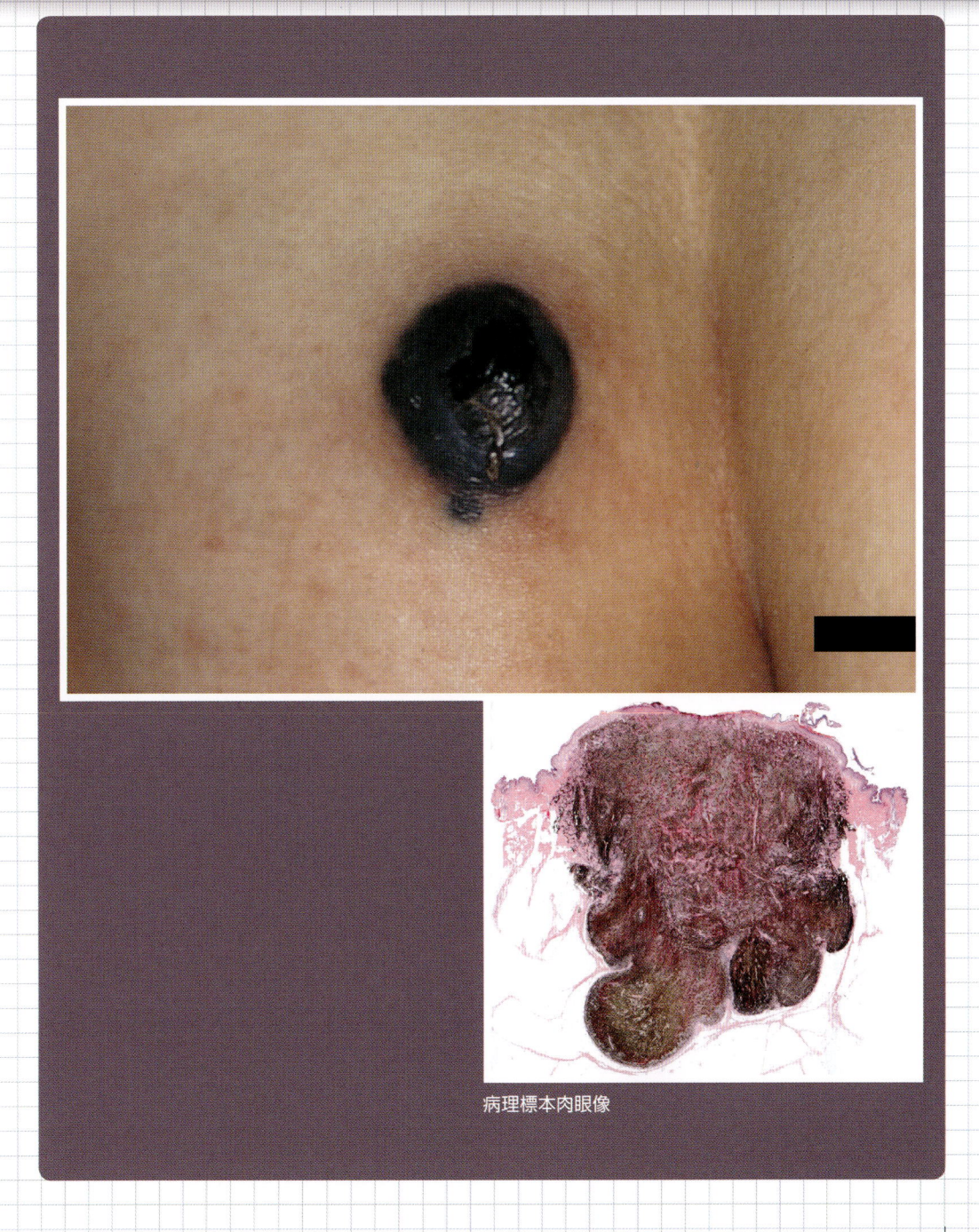

病理標本肉眼像

Answer 75

細胞増殖型青色母斑
(cellular blue nevus)

第21回日本皮膚悪性腫瘍学会CPCにて細胞増殖型青色母斑（cellular blue nevus：CBN）と診断された症例である．悪性青色母斑（malignant blue nevus：MBN）との鑑別が問題になろう．

CBNは，出生時や幼小児期から存在することが多い．一方，MBNの診断がつくのは，平均44歳である[1]．CBNの半数は臀部・仙骨部に生じ[2]，MBNは顔面・頭部に好発する[1]．

CBNは通常型青色母斑に比較して大型のものが多く，1〜3 cm大の青褐色ないし濃青色の結節を呈する．形はほぼ対称性である．膨張性に増殖し，本例でみられるように，病理組織弱拡大像でdumbbell型の突出をみるのが特徴である[2]．

臨床像に関し，上記CPCにおいて大原國章先生（虎の門病院）から，表面のびらんは擦れたためであろうし，下方にみられる娘結節はCBNの2，3割に表れる特徴で，いずれも積極的にMBNを示唆する所見ではないとのコメントをいただいた．

文献

1) Requena L, Carison JA: WHO classification Skin Tumour, Lyon, p.79, 2006
2) Calonje E et al: WHO classification Skin Tumour, Lyon, p.96, 2006

（梅林芳弘，南野義和）

Diagnostic Pearl

小児臀部 + 結節の青み +dumbbell 型増殖（組織像）
⇕
細胞増殖型青色母斑

Question 76

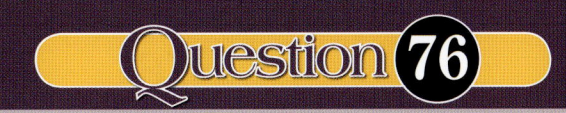

右臀部の皮下腫瘤

Clue 65歳，男性．17歳より車椅子生活．2カ月半前から右臀部に10 cm大の囊腫状腫瘤を自覚した．MRIにて坐骨結節に連続する囊腫あり．

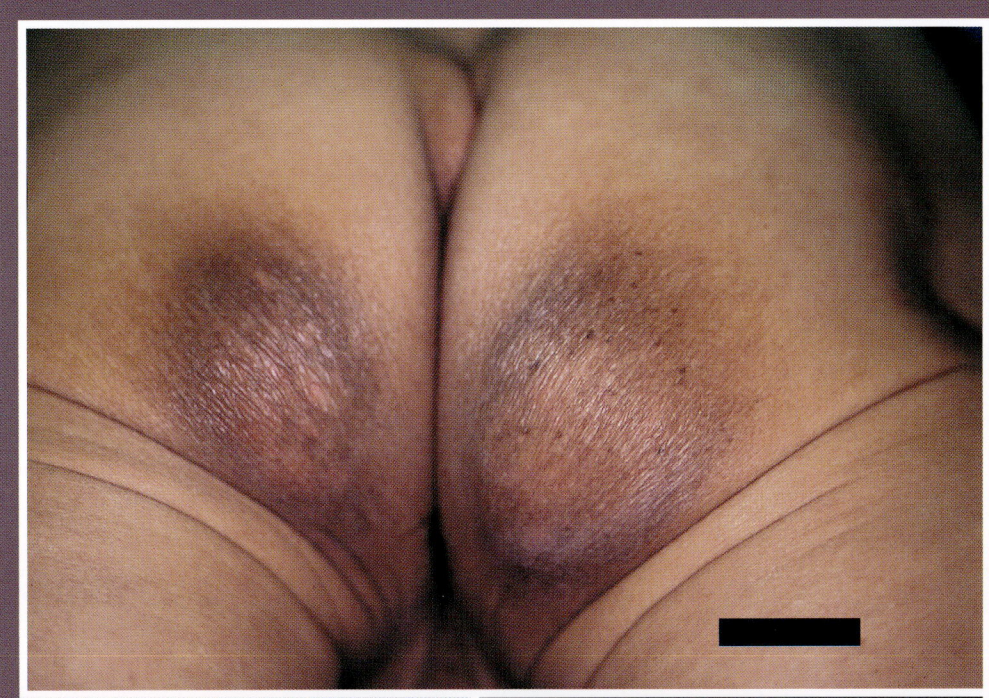

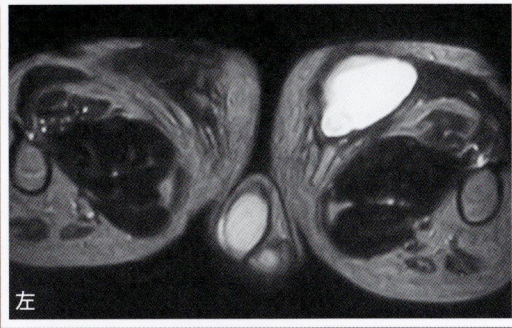

MRI：T2強調画像

Answer 76

坐骨部滑液包炎

　滑液包は，関節周囲など結合織の摩擦を受けやすい部位に存在する生理的潤滑装置である．滑液包に過剰な摩擦が加わると炎症を来し，滲出液が貯留する．これが滑液包炎（bursitis）と呼ばれる状態である．貯留した漿液性内容液が穿刺吸引できれば診断の一助となる．日常診療では肘，膝，足首に生じた滑液包炎にしばしば遭遇するが，臀部では坐骨部が好発部位とされ臀部の知覚の有無に関係なく発生しうる．

　治療の第一は患部局所が過度の摩擦を受けないようにすることであり，車椅子の患者の場合，両腕で上半身を持ち上げ臀部を浮かせ除圧すること（push up）の指導が重要である．嚢腫内容液の細菌培養が陰性なら，ステロイドの局注で落ち着くこともある．難治なら手術も一法だが，坐骨結節に連続するため通常の皮下腫瘤に比べやや大掛かりとなる．潰瘍入口を縫合し，内腔に吸引ドレーンを留置して腔を残したまま皮膚の閉鎖を図る方法もある[1]．手術しても頻回の摩擦がくり返されれば再発は免れ得ない．

　滑液包炎が破れ難治性潰瘍になると，深いポケットを形成した褥瘡に似るが，褥瘡と同様の外用薬による保存的治療を行っても無効である．
写真は文献1から引用，改変．

文献
1) 梅林芳弘, 伊藤周作, 古田淳一：皮膚臨床 46: 211, 2003

（伊藤周作，梅林芳弘）

Diagnostic Pearl

臀部の皮下嚢腫 + 車椅子患者
↕
坐骨部滑液包炎

アブダクション，ホームズの推理法，ヒューリスティック

アブダクション

　Q51（寄生虫妄想）で，「痒み→疥癬」と書いた．これは，疥癬を見逃さないようにするためのコツで，痒みを訴える患者を見たら一度疥癬を疑って疥癬トンネル等のチェックをしよう，ということを意味している．

　疥癬と痒みの関係を，論理の形式で書くと以下のようになろう（話がややこしくなるので，ここでは角化型疥癬は無視している，念のため）．

| A. 疥癬は痒がる　　　［大前提］ |
| B. この患者は疥癬だ　［小前提］ |
| C. この患者は痒がる　［結　論］ |

　この三段論法が演繹（deduction）という形式である．皮疹を見て疥癬かな？と思ったら「痒いですか？」と訊く，というのが仮説「演繹」法だというのは，上の推論形式を使っているからだ．

　さて，演繹に対して帰納（induction）というのがあることはよく知られている．これは，どういう形式かというと，上の［大前提］を一番下に持って来る（＝導く）形式である．すなわち，

| B. この患者は疥癬だ　［小前提］ |
| C. この患者は痒がる　［結　論］ |
| A. 疥癬は痒がる　　　［大前提］ |

　症例をたくさん集めて（B），データを採取し（C），統計的に考察する（A），というよくある研究手法は帰納法である．

　周知の演繹と帰納だけなら話はこれで終わりであるが，結論（C）を導くのが演繹，大前提（A）を導くのが帰納なら，小前提（B）を導く推論形式もあるのではないか，ということになる．それは，

| A. 疥癬は痒がる　　　［大前提］ |
| C. この患者は痒がる　［結　論］ |
| B. この患者は疥癬だ　［小前提］ |

　という形式になる．ちょっと考えればわかるように，この推論は正しくない．三段論法では，大前提の「疥癬」を前件，「痒がる」を後件というが，後件から前件を導き出すのは形式論理上の誤りである（後件肯定の誤謬）．「疥癬→痒み」が正しくとも，その逆の「痒み→疥癬」が正しいとは言えないからである．

　ところが，「痒み」から「疥癬」を想起する（仮説演繹法上の仮説を生成する）ときには，形式論理上は誤謬とされるこの思考法を使っている．これが，Charles S. Peirce（1839-1914）が第3

表1 3つの推論形式

導くもの	English	日本語訳
結　論	deduction	演繹
大前提	induction	帰納
小前提	abduction	アブダクション（仮説生成）

の推論形式として提唱したアブダクション（abduction）であり，英和辞典[1]には「大前提と結論から小前提を導き出す推論形式」とある［"deduction"と"induction"に「演繹」という漢語と「帰納」という造語を当てたのは西 周(にしあまね)(1829-1897)であるが，abductionにはそのような訳語はなく，そのためもあってか演繹と帰納ほどに人口に膾炙していないようである］．

3つの推論形式を**表1**にまとめ，それを用いた仮説演繹法の図式を**図1**に示した．**coffee break 2**の図3，4（☞p.118）と較べればわかるように，アブダクションは推論においてsnap diagnosis（パターン認識）と同じ働きを持っていると言える．

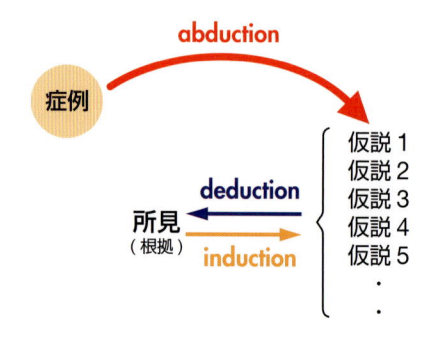

図1 3つの推論形式を用いた仮説演繹法の図式．アブダクションによって仮説を形成し，その仮説から予測される所見を演繹し，帰納的に検証する[2]．

ホームズの推理法

ところで，診断行為はしばしば名探偵の推理に擬され，論理的に詰めて行くものだと思われがちである．恐らくそういう場合に念頭に置かれている論理とは形式的推論すなわち演繹のことだろうが，果たしてそうなのか，本家本元に語ってもらおう．

I have a kind of institution that way…From long habit the train of thoughts ran so swiftly through my mind that I arrived at the conclusion without being conscious of intermediate steps. There were such steps, however.

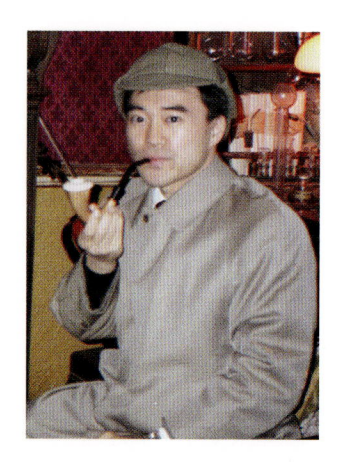

これは，「A Study in Scarlet（緋色の研究）」におけるシャーロック・ホームズの科白である．拙訳を示すと，「私は，一種の直観を有している．（中略）長年培った習慣で，一連の思考が素速く頭の中を走り抜けるから，その間の過程は意識することなく結論にたどりつけるのだ．とはいえ，その途中の過程を一つ一つ説明してみよう」．

この「直観」＝「一連の思考が素速く頭の中を走り抜けるから，その間の過程は意識することなく結論にたどりつける」がsnap diagnosisに，「とはいえ，その途中の過程を一つ一つ説明して

みよう」は，後付けの分析的過程に一致している（まさに，思考の二重過程（☞ coffee break 2）を示していると言えよう）．ここでホームズが語っている推理の方法とは演繹のそれとは異なることがわかる．

　結果から原因を遡行して推理する（例えば「痒み→疥癬」）ことを Peirce は retroduction と呼称している．これはアブダクションの別名とされている[3]．一方，上で引用した「緋色の研究」においてホームズが自らの推理法を「reasoning backward（あとへあとへと逆戻りしながら推理する[4]」と説明しているが，その推論形式は Peirce のいう retroduction = abduction と同一のものと見なされている[5]．

　すなわち，名探偵のように診断する，というのは，snap diagnosis（パターン認識，アブダクション）によってまず診断仮説を立てる，ということなのである．

ヒューリスティック

　ヒューリスティック（heuristic）とは，「経験則」や「近道」と訳されることもあるが，「いかにして問題をとくか」の著者 Polya（1887-1985）においては，問題解決のための発見・着想の技法である（「発見学」と訳されている[6]．同書で"heuristic syllogism"（発見的三段論法）とされている推論法は，Peirce の abduction と同じ仮説形成の方法と考えられている[3]．すなわち，ヒューリスティックとは，Sackett らのいう4つの診断法のうち「パターン認識」と同じもので，直観的なショートカットで仮説生成に到る方法のことである．

　Polya や Gigerenzer[7] はヒューリスティックは有用なものとして捉えているが，一方その負の側面に着目し，「ヒューリスティックとバイアス」とセットで使うのが，行動経済学のKahneman ら[8] の立場である．総合診療科のテキストで「ヒューリスティック」というと，こちらの意味合いである（「ヒューリスティックバイアス」と一体化して呼称されることもある[8]）．以下，主なヒューリスティックをあげておく．

(1) 利用可能性（availability）ヒューリスティック：利用しやすい記憶に基づいて判断する
　　ヒューリスティック．皮膚疾患ばかり診療し学習する期間が長くなると，想起する疾患は皮膚科の教科書の中からのみ，ということはよくある（☞ Q60）．

(2) 代表性（presentativeness）ヒューリスティック：対象（症例）があるカテゴリ（疾患）の特
　　徴を示している時に，前提となる確率を忘れて過大に評価してしまうヒューリスティック．例えば，乳癌患者で丹毒様皮疹を見たら，丹毒様癌と即決してしまうようなこと（☞ Q47）．

(3) 調整と係留（adjustment and anchoring）ヒューリスティック：
　　最初に与えられた情報を錨（アンカー）として調整を行う思考過程を指す．初めに下ろした錨（アンカー）の位置に影響され判断に歪みが生じる．「最初に与えられた情報を錨（アンカー）として調整を行う思考過程」とは，仮説演繹法の後半部分そのものである．最初に立てた診断仮説に引きずられて，

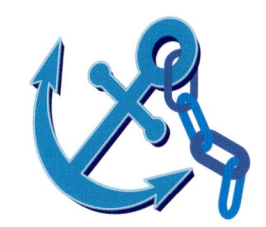

その後の検証作業による調整がうまく機能していないかも知れないという戒めとして捉え得る．

ヒューリスティックとバイアスは snap diagnosis（パターン認識）を用いる際の注意点である．それを知ることは，自分の思考過程の歪みをメタ認知することであり，pitfall に陥らないための方策となるであろう．

●文献

1) 國廣哲彌ほか編：プログレッシブ英和中辞典 第 4 版，小学館，東京，p3, 2003
2) 西脇与作：科学の哲学，慶應義塾大学出版会，東京，p138, 2004
3) 米盛裕二：アブダクション，勁草書房，東京，p1, 2007
4) アーサー・コナン・ドイル：緋色の研究（深町眞理子訳），東京創元社，東京，p.232, 2010
5) T・A・シービオク，J・ユミカー・シービオク：シャーロック・ホームズの記号論（富山太佳夫訳），岩波書店，東京，p67, 1994
6) G. ポリア：いかにして問題をとくか（柿内賢信訳）第 11 版，丸善，東京，p66, 1975
7) ゲルト・ギーゲレンツァー：なぜ直感のほうが上手くいくのか？（小松淳子訳），インターシフト，東京，p10, 2010
8) Tversky A, Kahneman D: Judgement under uncertainty: Heuristics and biases. Cambridge University Press, Cambridge, p3, 1982
9) 生坂政臣：めざせ！外来診療の達人 第 3 版，日本医事新報社，東京，p13, 2010

Part 4 主に下肢

Question 77
臀部〜大腿の茶褐色斑

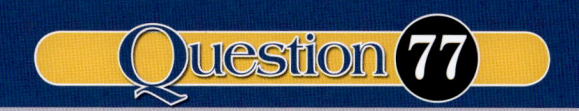

Clue 9歳，男児．生来あり．大腿骨骨折の既往数回．

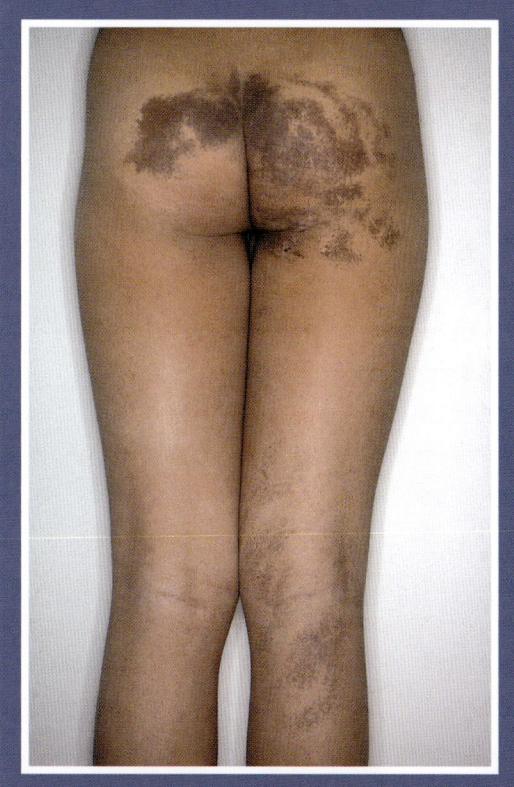

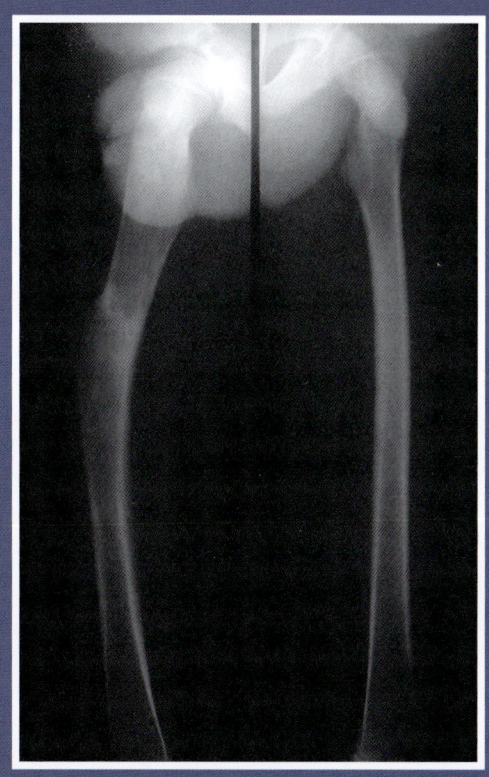

骨X線像

Answer 77

McCune-Albright 症候群

　McCune-Albright 症候群は皮膚の色素斑，多発性線維性骨異形成，思春期早発症などの内分泌異常を3主徴とする稀な症候群である．

　本症でみられる皮膚の色素斑はカフェ・オ・レ斑様の褐色斑で，比較的大きい色素斑が体幹，四肢に片側性，列序性に配列することが多い．神経線維腫症1型のカフェ・オ・レ斑と異なり，辺縁が不規則，鋸歯状で色調に濃淡がある．線維性骨異形成は全身の骨に多発することが多く，骨皮質菲薄化による骨変形，病的骨折や下肢長の左右差，頭蓋骨病変による圧迫症状として視力障害（視束管狭窄），聴力障害（耳管狭窄）などがみられる．内分泌異常は思春期早発症がもっとも多く，その他に甲状腺機能亢進症，下垂体巨人症，先端巨大症，Cushing 症候群などがみられる．

　本例は，臀部では色素斑は両側性にみられるもののその辺縁は鋸歯状で不規則である．右下肢後面では薄い色素斑が片側性・列序性に配列しており，骨折の既往を合わせると本症を第一に考えることができる．

●文献

1) 寺崎健治朗ほか：皮膚病診療 28: 1455, 2006

（中村泰大，大原國章）

Diagnostic Pearl

大きな褐色斑 + 片側性・列序性 + 辺縁鋸歯状 + 骨病変
⇅
McCune-Albright 症候群

Part 4 主に下肢

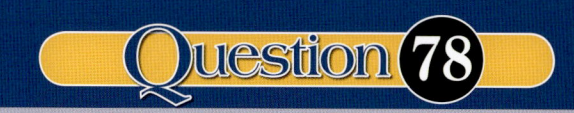

Question 78

外陰部周囲に多発する結節

Clue 47歳，男性．3週前よりあり．

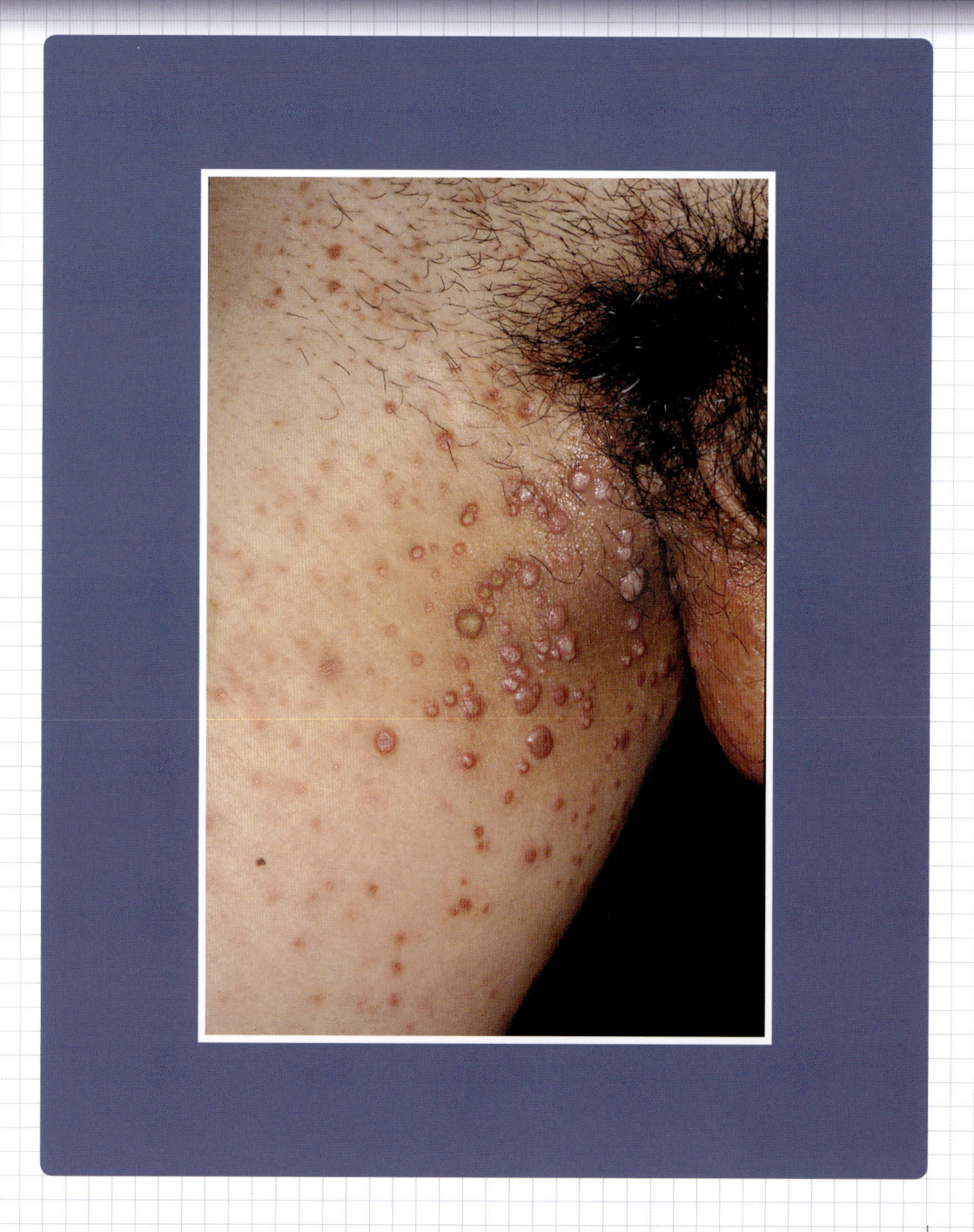

Answer 78

扁平コンジローマ
(condylomata lata)

　扁平コンジローマは，肛門周囲（下図），陰嚢，陰唇などの外陰部およびその周囲，腋窩などの擦過部位に好発する．悪臭を伴う表面湿潤性の扁平隆起性病変であり，いわゆる第2期梅毒疹である．表面が湿潤した特徴ある臨床像から本症を疑い性交など感染の機会があったか詳細に問診すること，梅毒の血清学的診断（RPR，TPHA）を行うことで診断は比較的容易である．本例も初診の9カ月前に性交による感染の機会があり，梅毒血清反応はRPR 20倍，TPHA 2,560倍であった．

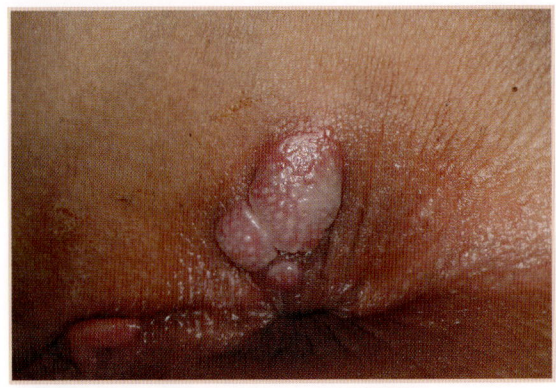

肛門周囲に生じた扁平コンジローマ（右が頭側）

（中村泰大）

Diagnostic Pearl

外陰部・肛囲に多発する小結節＋扁平隆起性＋表面湿潤性
↓
梅毒血清反応
↕
扁平コンジローマ

Part 4 主に下肢

Question 79
大腿皮下の数珠状結節

Clue 21歳，男性．NF1．6年前より大腿に圧痛のある結節が出現した．

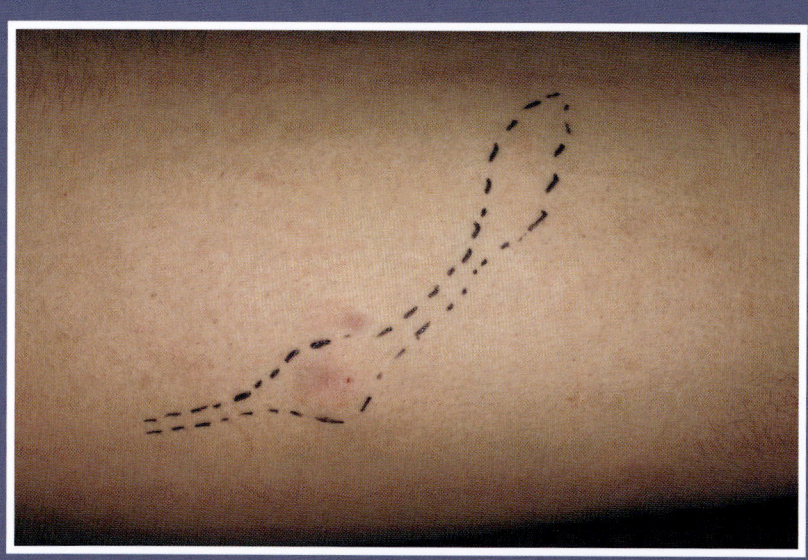

皮下に触れる数珠状の結節（点線）

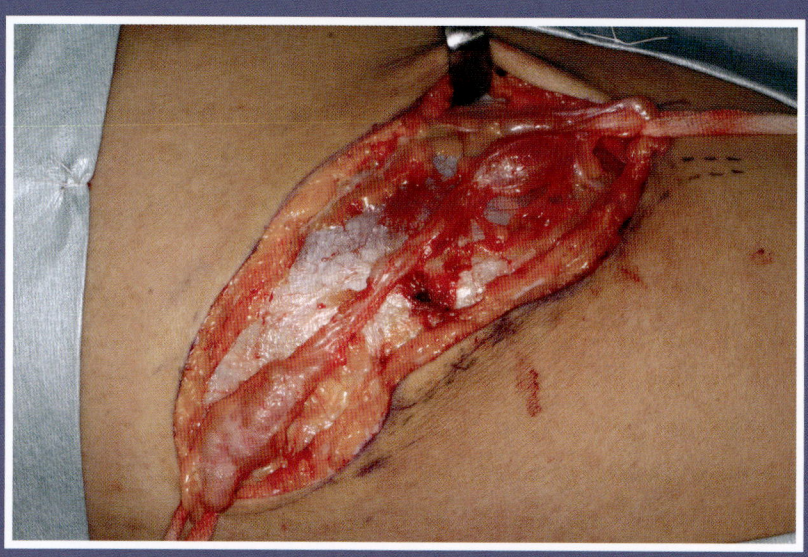

術中所見

Answer 79

nodular plexiform neurofibroma

　NF1（神経線維腫症1型）で通常みる神経線維腫は，「皮膚の神経線維腫（cutaneous neurofibroma）」である．これとは様相を異にする plexiform neurofibroma（蔓状神経線維腫）というのが2種あり，1つは「diffuse plexiform neurofibroma（びまん性神経線維腫，☞ Q59），もう1つが本腫瘍「nodular plexiform neurofibroma（神経の神経線維腫）」である．

　nodular plexiform neurofibroma は，末梢神経の神経周膜内に発生する．通常皮下，筋膜上の感覚神経に生じ，皮下に索状～数珠状の病変を触知する．圧痛や放散痛を伴うことが多く，ときにきわめて強い疼痛を来すことがある[1]．びまん性神経線維腫の内部に生じることも多い．また，まだカフェ・オ・レ斑のみで神経線維腫のない小児期に出現することもある[1]．

　本腫瘍は，通常 NF1 に合併するため，NF1 の患者に痛みを伴う索状皮下結節があれば，その特徴的な臨床所見から診断は容易である．

●文献

1) 倉持 朗：日レ病会誌 3: 46, 2012

（中村泰大）

Diagnostic Pearl

神経線維腫症1型＋数珠状・索状の皮下結節＋痛み
⇕
nodular plexiform neurofibroma

Part 4 主に下肢

Question 80
大腿の有毛性局面

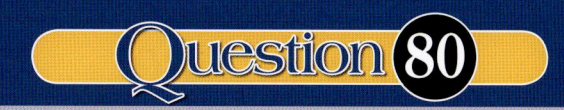

Clue 3カ月，女児．生下時よりあり．

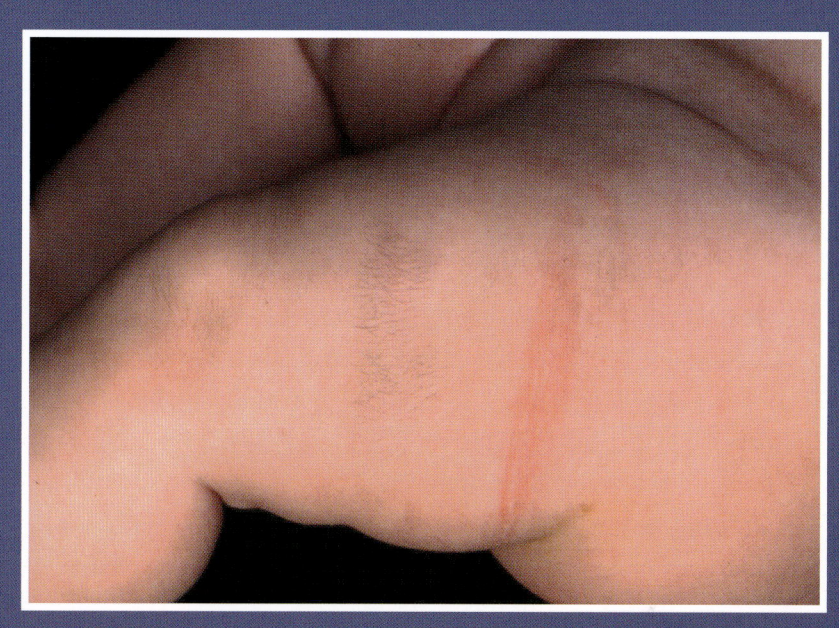

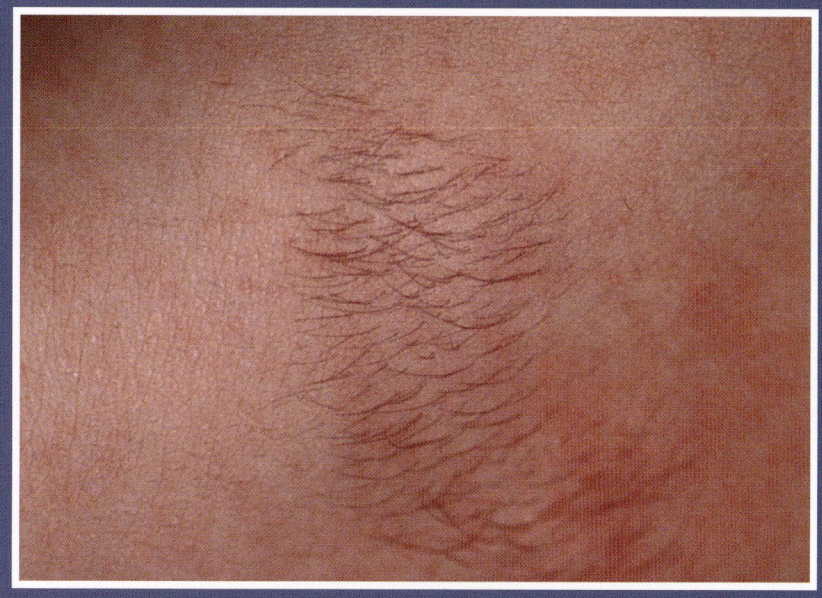

有毛性局面の拡大

Answer 80

平滑筋母斑
(nevus leiomyomatosus)

　平滑筋母斑［平滑筋過誤腫(smooth muscle hamartoma)］は，立毛筋に類似した平滑筋束が真皮内で増殖する良性疾患で，生下時から生後まもなくにかけて発症する．単発性の斑または局面で，軟毛を伴うことが多い．皮疹部を摩擦すると，平滑筋の収縮により隆起を生じる(pseudo-Darier徴候)．組織学的には，真皮網状層内に境界明瞭な平滑筋束の増殖をみる．

　臨床的には，本症は「Becker母斑の色なし」といった印象を受ける．Becker母斑では，しばしば平滑筋の増殖がみられ，本症と一連のスペクトラムを形成しているとの見方もある．色調のほか，Becker母斑は思春期前後に気づかれる（遅発性扁平母斑）ことが多いので，これらの点で鑑別する．

　乳児期の多毛局面ということでは，より稀ではあるが fibrous hamartoma of infancy も鑑別にあがる．この疾患の1割弱に発毛を伴うからであるが，その場合皮下の腫瘤の有無が鑑別点になる[1]．

● 文献

1) 伊藤周作, 梅林芳弘：西日皮膚 62: 469, 2000

（梅林芳弘）

Diagnostic Pearl

ほぼ生下時からの多毛局面 +「Becker母斑の色なし」という印象
⇅
平滑筋母斑

Part4 主に下肢

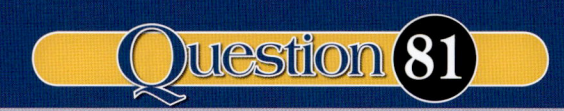

Question 81

大腿の紅斑・痂皮

Clue 56歳，女性．血液透析中．右大腿内側に激しい痛みあり．

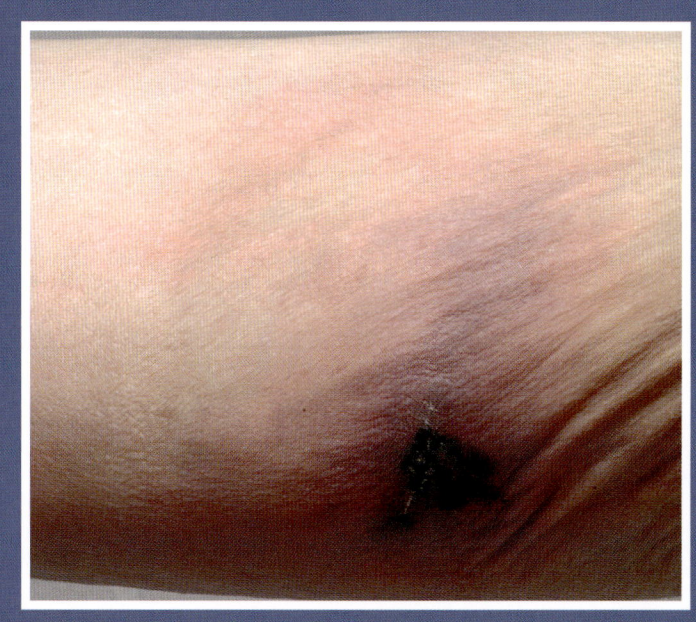

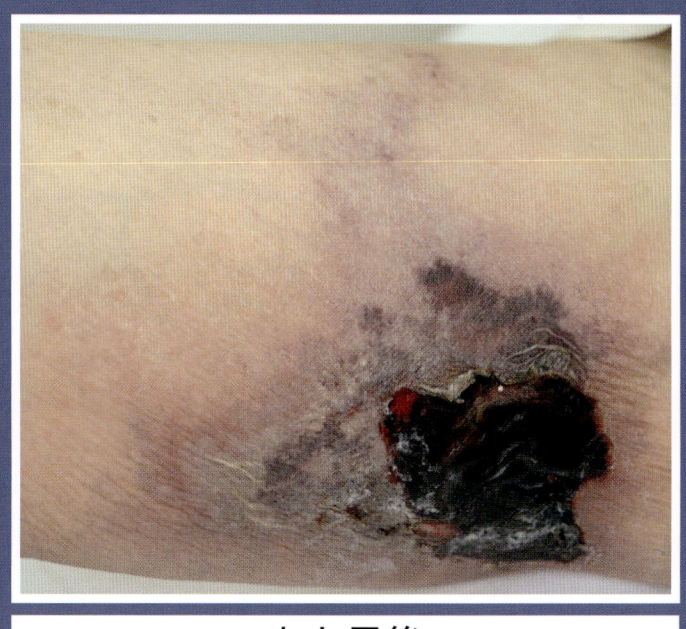

１カ月後

Answer 81

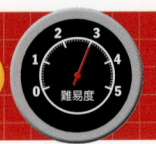

calciphylaxis

　calciphylaxis は，主に末期腎不全患者において，血管壁に石灰沈着を来し，急速な壊死，潰瘍化を生じる疾患である．激しい疼痛を訴える．四肢遠位部に好発するが，体幹，大腿などの近位部に生じた場合は，予後不良の徴候である．

　組織学的には，皮下の動脈壁の著明な石灰化により，内腔の高度狭窄を認める（下図）．

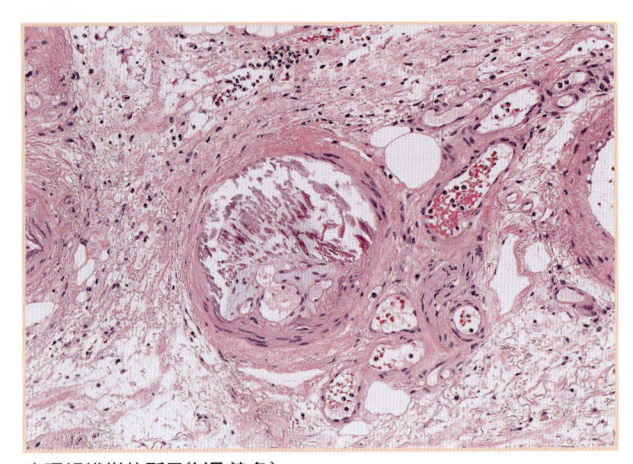

病理組織学的所見(HE 染色)

（梅林芳弘）

Diagnostic Pearl

透析患者＋痛み＋急速に拡大する壊死
⇕
calciphylaxis

Part 4 主に下肢

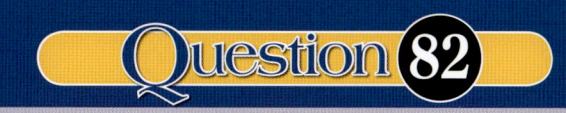

Question 82

大腿の腫瘤

Clue 74歳,女性.子宮頸癌の術後21年.

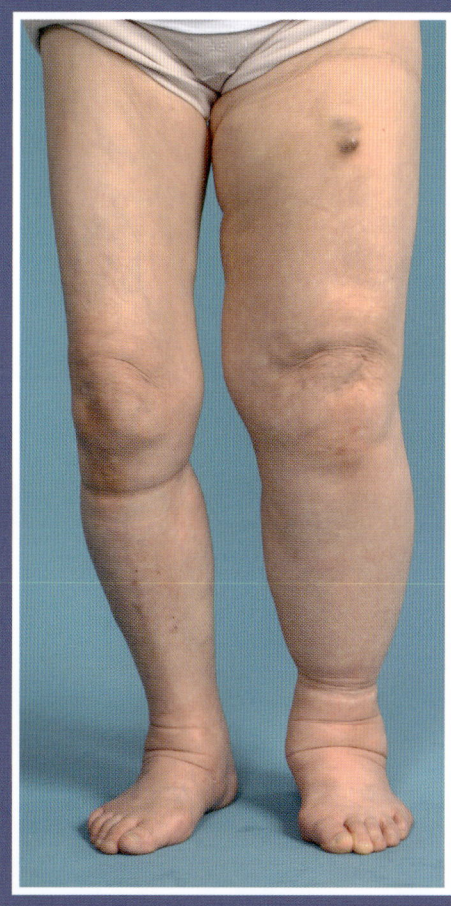

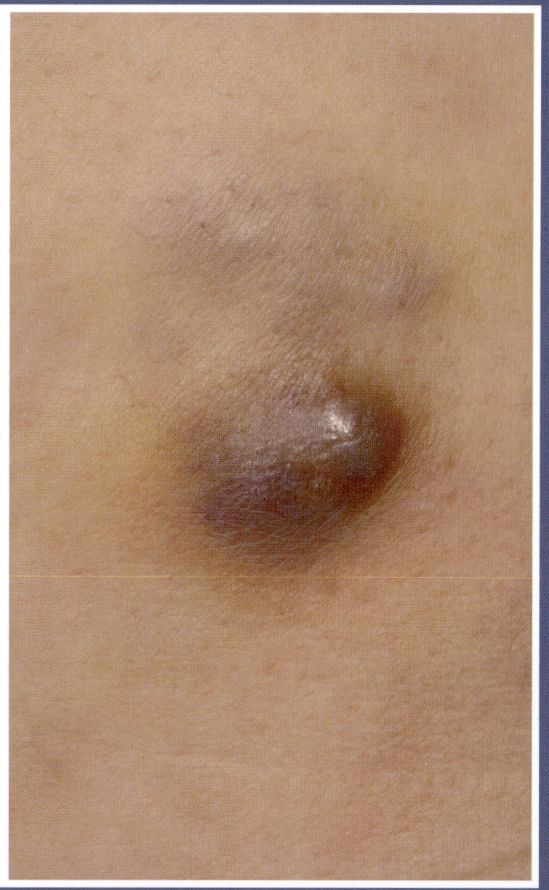

腫瘤の拡大

Answer 82

Stewart-Treves 症候群

　Stewart-Treves 症候群は，乳癌術後の上肢リンパ浮腫より生じた脈管肉腫の報告[1]を嚆矢とする．現在では，乳癌のほか子宮癌の治療後や，種々の原因による慢性リンパ浮腫より生じる脈管肉腫も，Stewart-Treves 症候群として扱われている．予後はきわめて不良で，平均生存期間は 12.8 カ月と報告されている[2]．

　本症の発症機序としては，慢性のリンパ浮腫が異常な脈管増生および悪性転化をひきおこすと考えられている．さらにリンパ浮腫の状態により免疫担当細胞の移送が障害され，免疫監視機構が減弱することが腫瘍の伸展に影響する，とも考えられている[3]．

　本症の臨床型の約 8 割は結節・腫瘤型である[4]．従って，慢性リンパ浮腫上の皮膚に結節・腫瘤をみたら，本症を積極的に疑うべきである．一方，斑状ないし局面型病変のみで結節・腫瘤のない症例も稀に存在する．こういう場合は，リンパ浮腫に伴う丹毒・蜂窩織炎とまぎらわしい臨床像を呈するため，とくに注意を要する[4]．

写真は文献 5 より引用・改変．

文献
1) Stewart FW, Treves N: Cancer 1: 64, 1948
2) 百瀬葉子ほか：日皮会誌 119: 1079, 2009
3) Ruocco V et al: J Am Acad Dermatol 47: 124, 2002
4) 斉藤 彬ほか：皮膚臨床 53:1831, 2011
5) 佐藤寛子ほか：皮膚臨床 50:183, 2008

（中村泰大，小松崎寛子）

Diagnostic Pearl

乳癌・子宮癌術後＋四肢の慢性リンパ浮腫＋結節・腫瘤
↕
Stewart-Treves 症候群

Part 4 主に下肢

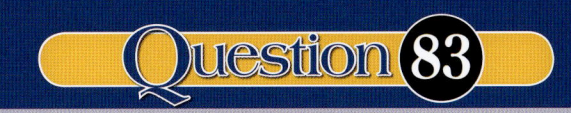

Question 83

下腿の結節

Clue 56歳，女性．Graves病あり．

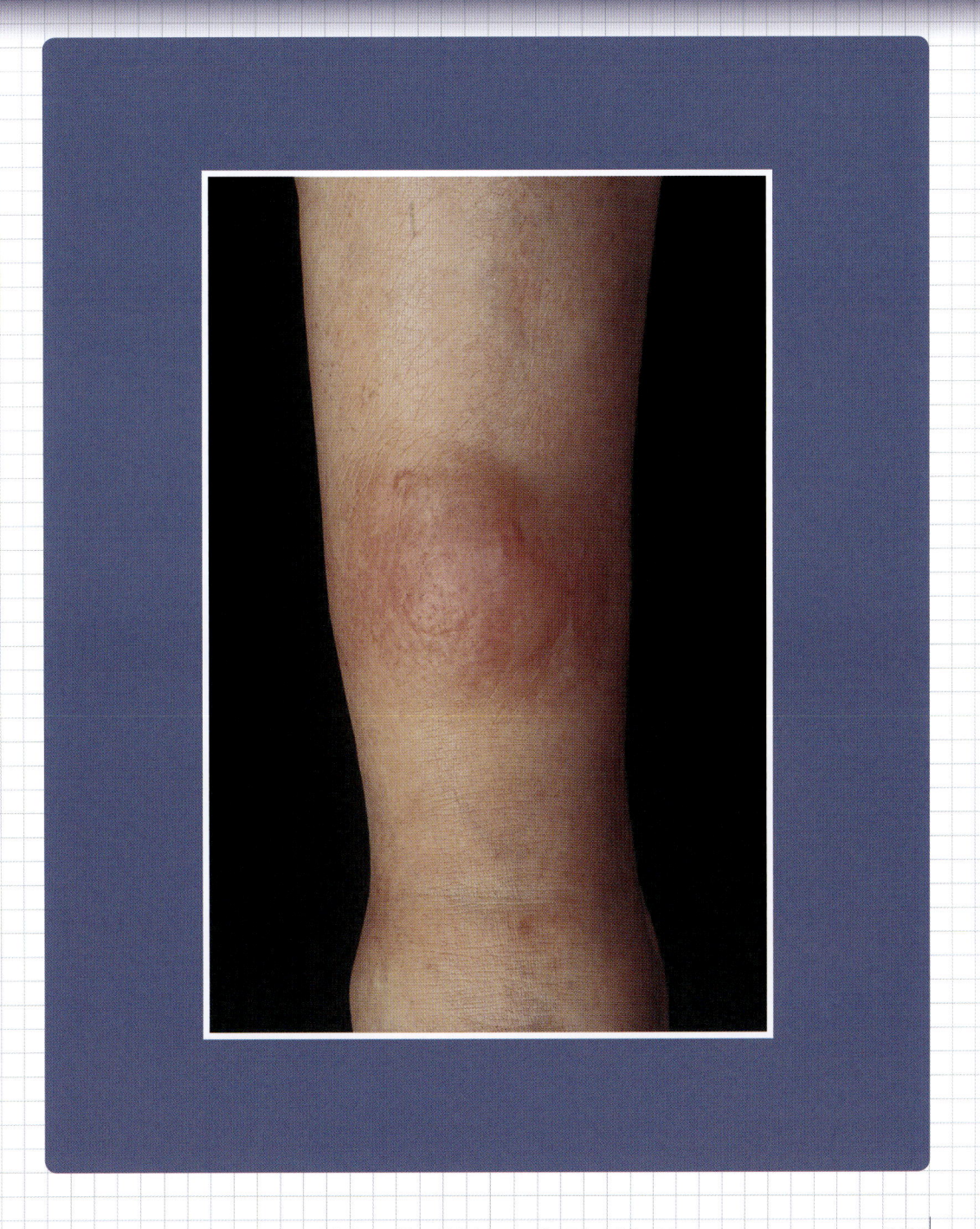

Answer 83

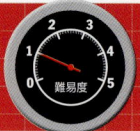

脛骨前粘液水腫
(pretibial myxedema)

　脛骨前粘液水腫は，Graves病の稀な合併症である．下腿伸側に常色から紅色の結節が生じる．皮膚の肥厚が増すと，毛孔の開大により「ミカンの皮（peau d'orange）」状と形容される外観を呈する場合もある．脛骨前部以外にも出現しうるので，thyroid dermapathy と称することもある．

　組織学的には真皮が厚くなり，膠原線維間にムチンが沈着してくる．このムチンはヒアルロン酸（ヒアルロナン）と考えられている．正確な発生機序は明らかになっていない．

　本症の治療としては，ステロイドの外用や局注が記載されている．本例は，受診後，浴室で転倒して結節部に裂創を負い，創部からムチンが排出して結節は著しく縮小した．これを治療として行うとすれば，物理的に穴をあけ，強制的にムチンを排出させる方法となる．トレパンで打ち抜いた穴からステロイドを注入する方法も考案されている[1]．

文献

1) 吉田康彦ほか：皮膚臨床 51: 861, 2009

（梅林芳弘，河村智教）

Diagnostic Pearl

下腿伸側の結節 ＋ Graves 病
⇕
脛骨前粘液水腫

Part 4 主に下肢

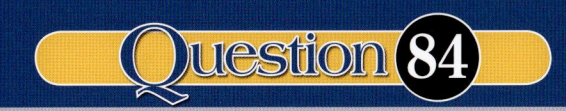

Question 84

下腿の皮疹

Clue 53歳，女性．10年以上前から，下腿に皮疹が出現し，拡大している．皮疹の辺縁は軽度隆起性で，中央は硬く触れる．耐糖能正常．

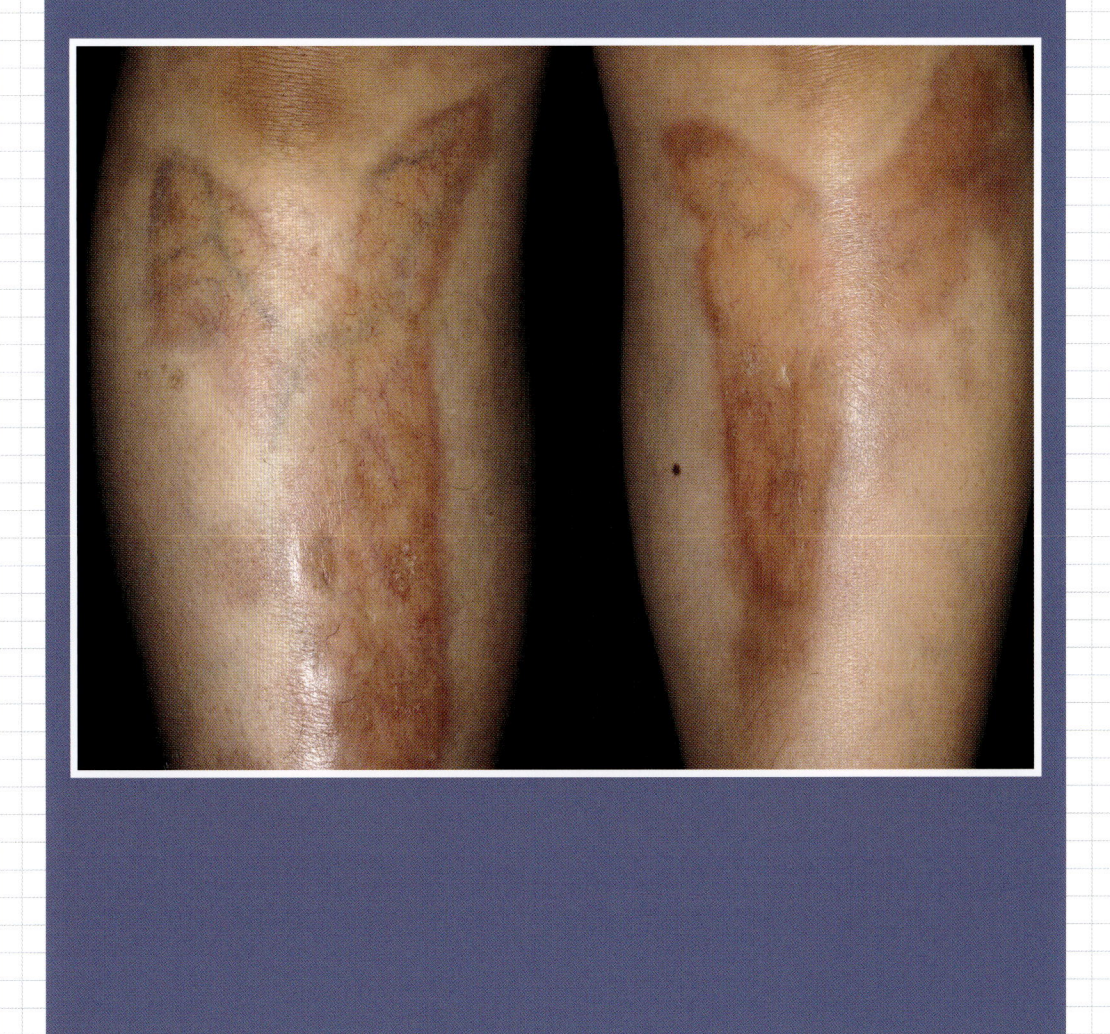

Answer 84

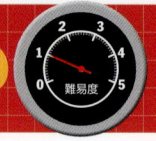

リポイド類壊死症
(necrobiosis lipoidica)

　本症は従来糖尿病の皮膚病変と考えられ，糖尿病性リポイド類壊死症（necrobiosis lipoidica diabeticorum）と呼ばれてきたが，糖尿病非合併例も多いため現在は「糖尿病」を外し，リポイド類壊死症（necrobiosis lipoidica）と呼称される．本邦の集計[1]でも，糖尿病の合併は26％，境界型まで含めた耐糖能異常の合併が46％で，むしろ耐糖能正常例の方が多いくらいである．

　上記の集計では，男女比1：5と女性に多く，平均年齢は54歳である．好発部位は下腿で，とくに女性例では95％が下腿に皮疹を生じ，71％は両側下腿に皮疹を有する（男性例では，下腿61％，両側下腿32％と低下する）．糖尿病の合併を性別にみると，女性例の糖尿病合併率は22％，耐糖能異常合併率は40％であるが，男性例ではそれぞれ48％，74％と上昇する．まとめると，本症の典型的パターンは，中年女性の両側下腿前面に発症し，多くは糖尿病を合併しない．

　本症の臨床像は黄色みを帯びた局面である．教科書では，橙赤色や黄褐色などと表現されている．本例では，辺縁部はより赤く，中央部は黄色調を呈し毛細血管拡張（とうせき）を伴っている．触診すると，辺縁部は軽度堤防状に隆起し，中央部は逆に軽度陥凹している．さらに，中央部は光沢を有する萎縮性局面で，瘢痕様の硬化がある．本症を知っていれば診断は容易であるが，知らなければ直観的にはモルフェア様と捉えられることがある．

● 文献

1) 人見勝博，伊崎誠一：肉芽腫性皮膚疾患，中山書店，東京，p210, 2013

（梅林芳弘）

Diagnostic Pearl

女性＋両下腿伸側＋黄色みを帯びた局面
（辺縁の浸潤性紅斑＋中央の瘢痕様硬化）
↕
リポイド類壊死症

Part 4 主に下肢

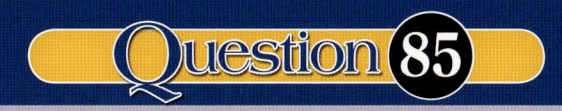

Question 85

四肢の色素斑

Clue 61歳，女性．8年前から関節リウマチにて加療中である．約8カ月前から色素斑が出現し，拡大している．

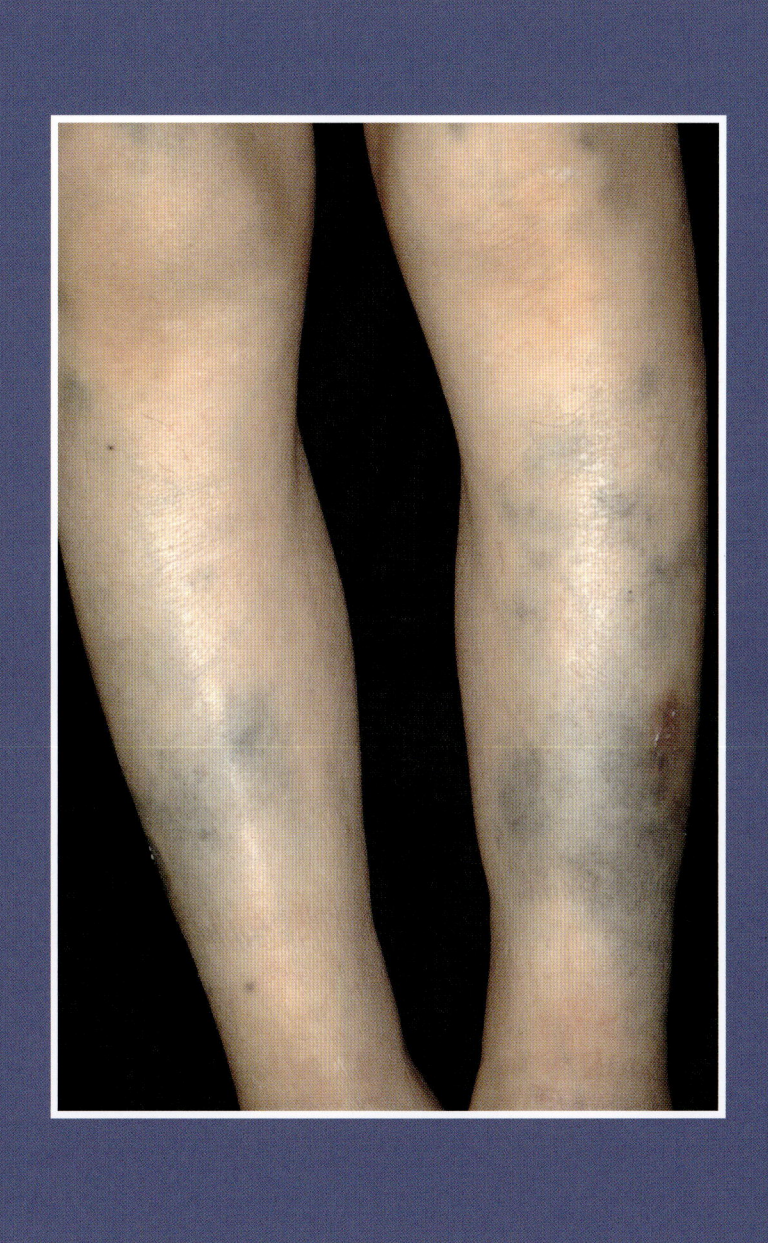

Answer 85

ミノサイクリンによる色素沈着

　ミノサイクリン(MINO)は，長期投与により色素沈着型薬疹をおこすことで有名である．薬剤が鉄とキレートを形成して沈着するのが機序の一つと考えられている．この沈着部位は真皮であるから，臨床的には青みを帯びた色調を呈する．好発部位の一つは下腿である．

　ところで，問題文の情報だけで，なぜMINOが原因と分かるのか，と思われるかもしれない．これが試験問題なら受験者から文句が出ないようにMINO内服中と書くと思うが，患者がMINOを飲んでいます，とヒントをくれることはまずないから，そのような問題は実地診療と乖離しているといわざるを得ない．診断では「MINO→色素沈着」という演繹型の思考よりも，「色素沈着→MINO」と遡行的に考えるアブダクション(☞ coffee break 3)の方が有用である．

　本例では，臨床像をみて投薬内容の確認作業へ進み，関節リウマチでいろいろと投薬されていることを知って，そのなかにMINOの長期投与が含まれていないか探す，という順に思考が進んだ．すると，インフリキシマブ投与後に肺炎を来たし，それに対して1年以上にわたってMINOが投薬されていたことがわかった．MINOの中止を依頼し，10カ月後に色素沈着はほぼ消失した．

（梅林芳弘）

Diagnostic Pearl

色素沈着 + 青みを帯びている + 下腿
↓
投薬内容を確認
↕
ミノサイクリンによる色素沈着

Part 4 主に下肢

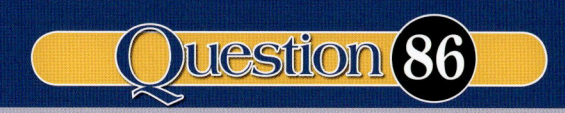

Question 86
下腿の腫脹・悪臭

Clue 72歳，女性．独居．20年ほど，入浴も爪切りもしていないと．

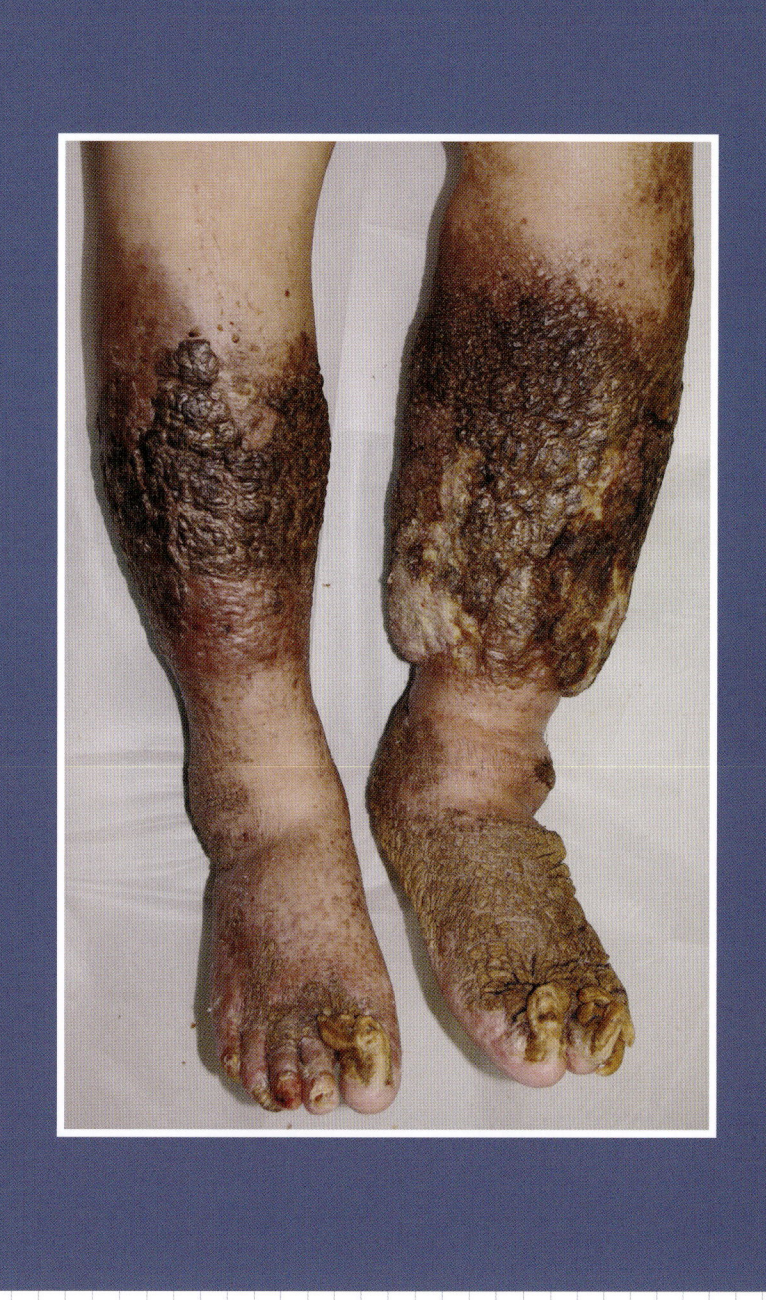

Answer 86

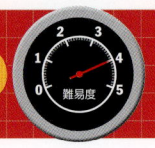

elephantiasis nostras verrucosa

　リンパの流れを円滑に保持するためには間歇的な運動が必須であるが，本例のように活動性が低下しているとリンパ流がうっ滞し，リンパは組織中に漏出して下腿浮腫を来す．さらに清潔ケアを著しく怠れば，角質は堆く積もり，表在性の細菌感染によって表皮は疣状に肥厚して悪臭を放つ．その下は慢性のリンパ浮腫であって二次感染の温床となりやすく，くり返す炎症が線維化を招く．このようにして形成された病像が，elephantiasis nostras verrucosa である．

　nostras というのは，ラテン語で「我らの」という意味である．フィラリア感染による熱帯性の elephantiasis tropica に対し，自国内に発生する非フィラリア性の elephantiasis を指した概念である．上野[1]によれば，papillomatosis cutis carcinoides (Gottron) は同義語であり，ほかに elephantiasis crurum papillaris et verrucosa, lymphostatic verrucosis cutis, pachydermia vegetans, mossy foot and leg, stasis papillomatosis はみな同義語であるという．それぞれに本症の特徴の一端を表しており，興味深い．

● 文献

1) 上野賢一：夕映えの甍，岩波出版サービス，東京，p.348, 2007

（梅林芳弘）

Diagnostic Pearl

下腿の慢性浮腫 + 疣状局面
↕
elephantiasis nostras verrucosa

Part 4 主に下肢

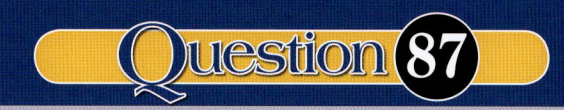

Question 87

下腿の色素斑

Clue 48歳，男性．糖尿病で入院中．

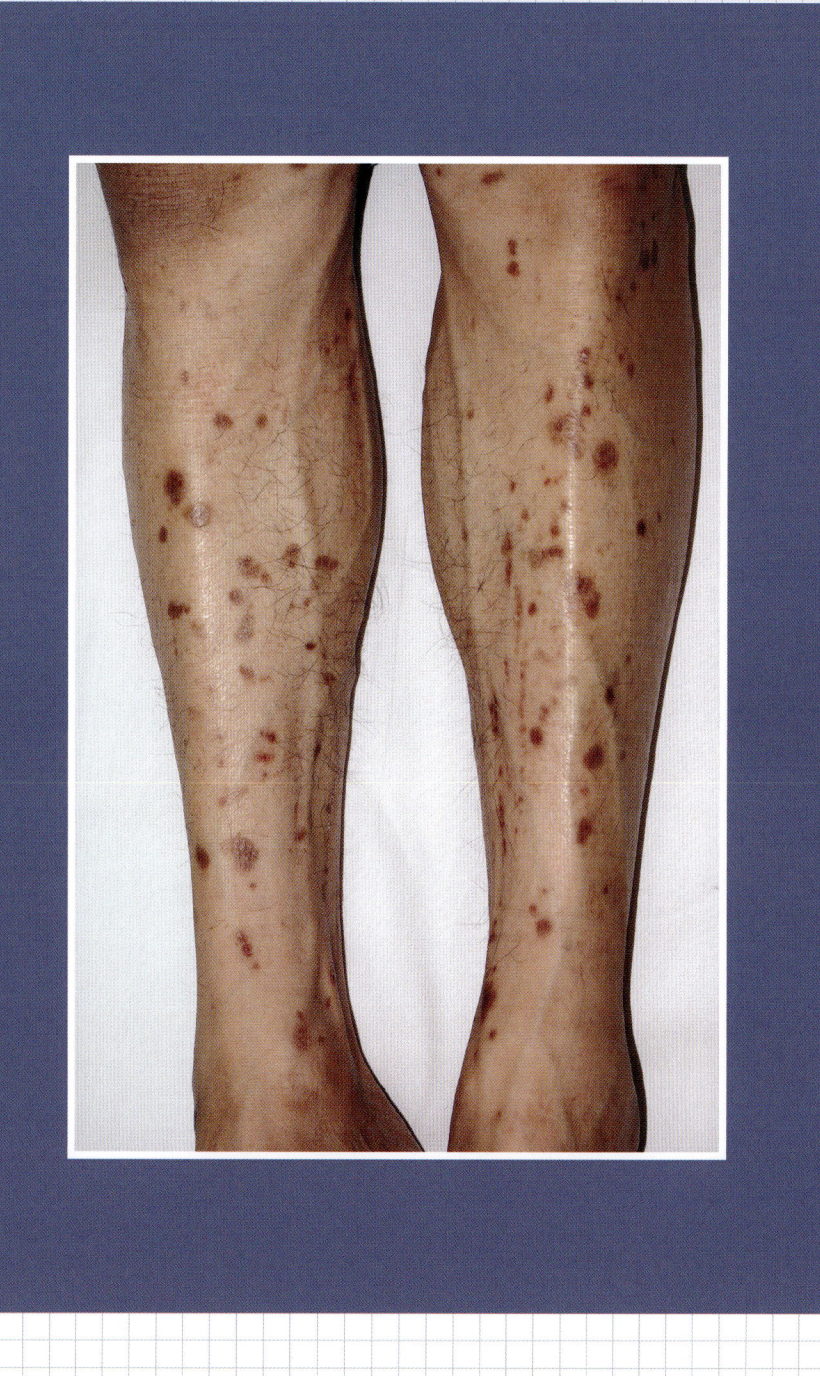

Answer 87

pigmented pretibial patches
(前脛骨部色素斑)

　本症は，欧米の教科書では「diabetic dermopathy」として記載されている．本邦では，「pigmented pretibial patches（PPP）」という病名が好んで使われている．

　PPPは，糖尿病によるmicroangiopathy，neuropathyを背景として発症するデルマドロームの一つである．糖尿病に合併する頻度は7～49.7％と報告によってばらつきがある[1]．糖尿病歴が長く，HbA1c値の高い患者によくみられる[1]．個疹は直径約1cmの類円形褐色萎縮斑であり，下肢に好発する．

　PPPを単発型，散在型（2～4個），多発型（5個以上），線状配列型，局面型に分けると，前2者は60歳以上の男性では健常人にもみられる[1]が，後3者はより糖尿病に特異的である．また，腎症・網膜症・神経障害といったdiabetic triopathyとの関連が大きいとされる[1]．

　本例は色素斑が多発し，線状の皮疹もみられた．HbA1cは13.9％とコントロール不良の症例で，腎症・網膜症・神経障害など多彩な合併症も伴っていた．

● 文献

1) 末木博彦：MB Derma 85: 30, 2004

（梅林芳弘）

Diagnostic Pearl

下腿に色素斑が多発 + 糖尿病
⇕
pigmented pretibial patches

Part 4 主に下肢

Question 88
踵内側の多発性丘疹

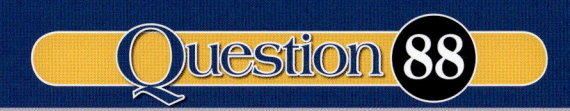

Clue 54歳，男性．丘疹は弾性軟．指で押すと引っ込む．

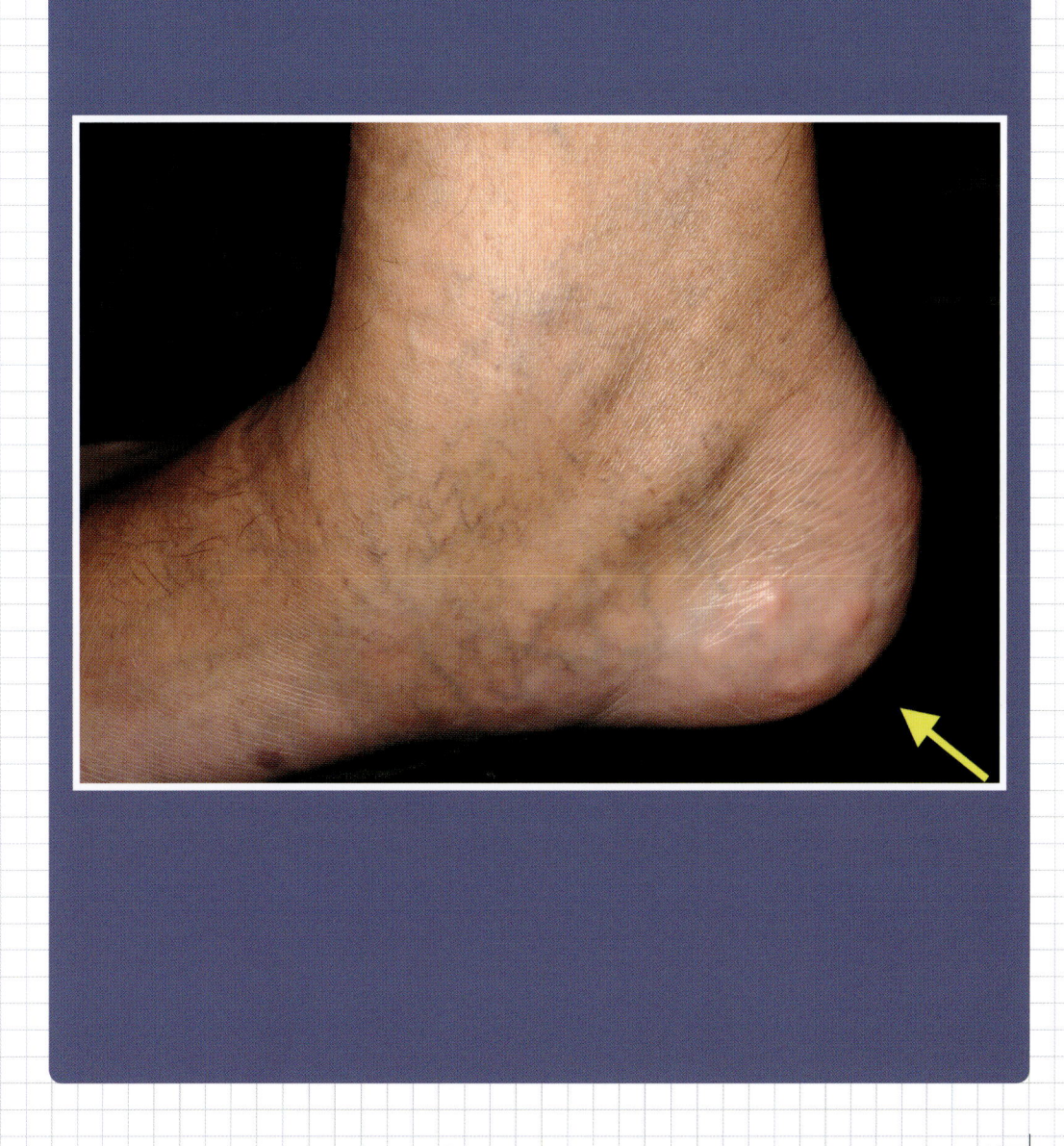

Answer 88

piezogenic pedal papules

piezogenic pedal papules（PPP）は，踵部に生じる多発性の丘疹ないし結節である．piezo- は，pressure を意味し，PPP とは「圧力によって生じる足の丘疹」の謂である．つまり PPP の病変は，立位による足底への加圧で出現し，臥位でそれが解除されると消失する．その本態は，皮下脂肪組織の真皮への herniation である．したがって，直接指で圧迫し脂肪組織を還納させることでも，丘疹は消失する．

余談であるが，複数の疾患が同じ略称を持つ場合（diabetes mellitus と dermatomyositis のように）は，注意が必要である．皮膚科領域で PPP と略されるのは，通常掌蹠膿疱症（pustulosis palmaris et plantaris）であるが，本書であげた 2 疾患［pigmented pretibial patches（☞ Q87）］，piezogenic pedal papules）のほか，pearly penile papules（左図）もありうる．

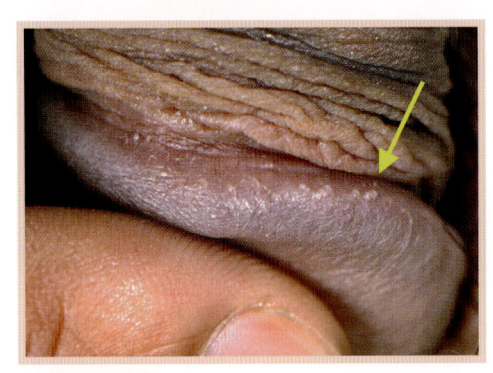

冠状溝の"PPP"

（梅林芳弘，丸山 浩，中村泰大）

Diagnostic Pearl

踵の結節 ＋ 臥位ないし圧迫で消失
↕
piezogenic pedal papules

Part 4 主に下肢

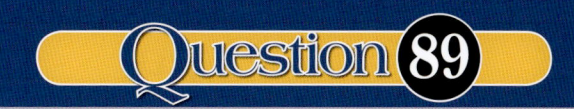

Question 89

下肢の著明な腫脹・疼痛

Clue 62歳，男性．上記にて救急搬送された．局所は腐敗臭を放ち，触れると雪を握るような感触である．白血球数39,400，CRP31.22 mg/dl．

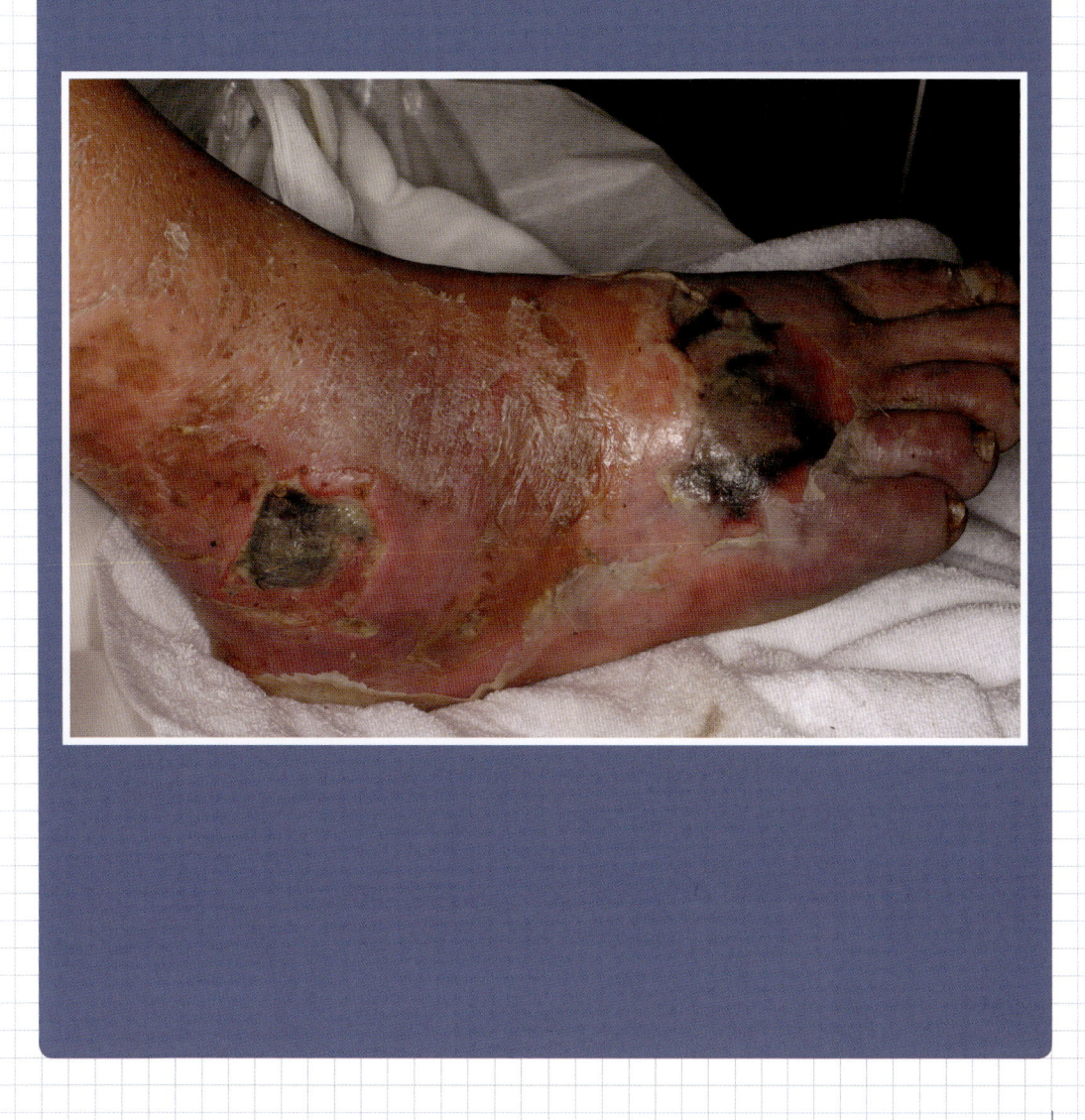

Answer 89

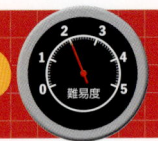

ガス壊疽
(gas gangrene)

　白血球数＞2万，CRP＞20 mg/dlから，壊死性筋膜炎ないしガス壊疽を考えるべきである（☞Q42）．

　ガス壊疽は，ガス産生菌による進行性の壊死性軟部組織感染症であり，クロストリジウム性ガス壊疽と，非クロストリジウム性ガス壊疽に分ける．クロストリジウム性ガス壊疽は，主に外傷に続発し筋壊死を主とする壊死性筋炎である．非クロストリジウム性ガス壊疽はガス産生を伴う壊死性筋膜炎と考えてよく，しばしば糖尿病や肝硬変などの基礎疾患を合併し，遭遇する頻度も高い．本例も非クロストリジウム性ガス壊疽であった．

　本症は，通常の蜂窩織炎の紅斑に較べ，赤紫色から紫色に近い青銅色（bronze color）を呈する[1]とされる．さらに，いわば壊死性筋膜炎のような症状（発熱，局所の著明な発赤・腫脹・熱感・疼痛＋紫斑・水疱・壊死）を呈する訳であるが，これに加え，腐敗臭を放ち，患部に触れると皮下のガスにより，雪を握ったような感触（握雪感）と泡が弾けるような音（捻髪音）がするのが特徴である．このような場合は，画像検査により，皮下のガス像（下図）を確認する．

　ガスは，産生量が多ければ単純X線でも確認できるが，ガス産生の少ない例や皮下脂肪組織の厚い場合は握雪感や捻髪音もわかりにくく，CTでないとガス像の確認がむずかしい．高熱（または低体温）・血圧低下・呼吸不全・腎障害などのほか，普段と違う反応の鈍さや理解力の低下も，壊死性軟部組織感染症を疑う重要な所見である[1]．

　全身管理と抗菌薬投与とともに，CTなどの画像所見を参考にしながらデブリードマンと洗浄を行う．基礎疾患や患部の状況に応じて救命のための患肢切断も考慮する．

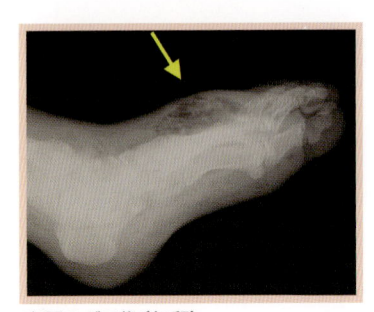

皮下のガス像（矢印）

● 文献

1) 沢田泰之：MB Derma 203: 110, 2013

（伊藤周作）

Diagnostic Pearl

壊死性筋膜炎様の外観＋腐敗臭＋握雪感
⬇
単純X線，CT
⬇
ガス壊疽

Part 4 主に下肢

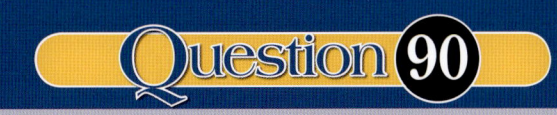

Question 90
足の潰瘍

Clue 61歳，男性．骨髄増殖性疾患にて化学療法中，右足内側に潰瘍出現．

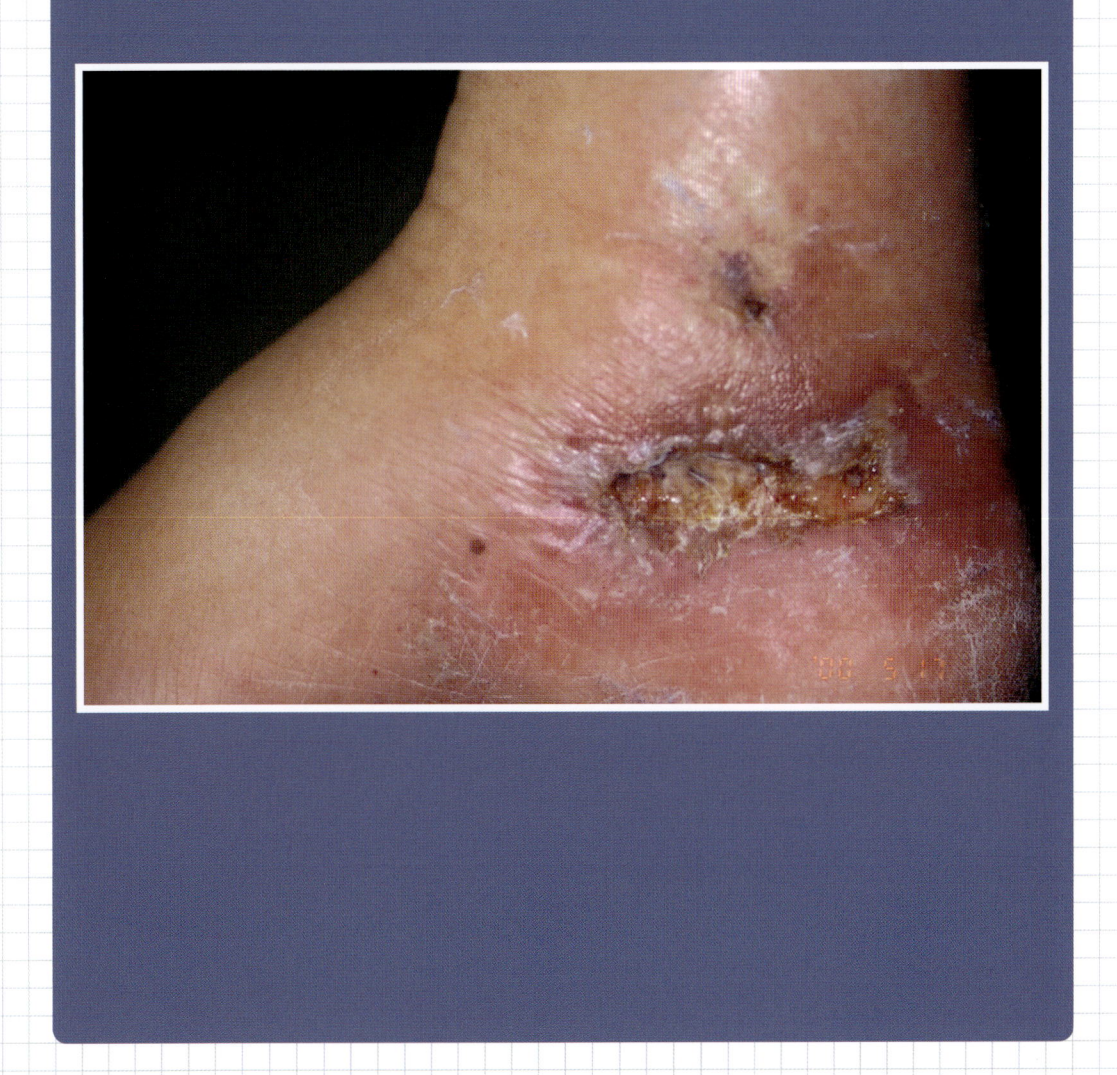

Answer 90

ヒドロキシカルバミドによる下腿潰瘍

　本例は2000年の症例で，慢性骨髄性白血病（chronic myelogenous leukemia：CML）にて化学療法中であった．当時はCMLにヒドロキシカルバミド（hydroxycarbamide = hydroxyurea：HU）が使用されていたため，「下腿潰瘍＋CML→HUによる潰瘍を疑い，その使用を確認」という思考パターン（アブダクション，☞coffee break 3）が生きていた．この翌年，分子標的治療薬イマチニブが上市されてCML治療の第一選択薬に躍り上がり，HUの処方は少なくなった．しかし，HUは現在なお，真性多血症，（本態性）血小板血症に使用されており，これらの疾患で下腿潰瘍をみたら，同剤の使用を確認する，というアブダクションは依然有効である．

　なお，本症の本邦報告例（1995〜2011年）において原疾患は，CMLが57％，真性多血症が29％，血小板血症が14％とされる[1]．潰瘍の部位は下肢がほとんど（97％）で，その半数以上（49％）は足首（踝やアキレス腱部）に発生していたという[1]．

　HUで下腿潰瘍が発生するメカニズムは不明であるが，血管内皮への直接作用，赤血球増大による局所循環障害，あるいはⅢ型アレルギーが推定されている．踝や踵付近に好発することから，外的刺激の関与も考えられている．

　本症は痛みが激しいことが特徴である．また，HU中止から潰瘍の治癒までは平均3.8カ月であるが，ときに治療に抵抗する例もある[1]．

● 文献

1) 本間 大，飯塚 一：皮膚臨床 54: 1583, 2012

（梅林芳弘）

Diagnostic Pearl

下腿潰瘍＋骨髄増殖性疾患（CML，血小板血症，真性多血症）
⇕
ヒドロキシカルバミドによる下腿潰瘍

Part 4 主に下肢

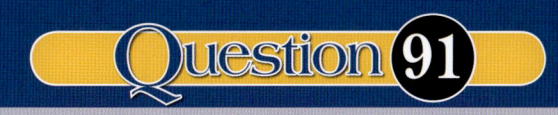

Question 91

足の紅斑・丘疹・小水疱

Clue 54歳，女性．日光曝露の既往あり．
しかし，湿布薬の処方歴はなく，貼った覚えもないという．

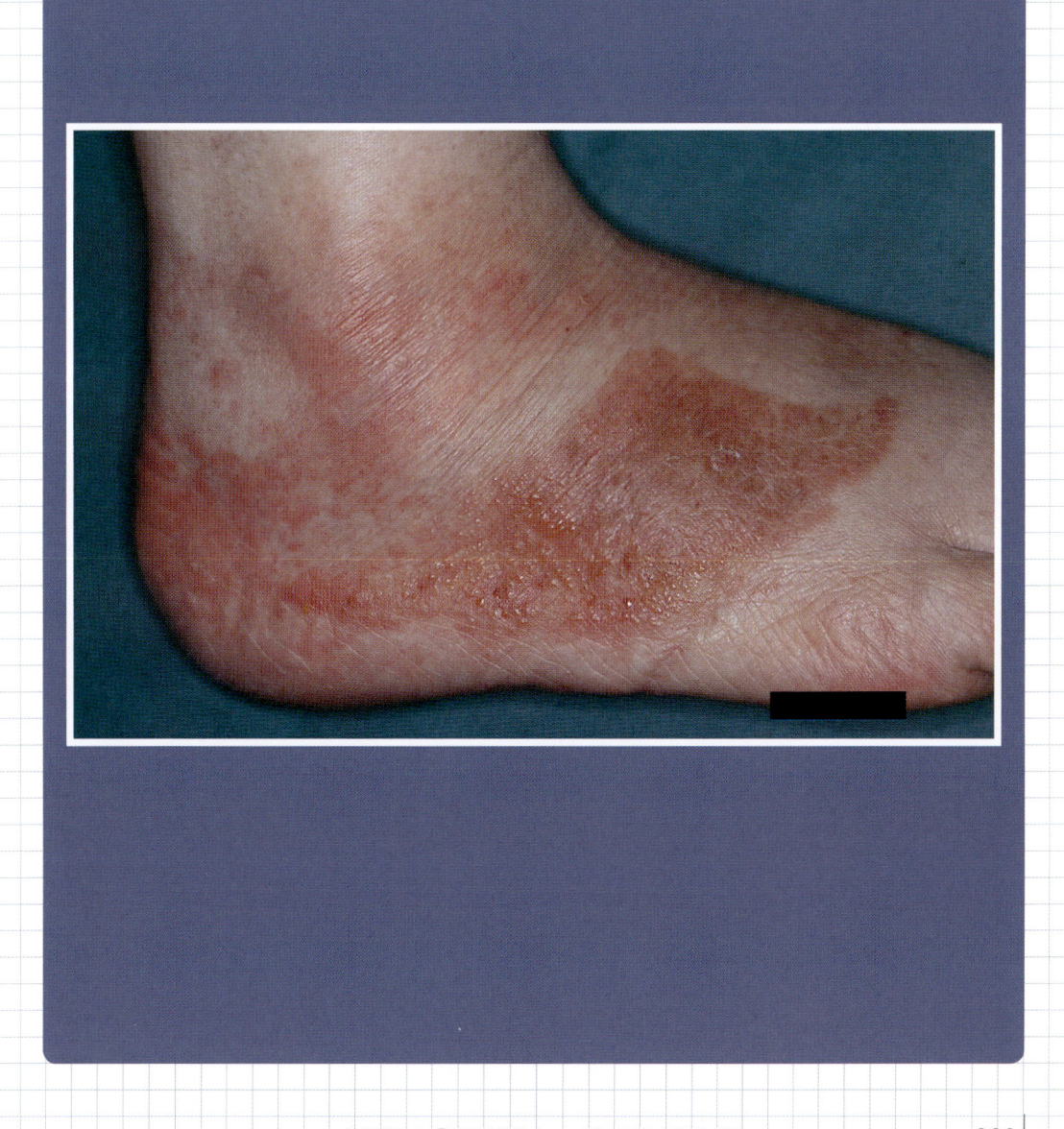

Answer 91

ケトプロフェン湿布薬による光接触皮膚炎

　ケトプロフェンは光接触皮膚炎をおこしやすく，多くの報告がある．その特徴は，湿布薬の使用中止後も長期（数カ月～1年）にわたって光線過敏症が持続し，日光曝露によって症状の再燃をみることである．経皮吸収された感作物質が，長期間残留するためと考えられている．

　本例は，境界明瞭な矩形の紅斑がみられるので，湿布薬による接触皮膚炎ないし光接触皮膚炎であることは一目瞭然である．日光曝露の前に湿布薬を貼っていないのであれば，上述のごとく，ケトプロフェンによる光線過敏症が再燃した，と考えればよい．湿布薬処方歴がない場合は，他人に処方されたものを素人判断で流用した可能性が高い．そもそも正規の処方であれば，添付文書の「重要な基本的注意」に従い遮光を指導されるはずである．

　さらに，過去に一度も湿布薬を貼った覚えがないと言い張る患者もいる．これは貼ったことを忘れているのである．「listen to the patient」もいいが，「人間の記憶はときに歪み，必ずしもあてにならない」というのもまた教訓であろう．患者の記憶より，皮膚科医の眼の方が信用できる例である．

　ただし，説明にあたっては，自分の記憶と一致しない内容を受け容れる患者はまずいないから，上の段落の「貼ったことを忘れているのである」以下を力説しても無駄なことが多い．「思い出したら今度教えて」くらいで切り上げた方がよい．

（梅林芳弘）

Diagnostic Pearl

露光部の境界明瞭な紅斑 + 日光曝露 + 直前の湿布薬の使用歴なし
⇕
ケトプロフェン湿布薬による光接触皮膚炎

Part 4 主に下肢

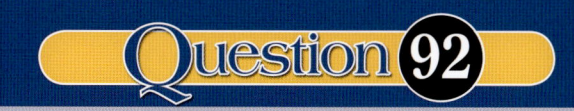

Question 92

足趾の結節

Clue 70歳,女性.約半年前から,右第3趾腹に円錐状に突出する結節が出現した.5×5×10mm大.

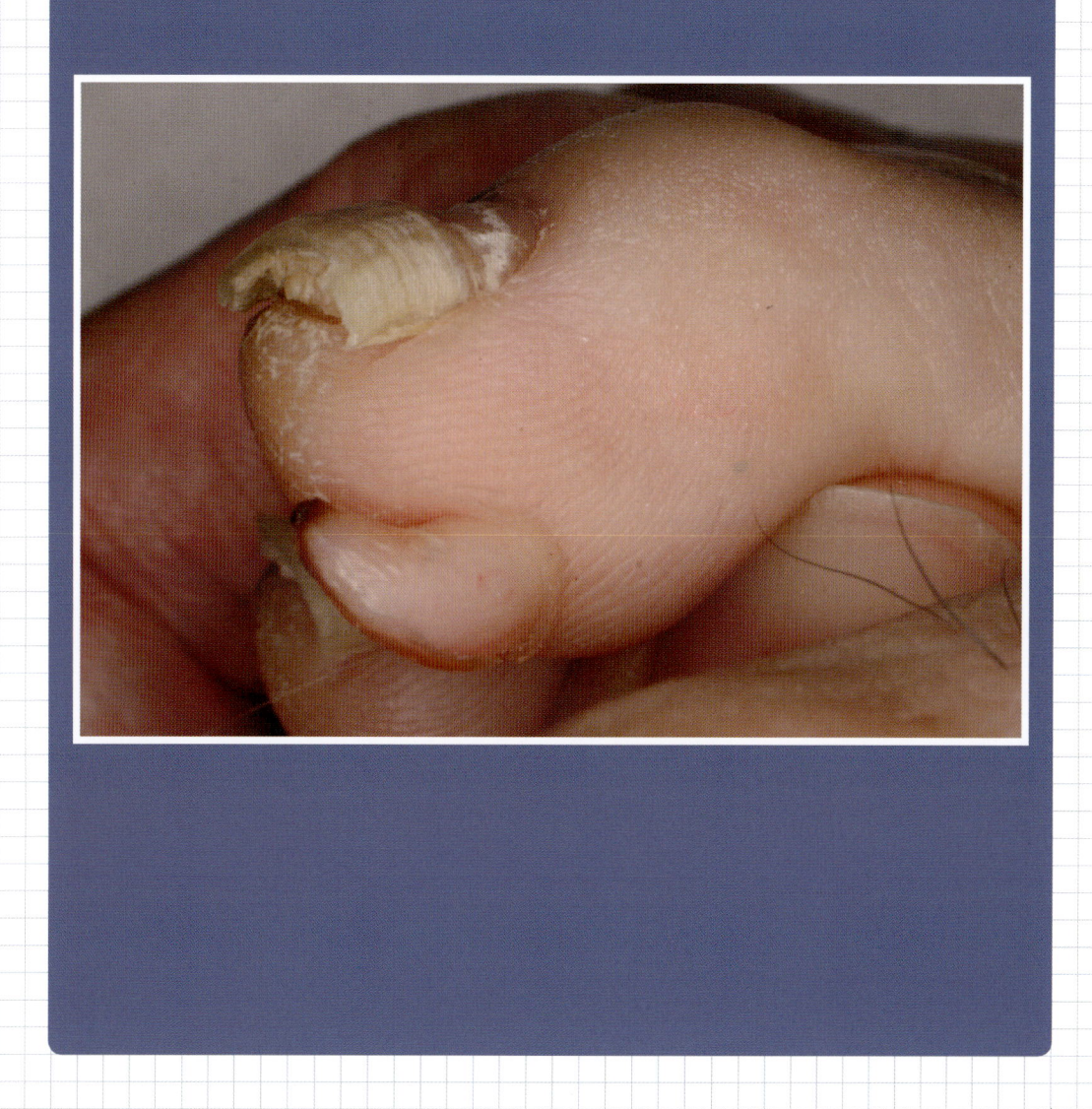

Answer 92

acquired digital fibrokeratoma
（後天性指趾被角線維腫）

　acquired digital fibrokeratoma は，約7割が指趾に発生する．その他，足底，膝，手掌などにも生じ[1]，指趾以外にも生じることから acquired fibrokeratoma と総称される．爪囲に生じたものは，acquired periungual fibrokeratoma と呼ばれることもある．

　指趾に生ずる例の臨床診断は比較的容易である．常色ないし淡紅色のドーム状，乳頭状の結節で，しばしば先端や表面に角化を伴い，皮角様となることもある．あるいは，本例のごとく，あたかも小さな指の様な外観を呈することもよくある．

　9割は，直径10 mm以下の小型のものである[2]．やや硬く触れるが，圧痛や自発痛はないことが多い．指趾腹側に発生しやすいとされ，外傷や慢性刺激が誘因と考えられている．治療は切除である．

　単発がほとんどであり，爪囲などで多発するものは結節性硬化症に伴う Koenen 腫瘍を疑う．出生時からあれば痕跡的多指症を考える．

● 文献

1) 柴垣 亮, 奥田良治：皮膚 37: 527, 1995
2) 藤沢康弘ほか：皮膚臨床 42: 1031, 2000

（伊藤周作）

Diagnostic Pearl

指趾 + 指趾のような結節
⇕
acquired digital fibrokeratoma

Part 4 主に下肢

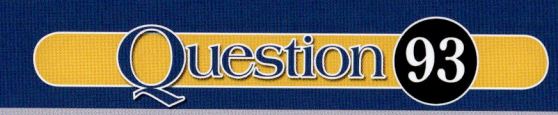

Question 93
足趾の小結節

Clue 32歳，男性．10年前より，右第2趾に硬い小結節がある．

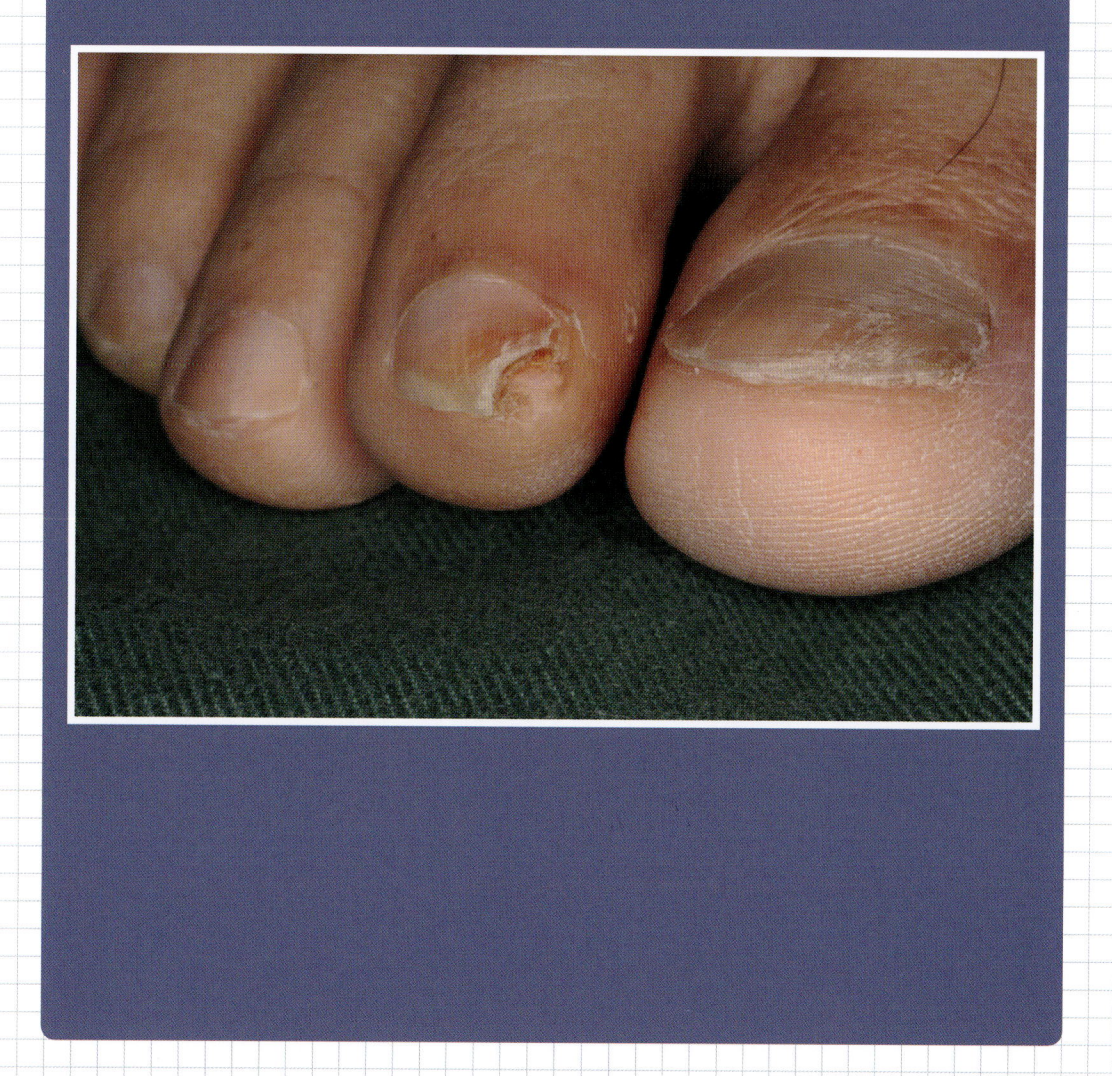

Answer 93

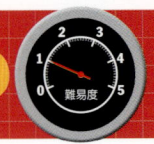

爪下外骨腫
(subungual exostosis)

爪下外骨腫は，10〜20歳代の若年者の指趾末端，とくに足趾，なかでも母趾に好発する[1]．常色もしくはやや白色の骨様硬の小結節で，爪下もしくは爪周囲からおこり爪変形を伴うことが多い．発症年齢や好発部位，臨床像はかなり特徴的であり，知っていれば臨床診断は比較的容易である．ウイルス性疣贅や胼胝として治療されている例もあるが，これらでは骨様というほど硬くはない．acquired digital fibrokeratoma（☞Q92）や，結節性硬化症に伴うKoenen腫瘍などが鑑別にあがるが，X線撮影で病的な骨突出が確認できれば本症と診断できる（下図）．スポーツをする人に多いことから，慢性の機械的刺激が病因とする説が有力である．

治療は切除だが被覆皮膚は菲薄化し残せないことが多く，病変ぎりぎりで切開し，下床の付着部で骨ノミやリュールを用いて切除し骨やすりで整える．切除後X線を撮影して残存がないかを確認する．単純縫合できれば縫合するが，できなければ人工真皮を貼付し，周囲からの上皮化で治癒させる．

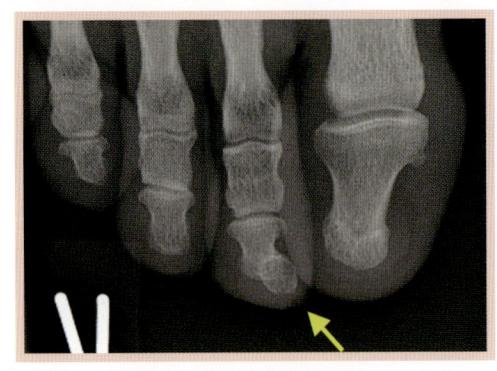

第2趾の小結節に一致した骨陰影（矢印）．

●文献

1) レパヴー・アンドレ，大原國章：皮膚病診療 33: 265, 2011

（伊藤周作）

Diagnostic Pearl

爪下＋骨様硬の小結節
↓
単純X線
↕
爪下外骨腫

Part 4 主に下肢

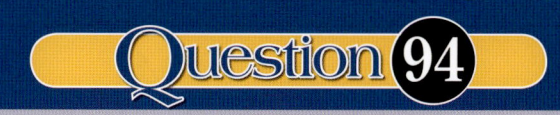

Question 94
爪の黒色斑

Clue 71歳，女性．5カ月ほど前から，母趾の爪に黒色斑が出現，拡大．外傷歴はない．

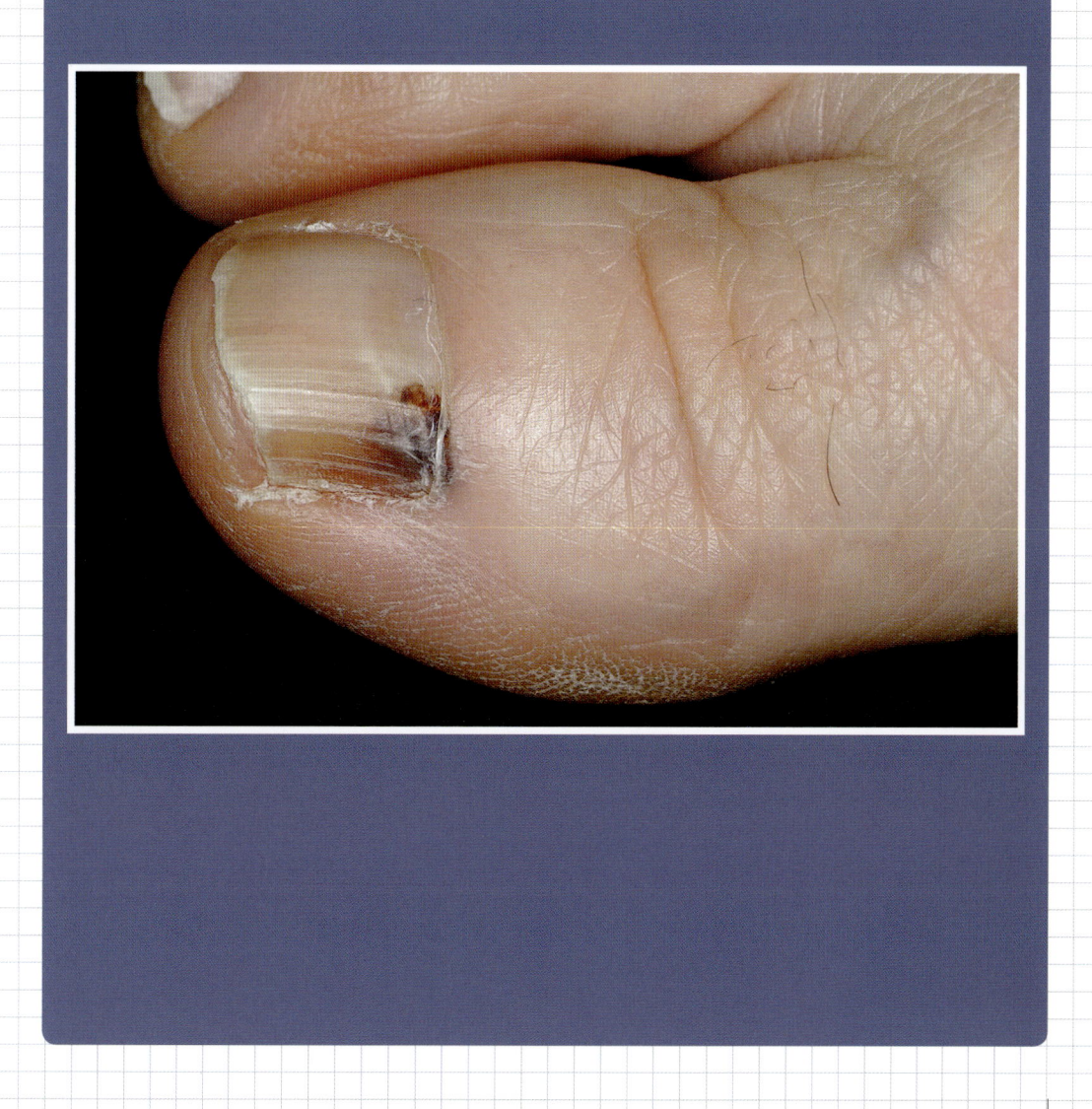

Answer 94

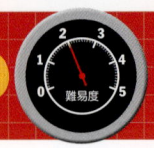

爪甲下血腫
(subungual hematoma)

　これは血腫と思って見れば，それ以外に考えられないのであるが，約 5 mm 大の非対称性・濃淡のある病変で，ひょっとしてメラノーマ？ という考えにとらわれてしまうと，否定するのはややむずかしいかもしれない．母斑が鑑別疾患であるなら，ともかく切除する，というのも許されるだろうが，自然に消えてしまうもの（血腫）に対して切除は原則的に行うべきではなかろう．そう考えると，爪部のメラノーマの鑑別でもっとも気を遣うのは母斑よりも寧ろ血腫かもしれない．

　メラノーマの場合は，通常色素線条から始まって横に拡大（色素線条の幅が拡大）していく．これに対し，本例のように爪の基部に蟠（わだかま）っているときは血腫を考える．血腫の場合，色調が多少なりとも赤みを帯びている．また，時間が経つと色素斑は後爪郭から離れて新生爪との境界がシャープに顕われる．肉眼ではわかりにくいが，ダーモスコープでみれば判然とする（下図）．

　問題は病歴であるが，外傷歴はないという．ただし，ぶつけたことを記憶していないことも多く，長距離歩行や雪かき等の踏ん張りで出血する場合だと外傷の覚えはないと答えるので，これを当てにしてはいけない．もっと困惑するのは「5 カ月前に出現」という経過である．爪の伸張速度（約 1 mm/ 月）からいって 5 カ月経てば十分後爪郭から離れているはずだから，同じ病変のことをいっているとは思えない．この話を過度に信用すればメラノーマの診断に流れてしまう．本例において視診以外の情報は red herring（目眩まし）（☞ Q60）である．

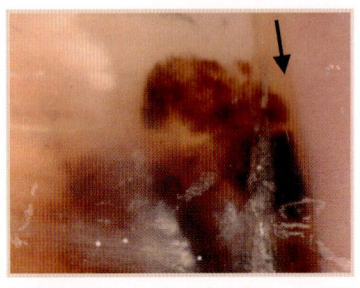

初診時のダーモスコピー所見．色素斑が後爪郭から遊離し始めている（矢印）．

（梅林芳弘）

Diagnostic Pearl

爪の黒色斑＋赤みを帯びている
＋基部に蟠（わだかま）っている＋後爪郭から遊離している
↕
爪甲下血腫

Part4 主に下肢

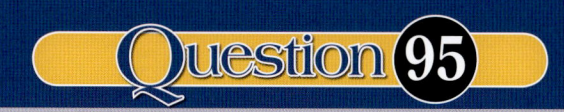

Question 95

小趾の発赤・腫脹

Clue 68歳，男性．入浴で痛みが増悪する．血小板血症にて通院中．

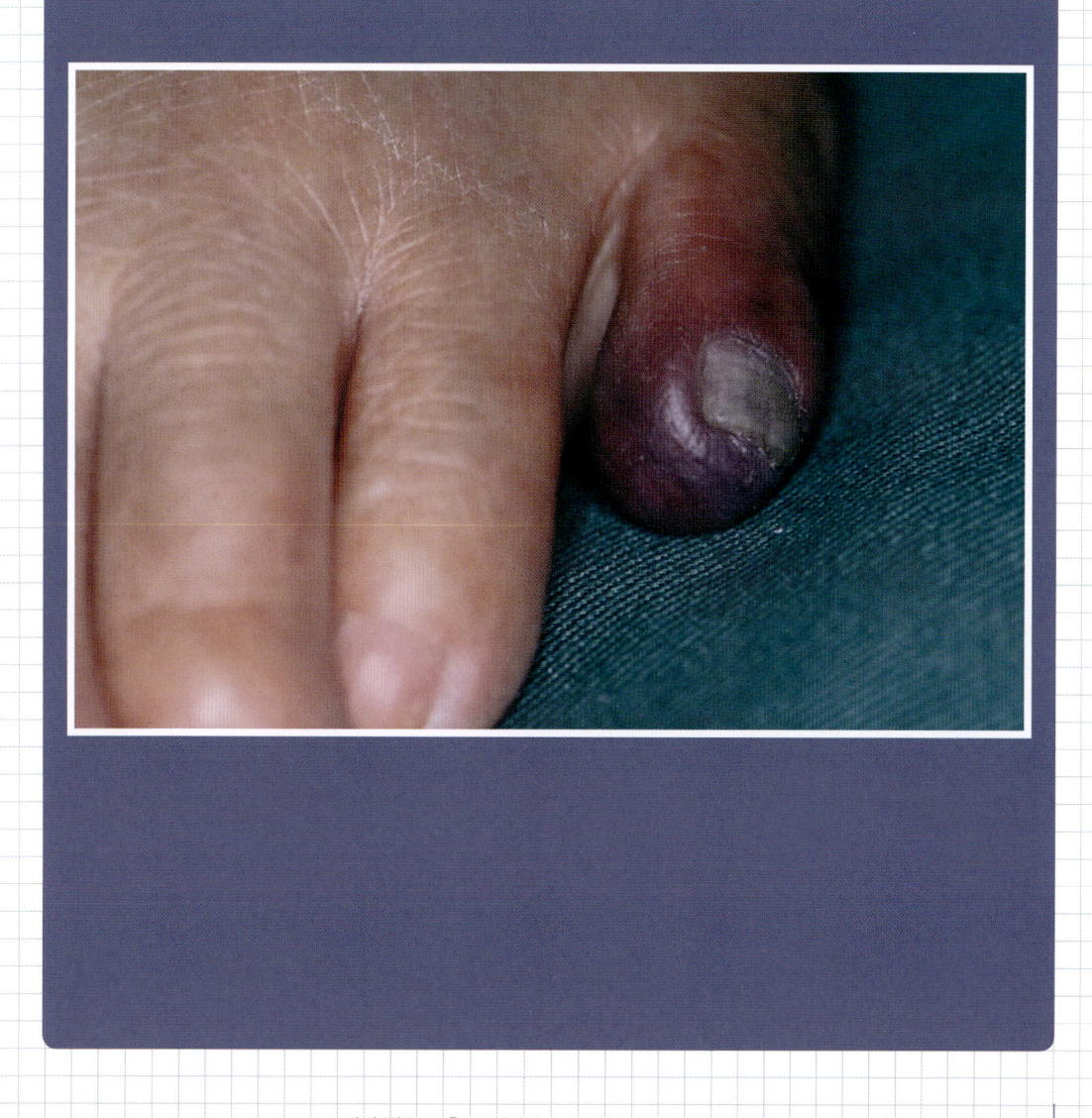

Answer 95

皮膚紅痛症
(erythromelalgia)

　皮膚紅痛症は，四肢末端の発作性疼痛，発赤，局所皮膚温の上昇の3つを主徴とする疾患である．発症のcritical pointは32〜36℃に存在し，温熱により増悪，冷却により軽快するのが特徴である．両側性に見られることが多いが，片側性で一つの指趾に限局することもある[1]．

　皮膚紅痛症は，原発性と基礎疾患を有する続発性に分けられる．続発性皮膚紅痛症の基礎疾患としては，血小板血症が最多であり，その他，真性多血症，糖尿病などの報告がある[2]．

　皮膚紅痛症の治療は，NSAIDsが有効と記載されていることが多い．一方，血小板血症では血小板機能の障害があり，NSAIDsが出血傾向を助長することがある．したがって，血小板血症に続発する皮膚紅痛症では，NSAIDsの投与に慎重であらねばならない．

写真は文献3から引用，改変．

文献

1) Mortimer PS, Burnand KG, Neumann HAM: Rook's Textbook of Dermatology 8th ed., Wiley-Blackwell, Chichester, 47.9, 2010
2) 守屋美佳子，梅林芳弘：皮膚臨床 45: 518, 2003
3) 梅林芳弘：日本醫事新報 4410: 49, 2008

（梅林芳弘，伊藤美佳子）

Diagnostic Pearl

四肢末端の発赤＋温熱による疼痛増強＋血小板血症
⇕
皮膚紅痛症

Part 4 主に下肢

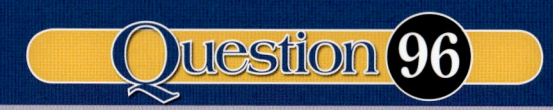

Question 96

足趾の爪が変形

Clue 1歳，男児．生まれつきあると．

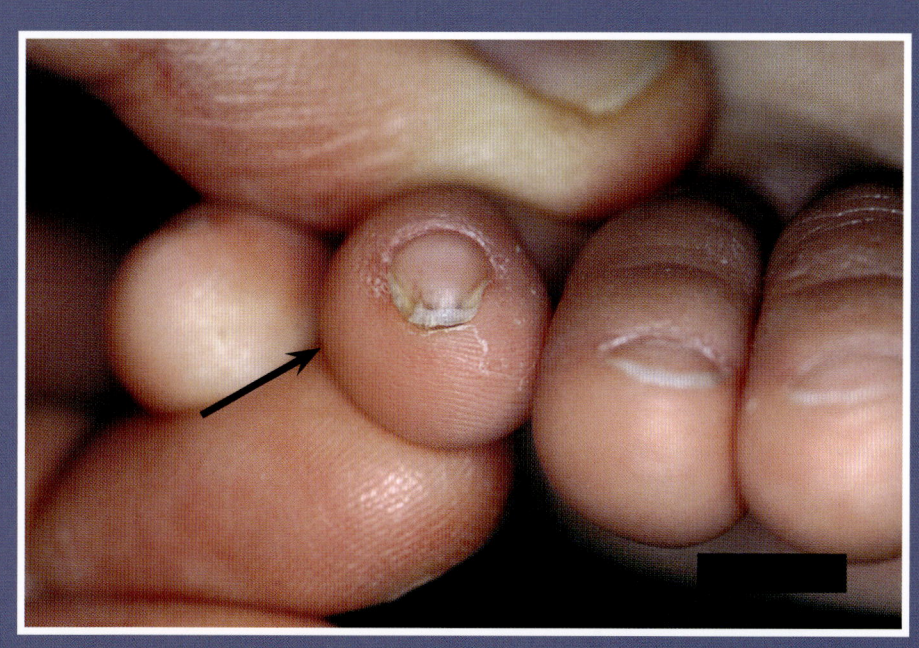

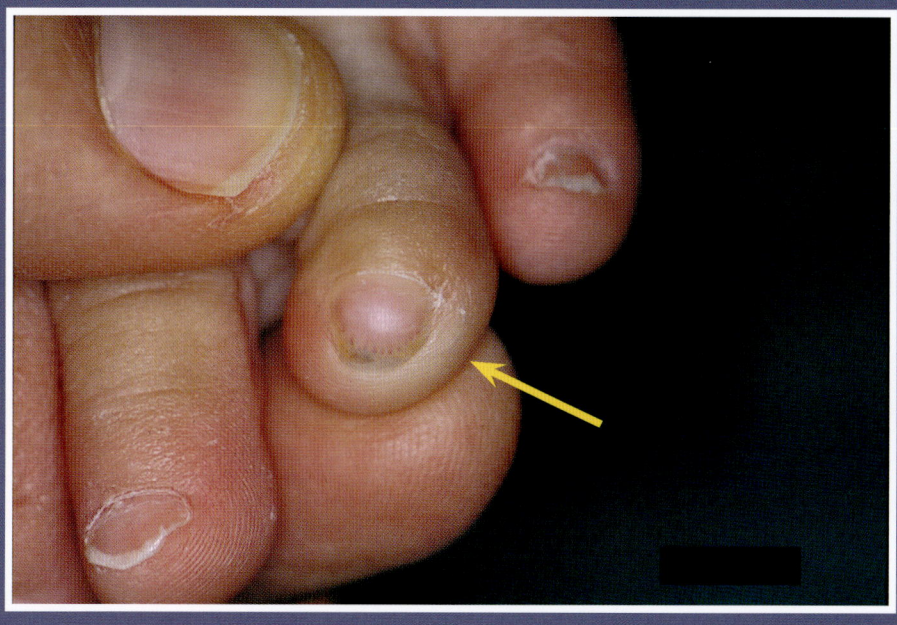

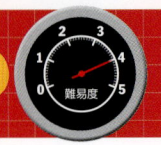

Answer 96

congenital curved nail of the fourth toe
（先天性第4趾爪甲前方彎曲症）

　congenital curved nail of the forth toe は，先天性に，第4趾の爪が前方に彎曲しているもので，1991年 Iwasawa らが5例をまとめて報告したのが嚆矢である．その後蓄積された報告はほとんど邦人例，その他も台湾人[1]や韓国人[2]の報告で人種的偏りがある．

　本症は同胞例がかなりあり，遺伝的疾患であることが示唆されている．また，片側の例の報告もあるが，大部分は両側性である．第4趾末節骨の低形成を伴うことが知られており，骨・軟部組織の異常が本態で，爪の変形は二次的なものではないかとも推測されている[3]．

　本症を知らない場合は，恐らく診断は困難であるが，逆に，一度でも聞いたことがあれば，まさに snap diagnosis で診断可能である．

　なお，本症は「Diagnostic Pearl」で示した診断パターンがそのまま病名である．

写真は文献4から引用，改変．

文献

1) Lin YC, Wu YH, Scher RK: Pediatr Dermatol 24: 380, 2007
2) Choi YH, Song CH, Lee JS: Ann Dermatol 25: 133, 2013
3) Yotsumoto S, Kanzaki T: J Am Acad Dermatol 40: 124, 1999
4) 伊藤周作, 梅林芳弘：皮膚臨床 42: 668, 2000

（梅林芳弘，伊藤周作）

Diagnostic Pearl

生まれつき第4趾の爪が彎曲
⇕
congenital curved nail of the fourth toe

Part 4 主に下肢

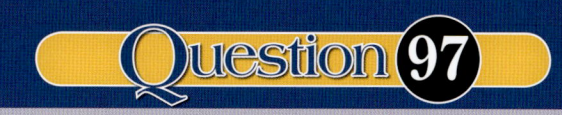

Question 97
足底の小結節

Clue 66歳，男性．10年前からある．直径9mm．

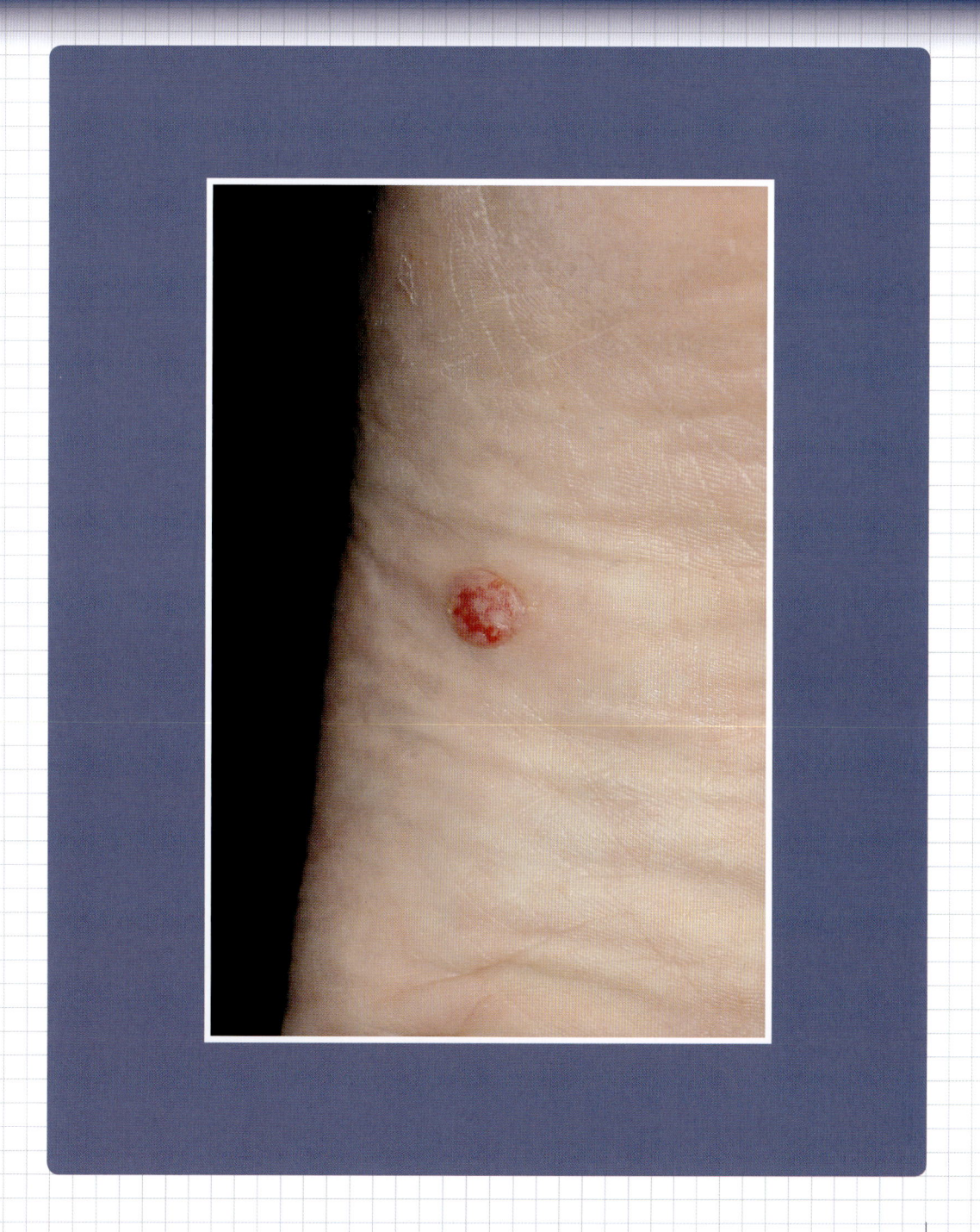

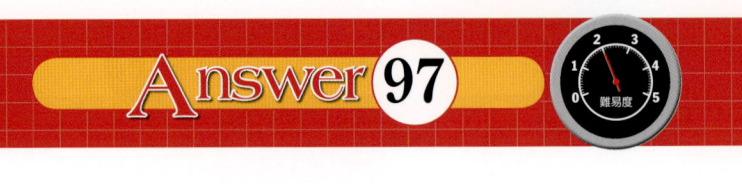

Answer 97

poroma
（汗孔腫）

　poroid cell neoplasms（poroma）421例中，正しく臨床診断されていたのは30例（7.1％）に過ぎず，もっとも多かった臨床診断名は「皮膚腫瘍」次いで「脂漏性角化症」であったという[1]．したがって，何だかわからないけれど「皮膚腫瘍」として，あるいは体幹においては「脂漏性角化症」の診断で切除し，組織標本で初めてporomaであることに気づく，というパターンが多いということになる．しかし，これをくり返していると，やがてporomaと診断できる（少なくとも，診断仮説を立てられる）ようになるのでは，と期待されるので，その機微を探ってみたい．

　poromaは，下肢，とくに足に好発する（上記の統計では，下肢が43％，足が23％）．広基性・有茎性で「餅を置いたような」と表現される．色調は淡紅色，「餅」に引っ掛けていうと桜色である（葉っぱに包まれていない「桜餅」）．大きさの平均は8.2 ± 5.0 mm[1]である．

　足底の腫瘍では，脂漏性角化症と基底細胞癌はまず除外される．足底の色素性母斑はほとんどClark母斑[2]だから，「餅のような」腫瘍なら否定的である．

　足底でも生じうる腫瘍としては有棘細胞癌や血管拡張性肉芽腫があるが，好発部位ではないし，後者は桜色より鮮やかな紅色を呈することが多い．poroma同様，足底に好発するのは疣贅と悪性黒色腫であるが，前者は荷重部では隆起しがたいから，結局，鑑別診断としては無色素性の悪性黒色腫（amelanotic melanoma ☞ Q02）が残ることになろう．病変の対称性・大きさ・増大速度などから鑑別する．足底なので擦られびらん化することはあっても，poromaは基本的に印象が「綺麗」である．

　もちろん，生検・切除により病理組織学的に診断を確定する必要がある．

●文献

1) 伊藤慶悟，安齋眞一，木村鉄宣：日皮会誌 118: 3069, 2008
2) 村澤章子，木村鉄宣：日皮会誌 112: 1593, 2002

（梅林芳弘）

Diagnostic Pearl

足底＋桜餅のような結節
↕
poroma

Part 4 主に下肢

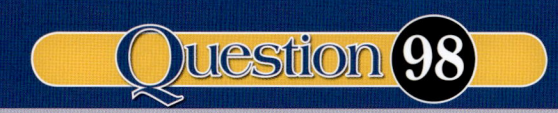

Question 98
足底の結節

Clue 44歳，男性．糖尿病性腎症にて血液透析中．網膜症，神経障害もある．1年以上前から左足底に結節が出現し，難治である．

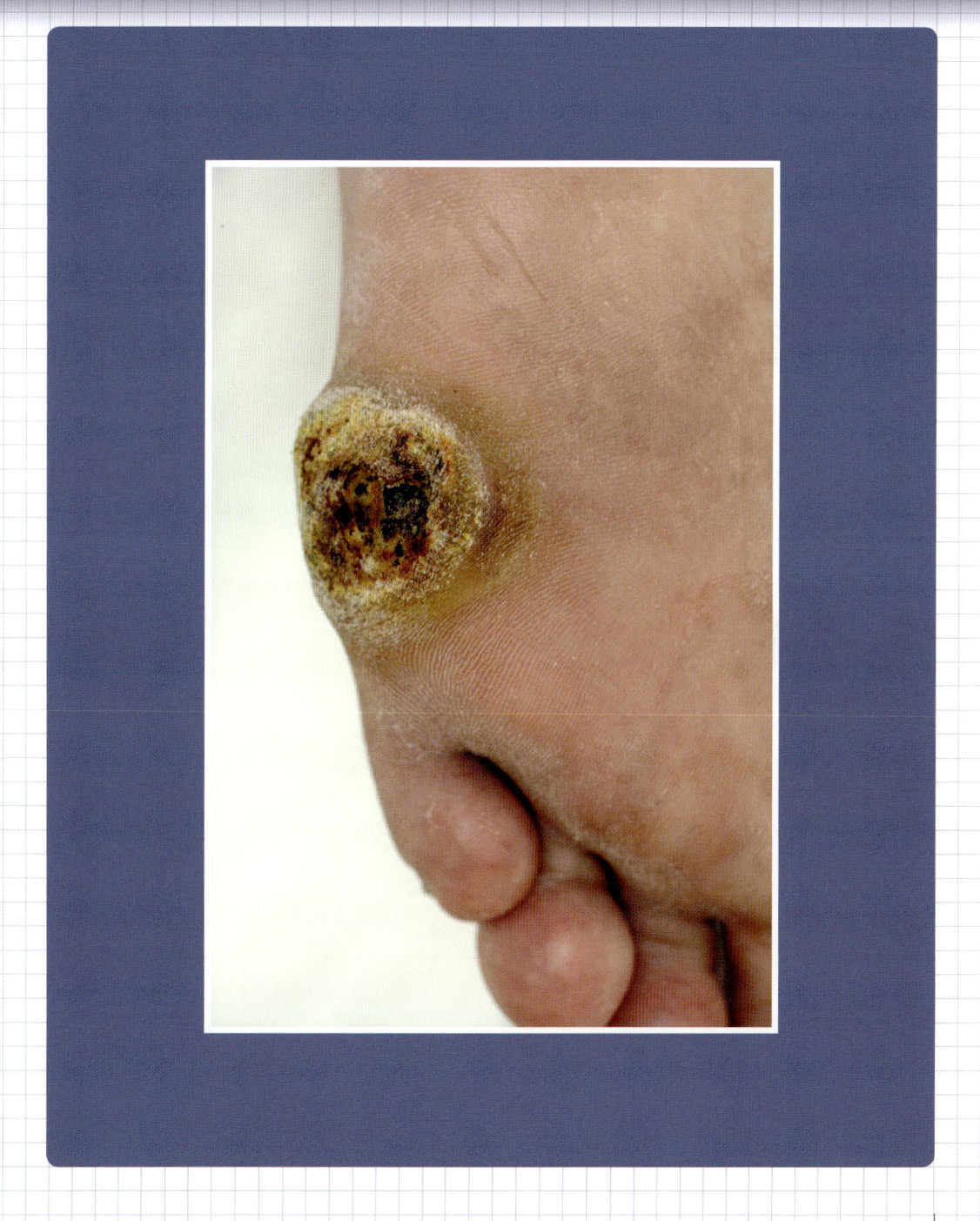

Answer 98

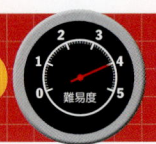

verrucous skin lesions on the feet in diabetic neuropathy

verrucous skin lesions on the feet in diabetic neuropathy（VSLDN）は，糖尿病性神経障害を有する患者の足に生じた反応性の疣贅状病変である．

VSLDNの表皮は，角質増生と乳頭腫症を伴う過形成を来している．厚くなった角質だけをみていると一見，胼胝様である．これを削っていくと，乳頭腫症があるため点状出血が現れる（下図）．これを診断根拠として足底疣贅と間違われ，冷凍療法を施行されることもある．背景に糖尿病があり，知覚障害部位に機械的刺激が慢性的に加わって発症する，という機序を考えれば想像つくように，本症に冷凍療法は奏効しない．

VSLDNの角質を削っていくと，中央は浸軟した潰瘍となっていることが多い．周囲の皮膚は庇の様に潰瘍に覆いかぶさり，小さいポケット状を呈する．これだけをみると糖尿病性潰瘍であり，足底疣贅とはまったく異なる．細菌感染を来すことも多く，本例では潰瘍から *Enterococcus faecalis*, *Escherichia coli* が検出された．

もっともむずかしいのは疣状癌（verrucous carcinoma of the foot ＝ epithelioma cuniculatum）との鑑別である．本例では生検により疣状癌を否定したが，もともと疣状癌は異型性が乏しいのが特徴であり，生検してもなお鑑別困難なこともある．

VSLDNの局所療法は，潰瘍を囲繞する「庇」を外しポケットを開放するように削りこんだうえに，抗菌作用のある潰瘍治療薬（カデックス軟膏など）を外用する．これで軽快に持ち込めれば，疣状癌は否定的である．

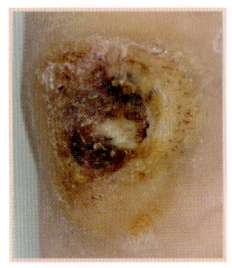

削ったところ

● 文献

1) van Lohuizen CHJ et al: Acta Derm Venereol (Stockh) 3: 202, 1922
2) 富沢尊儀ほか：皮膚臨床 18: 459, 1976

（梅林芳弘）

Diagnostic Pearl

糖尿病性神経障害＋足底＋胼胝様病変＋潰瘍
⇅
verrucous skin lesions on the feet in diabetic neuropathy

Part 4 主に下肢

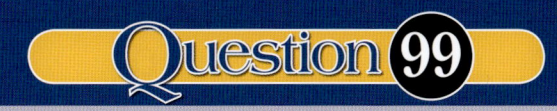

Question 99

足が痛い

Clue 76歳,女性.結節性紅斑の既往あり.2011年3月11日,仙台滞在中に被災し長い距離を歩き回った.9日後,足底(矢印のあたり)が痛くなってきた.

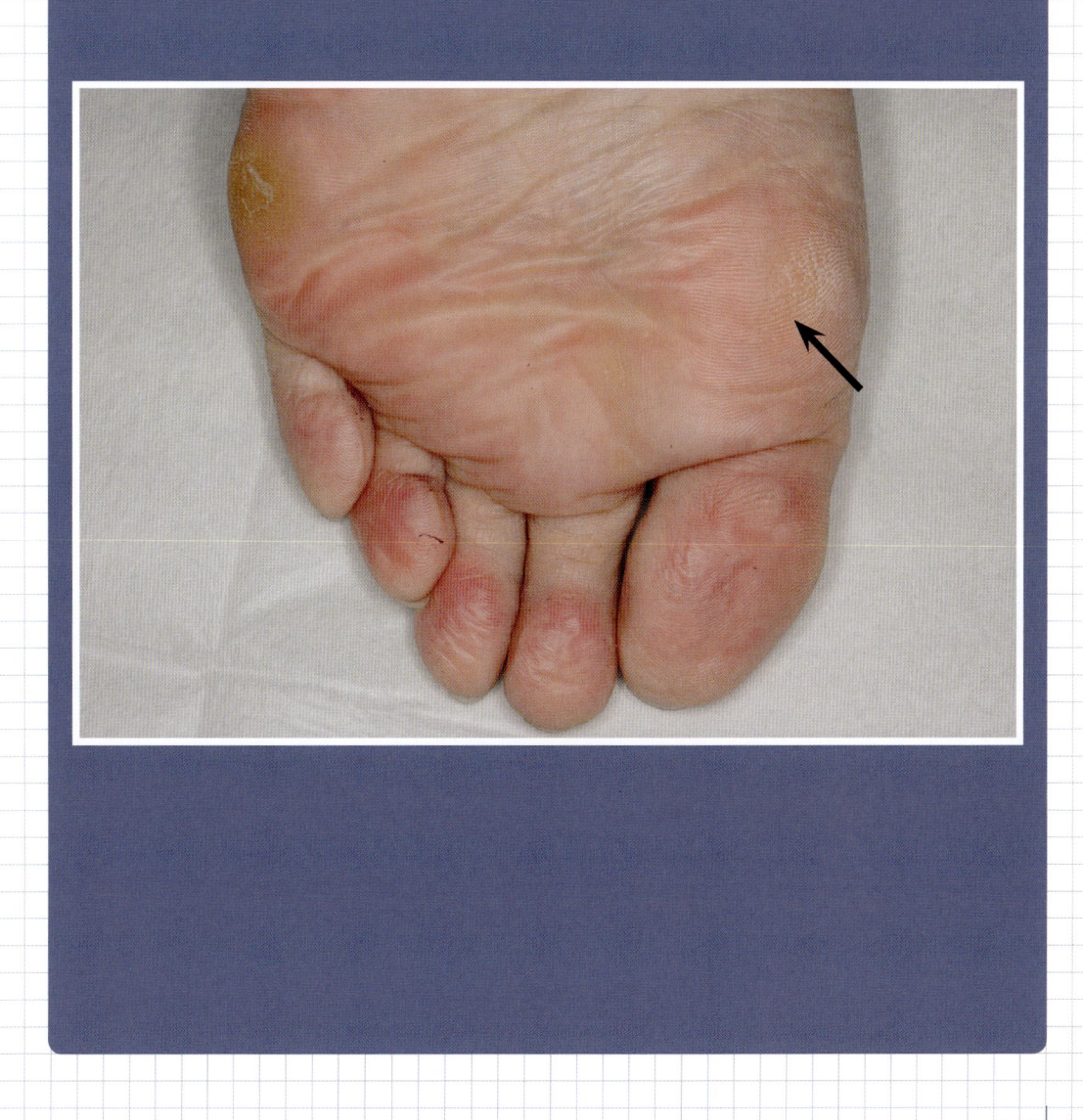

Answer 99

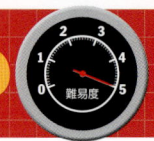

母趾種子骨障害

　種子骨は，通常，母趾の中足骨頭の足底側に2個存在する（下図）．ここは中足骨頭の接地部位に当たるので，外傷や長時間歩行などの負荷によって障害を来たしやすい．これを母趾種子骨障害と総称する．総称だからその病態としてはさまざまなものを含んでいるが，分裂種子骨や骨折であればX線で異常所見がある．異常がなければ，種子骨周囲の軟部組織に炎症を来したもの（種子骨炎）である．

　本症はスポーツ選手に多いが，本例のように長距離を歩き回っても生じる．通常，皮膚科を受診しないが，本例はたまたま結節性紅斑の既往があり，症状（圧痛）が似ているため患者本人が結節性紅斑の再燃を疑って受診したものである．本症を知っていれば，余計な生検や投薬を避けることができるだろう．

　本症の症状は痛みが主で腫脹などの所見は軽度なことが多いとされている[1]．本例でも腫脹は軽度で疼痛が前面に出ていた（写真は便宜的に圧痛の位置を示したもので本例のものではない）ため，整形外科受診を勧めることにした．なぜなら，皮疹がなく瘙痒のみあるものは「皮膚瘙痒症」であるのに対し，皮疹がなく疼痛のみあるものについては「皮膚疼痛症」などという呼び名はなく「「皮膚紅痛症」ならある（☞Q95）」，帯状疱疹後神経痛を除いて皮膚疾患でないことが多いからである．

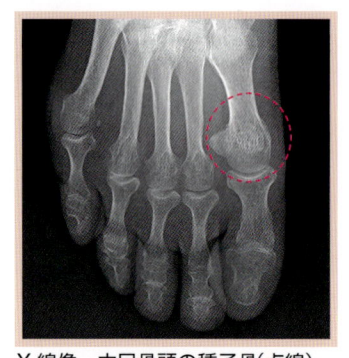

X線像．中足骨頭の種子骨（点線）

● 文献

1) 宇佐見則夫：J Clin Rehabil 14: 1138, 2005

（梅林芳弘）

Diagnostic Pearl

足の酷使 ＋ 母趾球底面の痛み ＋ 皮膚に著変なし
↕
母趾種子骨障害

Part 4 主に下肢

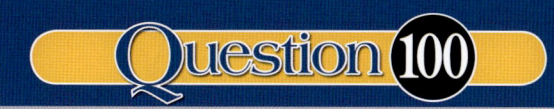

Question 100
尿バッグの着色

Clue 93歳，女性．認知症でふだんは寝たきり．いつも便秘気味とのこと．

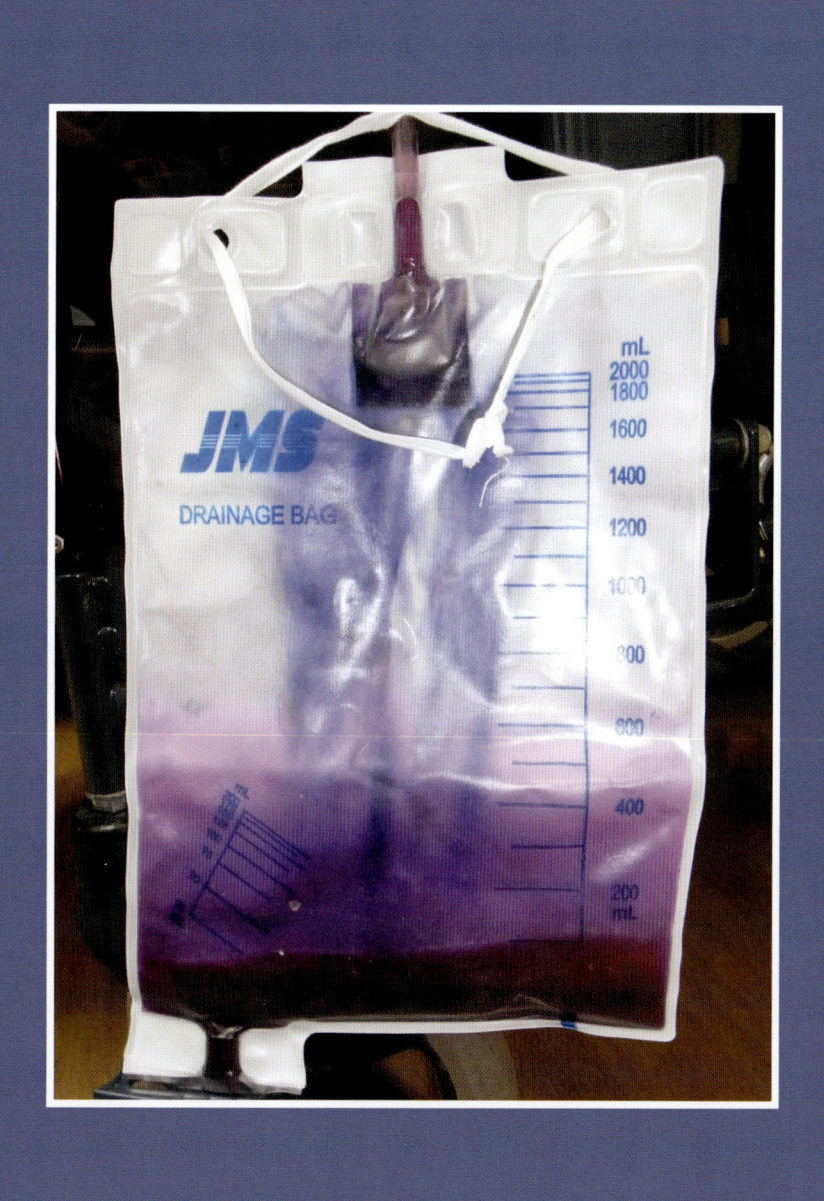

Answer 100

紫色尿バッグ症候群
(purple urine bag syndrome)

　皮膚病ではないではないかと言われそうであるが，視て診断するのを旨とする皮膚科医であれば，尿バッグの異常にも興味をそそられるであろうと思い出題した．

　皮膚科医がよく見る尿の色調変化としては，重症熱傷のヘモグロビン尿・ミオグロビン尿（赤〜褐色），メラノーマのメラニン尿（黒），センチネルリンパ節生検で使った色素排出による青色尿などがあげられるが，写真の色調はそのいずれでもなく紫である．これを紫色尿バッグ症候群(purple urine bag syndrome)といい，日本では1993年から報告されるようになった．

　寝たきりの状態で，とくに慢性便秘や尿路感染症があると生じやすい．その発生機序は以下のように考えられている[1]．すなわち，①異常増殖した腸内細菌が便中のトリプトファンをインドールに分解する．②吸収されたインドールは肝臓でインジカンとなり尿中に排泄される．③尿中の細菌により，インジカンは不溶性のインジゴ（青）とインジルビン（赤）に変化する．④これらの色素がチューブと尿バックに沈着して紫色を呈する（トリプトファン-インジゴ仮説）．

● 文献

1) 宗岡克政ほか：日老医誌 45: 511, 2008

（梅林芳弘）

Diagnostic Pearl

尿バッグが紫色に着色＋寝たきり患者
⇅
紫色尿バッグ症候群

Snap diagnosis トレーニングのための参考図書案内

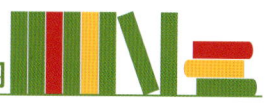

　写真を見て診断を想起する，というトレーニングには，いろいろな雑誌の企画や書籍が利用できる．その際，注意すべき点について，幾つか列挙してみたい．

① 写真のページに診断が掲げられていないものがよい．一般に，図譜（アトラス）は同一ページに疾患名が書いてあることが多い．その様な図譜を利用する場合は，疾患名を付箋等で隠し，写真を見て診断がすらすら出てくるようになった時点で剥がしていく，など工夫するとよい（右図）．

② 解答は同一ページでなければ，裏ページにあるか，巻末にまとめられているのが普通である．問題ページの裏に解答がある方がさくさく進むが，眼光紙背に徹するほど熟考すると，文字通り裏の解答が透けて見えることがあるので注意が必要である．

③ 余り考え込まず，すぐに解答を見た方がよい．そのかわり，1回見て終わりにせず，写真を見て診断がすぐに出てくるようになるまで，くり返しトレーニングすることである．

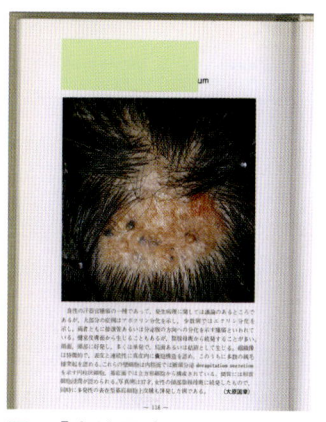

④ くり返し行うためには，1〜数例の雑誌連載ものよりも，多数例をまとめた特集号，あるいは書籍がよい．書籍は絶版も多いが，ネットを利用すればほとんど入手可能である．以下，紹介する．

③の「実地医家のための部位別皮膚病図譜」（大原國章先生の項目）．許可を得て転載．診断トレーニングのため，疾患名に付箋を貼っている．

◼ 日経メディクイズ（日経BP社）

(1) 皮膚　日常診療篇 (1988)

　50例．症例写真は年齢ごとに並べられている．解答は巻末にまとめられているが，疾患カテゴリごとの配置にして，次の問題の診断が視界に入らないように工夫されている．

(2) 皮膚の基本診療　治療篇 (1993)

　50例．日常診療篇 (1988) と同じく年齢順に並んでいる．診断は多肢選択式になり，解答は問題ページの裏に移動した．残念ながら透けて見えるものがある．

(3) 皮膚の診かた篇 (1998)

　50例．意匠は基本的に治療篇 (1993) と同じ．

(4) 皮膚　診療の基本 (2004)．

　60例．CD-ROM版で，比較的高価．電子媒体なので，解答が透けて見える心配はなくなった．

(5) 皮膚　鑑別診断の基本 (2012)．

　60例．この最新刊では，配置が部位別に変更された．

2 Diagnostic picture tests（Mosby-Wolfe）

このシリーズは洋書だが，英文が簡潔なので読むのに苦労しない（洋書を読み終えたという満足感も得られる）．

(1) Diagnostic picture tests in dermatology（1986）

171例と，日経メディクイズより症例数が多い．配置はランダム．解答は巻末に出題順に並べられている．見開き2ページ（2～4例）ずつやり進めていくのがいいと思う．筆者はこれでDegos病（☞ Q38）を覚えた．

(2) Diagnostic picture tests in pediatric dermatology（1994）

188例．配置等，基本的に上と同じ．

(3) Diagnostic picture tests in clinical dermatology（1995）

200例．

3 実施医家のための部位別皮膚病図譜〔Ⅰ〕～〔Ⅲ〕（日本シェーリング，1999）

526例．非売品なので，頒布はバイエル薬品株式会社インテンディス事業部に問い合わせる．図譜であり，問題 - 解答という形式をとっていない．写真の上方に掲げられている疾患タイトルを付箋等で被う作業を行えば，問題集として応用できる．Q07のsyringocystadenoma papilliferumは，入局して半年以内に診た症例であるが，この本を使った上述のトレーニングで，すぐに診断が思い浮かんだ．

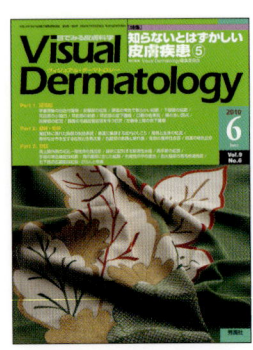

4 Visual Dermatology 「知らないとはずかしい皮膚疾患」①～⑤（学研メディカル秀潤社，2006～2010）

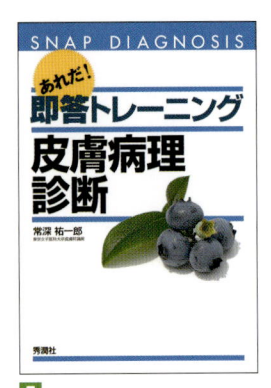

計136例．疾患は部位別に配置，解答は裏であるが，透けないように配慮されている．症例は部位別3分冊で単行本化されているが，こっちはまず疾患名が明示される図譜の形式をとっているため，snap diagnosisのトレーニングには雑誌版の方が使いやすい．なお，本シリーズの「番外編」（2011）60例が本書の「前身」である．

5 あれだ！ 即答トレーニング 皮膚病理診断（学研メディカル秀潤社，2013）

67例．皮膚病理を対象としている点では類書がない．

6 あらゆる診療科で役立つ皮膚科の薬 症状からの治療パターン60（羊土社，2013）

60例．5択で治療法を答える形式であるが，診断トレーニングとしても使える．疾患は本書より一般医向けのものを選んである．

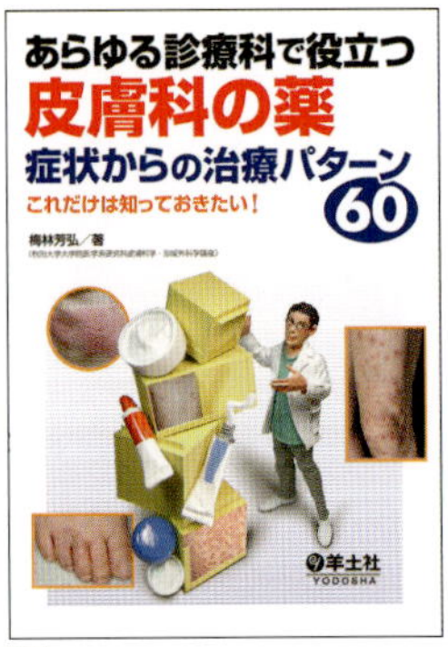

解答一覧

Part 1　頭頸部　　　　　　　　　　　　　　　　　　　　　　　　　　　　難易度※

頁		疾患名	難易度
16	Answer❶	血管肉腫 (angiosarcoma)	★★
18	Answer❷	amelanotic melanoma（無色素性黒色腫）	★★★
20	Answer❸	ケルスス禿瘡 (kerion celsi)	★★
22	Answer❹	Cronkhite-Canada症候群	★★★★
24	Answer❺	脳回転状皮膚 (cutis gyrata)	★
26	Answer❻	先天性皮膚欠損症 (aplasia cutis congenita)	★★
28	Answer❼	syringocystadenoma papilliferum（乳頭状汗管嚢胞腺腫）	★
30	Answer❽	帽状腱膜下脂肪腫 (subgaleal lipoma)	★
32	Answer❾	霰粒腫 (chalazion)	★★★
34	Answer❿	顔面播種状粟粒性狼瘡 (lupus miliaris disseminatus faciei)	★
36	Answer⓫	lichen planus-like keratosis（扁平苔癬様角化症）	★
38	Answer⓬	dermoid cyst（皮様嚢腫）	★★
40	Answer⓭	結節性硬化症 (tuberous sclerosis)	☆
42	Answer⓮	日光角化症 (solar keratosis)	★
44	Answer⓯	酒皶様皮膚炎 (rosacea-like dermatitis)	★★
46	Answer⓰	Darier病	★★★★
48	Answer⓱	trigeminal trophic syndrome	★★★★
50	Answer⓲	進行性顔面片側萎縮症 (progressive facial hemiatrophy)	★★★
52	Answer⓳	pseudocyst of the auricle（耳介偽嚢腫）	★
54	Answer⓴	granuloma fissuratum	★★★★
56	Answer㉑	mucous cyst of the oral mucosa（口粘膜粘液嚢腫）	☆
58	Answer㉒	atopic labial melanosis（アトピー性口唇メラノーシス）	★★★
60	Answer㉓	外歯瘻 (external dental fistula)	★★
62	Answer㉔	弾性線維性仮性黄色腫 (pseudoxanthoma elasticum)	★
64	Answer㉕	亜鉛欠乏症 (zinc deficiency)	★★★
66	Answer㉖	上大静脈症候群 (superior vena cava syndrome)	★★★★

Part 2　上肢・体幹　　　　　　　　　　　　　　　　　　　　　　　　　　難易度※

頁		疾患名	難易度
70	Answer㉗	digital mucous cyst（指趾粘液嚢腫）	☆
72	Answer㉘	接触皮膚炎 (contact dermatitis)	★
74	Answer㉙	「掻き癖」による皮膚炎	★★★★
76	Answer㉚	鎮痛薬による固定薬疹	★★

※難易度の★の目安は，p.4-5「緒言」を参照してください．

78	Answer 31	癌の末節骨転移 (distal phalangeal metastasis)	★★★
80	Answer 32	遺伝性対側性色素異常症 (dyschromatosis symmetrica hereditaria)	★★
82	Answer 33	手足症候群 (hand-foot syndrome)	★★★
84	Answer 34	続発性稗粒腫	★
86	Answer 35	稗粒腫様特発性皮膚石灰沈着症 (milia-like idiopathic calcinosis cutis)	★★★★
88	Answer 36	スポロトリコーシス (sporotrichosis)	★
90	Answer 37	先天性血管拡張性大理石様皮斑 (cutis marmorata telangiectatica congenita)	★★
92	Answer 38	Degos病	★★
94	Answer 39	coma blister (昏睡性水疱)	★★
96	Answer 40	皮膚筋炎に伴う石灰沈着	★★
98	Answer 41	上腕二頭筋長頭腱断裂	★★★★★
100	Answer 42	toxic shock-like syndrome	★★★
102	Answer 43	mastocytosis (肥満細胞症)	★★★
104	Answer 44	rapidly involuting congenital hemangioma	★★★★
106	Answer 45	色素性痒疹 (prurigo pigmentosa)	★
108	Answer 46	乳癌 (breast cancer)	★★★
110	Answer 47	丹毒 (erysipelas)	★★★
112	Answer 48	ツツガムシ病	★★
114	Answer 49	造影剤による薬疹	★★★
116	Answer 50	先天性絞扼輪症候群 (congenital constriction ring syndrome)	★★★★

Part 3　体幹・陰部・臀部

難易度※

120	Answer 51	寄生虫妄想 (delusion of parasitosis)	★★
122	Answer 52	体部白癬 (tinea corporis)	☆
124	Answer 53	シイタケ皮膚炎	★
126	Answer 54	acquired reactive perforating collagenosis (後天性反応性穿孔性膠原症)	★★
128	Answer 55	形質細胞増多症 (plasmacytosis)	★★★★
130	Answer 56	光沢苔癬 (lichen nitidus)	★
132	Answer 57	erythema papulatum centrifugum (遠心性丘疹性紅斑)	★★★
134	Answer 58	papillomatose confluente et réticulée (融合性細網状乳頭腫症)	★★★
136	Answer 59	(神経線維腫症1型に伴う) びまん性神経線維腫内の出血	★★
138	Answer 60	鼠径ヘルニア (inguinal hernia)	★★★★
140	Answer 61	臍石 (omphalith)	★
142	Answer 62	尿膜管遺残症	★★★
144	Answer 63	臍ヘルニア (umbilical hernia)	★★★★
146	Answer 64	硬化性萎縮性苔癬 (lichen screlosus et atrophicus)	★
148	Answer 65	後天性リンパ管腫 (acquired lymphangioma)	★

150	Answer 66	verruciform xanthoma（疣状黄色腫）	★★
152	Answer 67	nonvenereal sclerosing lymphangitis of the penis（陰茎非性病性リンパ管炎）	★★
154	Answer 68	nevus lipomatodes superficialis（表在性脂肪腫性母斑）	★
156	Answer 69	erythema ab igne（温熱性紅斑）	★
158	Answer 70	タオルメラノーシス	★★
160	Answer 71	毛巣洞（pilonidal sinus）	★
162	Answer 72	coccygeal pad	★★★
164	Answer 73	臀部角化性苔癬化皮膚（gluteal hyperkeratotic lichenificated skin）	★★★
166	Answer 74	術後臀部皮膚障害	★★★
168	Answer 75	細胞増殖型青色母斑（cellular blue nevus）	★★★★
170	Answer 76	坐骨部滑液包炎	★★★★

Part 4　主に下肢

難易度※

176	Answer 77	McCune-Albright症候群	★★★★
178	Answer 78	扁平コンジローマ（condylomata lata）	★★
180	Answer 79	nodular plexiform neurofibroma	★★★
182	Answer 80	平滑筋母斑（nevus leiomyomatosus）	★★
184	Answer 81	calciphylaxis	★★★
186	Answer 82	Stewart-Treves症候群	★★★
188	Answer 83	脛骨前粘液水腫（pretibial myxedema）	★
190	Answer 84	リポイド類壊死症（necrobiosis lipoidica）	★
192	Answer 85	ミノサイクリンによる色素沈着	★★★
194	Answer 86	elephantiasis nostras verrucosa	★★★★
196	Answer 87	pigmented pretibial patches（前脛骨部色素斑）	★★★
198	Answer 88	piezogenic pedal papules	★★★★
200	Answer 89	ガス壊疽（gas gangrene）	★★
202	Answer 90	ヒドロキシカルバミドによる下腿潰瘍	★★★
204	Answer 91	ケトプロフェン湿布薬による光接触皮膚炎	★★
206	Answer 92	acquired digital fibrokeratoma（後天性指被角線維腫）	★
208	Answer 93	爪下外骨腫（subungual exostosis）	★
210	Answer 94	爪甲下血腫（subungual hematoma）	★★
212	Answer 95	皮膚紅痛症（erythromelalgia）	★★★
214	Answer 96	congenital curved nail of the fourth toe（先天性第4趾爪甲前方彎曲症）	★★★★
216	Answer 97	poroma（汗孔腫）	★★
218	Answer 98	verrucous skin lesions on the feet in diabetic neuropathy	★★★★
220	Answer 99	母趾種子骨障害	★★★★★
222	Answer 100	紫色尿バッグ症候群（purple urine bag syndrome）	★★★★

索引

数字・記号
3つの「カン」・・・・・・74

欧文索引

A
acquired digital fibrokeratoma ・・・・・・206, 208
acquired lymphangioma ・・・・・・148
acquired reactive perforating collagenosis ・・・・・・126
AIUEOTIPS ・・・・・・68
ALP ・・・・・・64
amelanotic melanoma ・・・18, 216
angiosarcoma ・・・・・・16
aplasia cutis congenita ・・・・・・26
atopic labial melanosis ・・・・・・58

B
Becker 母斑 ・・・・・・182
benign lichenoid keratosis ・・・36
breast cancer ・・・・・・108
bursitis ・・・・・・170

C
calciphylaxis ・・・・・・184
Castleman 病 ・・・・・・128
CBN ・・・・・・168
cellular blue nevus ・・・・・・168
chalazion ・・・・・・32
Clark 母斑 ・・・・・・216
CML ・・・・・・202
coccygeal pad ・・・・・・162
coma blister ・・・・・・94
condylomata lata ・・・・・・178
confluent and reticulated papillomatosis ・・・・・・134
congenital absence of skin ・・・26
congenital constriction ring syndrome ・・・・・・116
congenital curved nail of the fourth toe ・・・・・・214
contact dermatitis ・・・・・・72
Cronkhite-Canada 症候群 ・・・22
cutis marmorata telangiectatica congenita(CMTC) ・・・・・・90

D
Darier 徴候 ・・・・・・102
Darier 病 ・・・・・・46
Degos 病 ・・・・・・92
delusion of parasitosis ・・・・・・120
dermoid cyst ・・・・・・38
diffuse plexiform neurofibroma ・・・180
digital mucous cyst ・・・・・・70
distal phalangeal metastasis ・・・78
Down 症候群 ・・・・・・86
drug-induced hypersensitivity syndrome(DIHS) ・・・・・・4
dumbbell 型増殖 ・・・・・・168

E
elephantiasis nostras verrucosa ・・・194
erysipelas ・・・・・・110
erythema ab igne ・・・・・・156
erythema papulatum centrifugum ・・・・・・132
erythromelalgia ・・・・・・212
external dental fistula ・・・・・・60

F
friction melanosis ・・・・・・158

G
gas gangrene ・・・・・・200
generalized eruptive syringoma ・・・130
gluteal hyperkeratotic lichenificated skin ・・・・・・164
granuloma fissuratum ・・・・・・54
Graves 病 ・・・・・・188
gyrus ・・・・・・24

H
hand-foot syndrome ・・・・・・82
hyroid dermopathy ・・・・・・188

K
kerion celsi ・・・・・・20
Köbner 現象 ・・・・・・126, 130
Koenen 腫瘍 ・・・・・・40, 206, 208
KOH 直接鏡検 ・・・・・・20, 122

L
Laugier-Hunziker-Baran 症候群 ・・・・・・58
lichen planus-like keratosis (LPLK) ・・・・・・36, 42
lichen screlosus et atrophicus (LSA) ・・・・・・146
livedo ・・・・・・156
lupus miliaris disseminatus faciei(LMDF) ・・・・・・34

M
malignant atrophic papulosis ・・・92
malignant blue nevus(MBN) ・・・168
mastocytosis ・・・・・・102
McCune-Albright 症候群 ・・・・・・176
milia-like idiopathic calcinosis cutis ・・・・・・86
Mondor 病 ・・・・・・152
mucous cyst of the oral mucosa ・・・・・・56
Münchhausen 症候群 ・・・・・・48

N
neurofibromatosis type 1 (NF1) ・・・・・・136, 180
nevus lipomatodes superficialis ・・・154
NICH ・・・・・・104
nodular plexiform neurofibroma ・・・180
nonvenereal sclerosing lymphangitis of the penis ・・・・・・152

O
omphalith ・・・・・・140

P
pachydermoperiostosis ・・・・・・24
papillomatose confluente et réticulée ・・・・・・134, 156
Parry-Romberg 症候群 ・・・・・・50
pearly penile papules ・・・・・・198
piezogenic pedal papules ・・・198
pigmented pretibial patches ・・・196
pilonidal sinus ・・・・・・160
plasmacytosis ・・・・・・128
poroma ・・・・・・216
PPP ・・・・・・196, 198
pretibial myxedema ・・・・・・188
Pringle 病 ・・・・・・40

progressive facial hemiatrophy … 50
prurigo pigmentosa … 106
pseudocyst of the auricle … 52
pseudoxanthoma elasticum … 62
pseudo-Darier 徴候 … 182
purple urine bag syndrome … 222
pustulosis palmaris et plantaris
　　　　　　　　　　　　… 198

— R —
rapidly involuting congenital
　　hemangioma（RICH）… 104
red herring … 138, 210
rosacea-like dermatitis … 44

— S —
scratch dermatitis … 124
Sister Mary Joseph 結節 … 140
smooth muscle hamartoma … 182
solar keratosis … 42
sporotrichosis … 88
Stevens-Johnson 症候群 … 64
Stewart-Treves 症候群 … 186
subcutaneous dermoid cyst … 38
subgaleal lipoma … 30
subungual exostosis … 208
subungual hematoma … 210
superior vena cava syndrome … 66
syringocystadenoma papilliferum … 210

— T —
tinea corporis … 122
toxic shock-like syndrome（TSLS）… 100
trigeminal trophic syndrome（TTS）… 48
tuberous sclerosis … 40

— U —
umbilical hernia … 144
urachal sinus … 142

— V —
venous lake … 56
verruciform xanthoma … 150
verrucous skin lesions on the feet in
　　diabetic neuropathy（VSLDN）… 218
VINDICATE!!! ＋ P … 68

— Z —
zinc deficiency … 64

和文索引

あ
亜鉛欠乏症 … 64
青みを帯びている … 192
悪臭 … 46, 194
悪性青色母斑 … 168
悪性萎縮性丘疹症 … 92
悪性腫瘍 … 66, 146
悪性末梢神経鞘腫瘍 … 136
握雪感 … 200
足の酷使 … 220
アトピー性口唇メラノーシス … 58
アトピー性皮膚炎 … 58
アブダクション … 114, 171, 172, 192, 202
網目状 … 80, 106, 156
アルゴリズム法 … 67

い
意識障害 … 94
易出血性 … 18
痛み … 180, 184, 212, 220
苺状血管腫 … 104
遺伝性対側性色素異常症 … 80
異物肉芽腫 … 32, 38
陰茎非性病性リンパ管炎 … 152

え
壊死性筋膜炎 … 200
演繹 … 171
炎症後色素沈着 … 58
遠心性丘疹性紅斑 … 132

お
黄色丘疹 … 62
温熱性紅斑 … 156

か
外頸静脈怒張 … 66
外歯瘻 … 60
疥癬 … 117, 120, 171
臥位で消失 … 138, 198
海綿状血管腫 … 104
夏季 … 46, 132
「掻き癖」による皮膚炎 … 74
下口唇粘膜側 … 56
過誤腫 … 40
ガス壊疽 … 200
仮説演繹法 … 117
家族歴 … 80
下腿潰瘍 … 202
滑液包炎 … 170
化膿性爪囲炎 … 78
化膿性病巣 … 60
カフェ・オ・レ斑 … 180
カフェ・オ・レ斑様 … 176
ガマ腫 … 56
痒み → 瘙痒
眼瞼 … 32
環状の皮疹 … 132
乾癬 … 117
関東・九州 … 88
癌の末節骨転移 … 78
顔面の片側の萎縮 … 50
顔面のびまん性浮腫 … 66
顔面播種状粟粒性狼瘡 … 34

き
黄色み … 190
寄生虫妄想 … 120, 171
基底細胞癌 … 28
基底細胞癌様 … 48
帰納 … 171
偽嚢腫 … 52
急速に拡大する壊死 … 184
境界明瞭 … 204
局所の外用薬 … 72
鋸歯状 … 176
亀裂 … 54

く
「くびれ」… 116
くり返す水疱形成 … 102
クリスマスツリー状 … 128
車椅子患者 … 170

け
脛骨前粘液水腫 … 188
形質細胞増多症 … 128
血圧低下 … 100
血管線維腫 … 40
血管肉腫 … 16
月経 … 76
血小板血症 … 202, 212
結節性硬化症 … 40, 206

結節性痒疹……………………126	紫色尿バッグ症候群……………222	接触皮膚炎……………44, 72, 166
ケトプロフェン湿布薬 …………204	指趾粘液嚢腫……………………70	線維性骨異形成…………………176
下痢………………………………22	指趾のような結節………………206	前脛骨部色素斑…………………196
ケルスス禿瘡……………………20	指趾末節の腫脹…………………78	尖圭コンジローマ………………148
限局性強皮症……………………50	四肢末端…………………………212	穿刺吸引…………………………52
腱断裂……………………………98	自然消褪（退縮）………104, 152	先天性血管拡張性大理石様皮斑 90
━━━ こ ━━━	脂腺母斑…………………………28	先天性血管腫……………………104
肛囲………………………………178	持続圧迫…………………………94	先天性絞扼輪症候群……………116
硬化性萎縮性苔癬………………146	肢端皮膚炎………………………64	先天性第4趾爪甲前方彎曲症 214
厚皮骨膜症………………………24	下顎………………………………60	先天性皮膚欠損症………………26
抗癌剤……………………………82	湿疹………………………………74	━━━ そ ━━━
抗痙攣薬…………………………4	舟状窩……………………………52	造影剤……………………………114
硬結………………………………96	皺襞………………………………24	爪下外骨腫………………………208
光沢苔癬…………………………130	酒皶様皮膚炎……………………44	爪甲下血腫………………………210
後天性指被角線維腫……………206	種子骨……………………………220	搔破………………………………120
後天性反応性穿孔性膠原症……126	数珠状・索状の皮下結節………180	搔破に一致した紅斑……………124
後天性リンパ管腫………………148	出血………………………………136	瘙痒………19, 36, 46, 106, 117,
高熱………………………………100	術後…………………148, 164, 166, 186	119, 122, 124, 126, 146
口粘膜粘液嚢腫…………………56	術後臀部皮膚障害………………166	続発性稗粒腫……………………84
骨腫………………………………30	漿液性丘疹………………………72	鼠径ヘルニア……………………138
骨髄増殖性疾患…………………202	常色丘疹…………………………148	━━━ た ━━━
骨病変……………………………176	掌蹠膿疱症………………………198	ダーモスコピー………150, 210
骨様硬……………………………208	上大静脈症候群…………………66	大小不同の紅斑…………………112
固定薬疹……………………76, 102	静脈湖……………………………56	帯状疱疹…………………………48
昏睡性水疱………………………94	上腕二頭筋長頭腱断裂…………98	苔癬型組織反応…………………36
━━━ さ ━━━	褥瘡………………94, 166, 170	大理石様皮斑……………………90
臍炎………………………………142	食道癌……………………………78	タオルメラノーシス……………158
臍石………………………………140	植皮………………………………72	他科受診中………………………114
臍ヘルニア………………………144	神経線維腫症1型 ……136, 180	多毛………………………160, 182
細胞増殖型青色母斑……………168	進行性顔面片側萎縮症…………50	担癌患者………………78, 82, 110
索状硬結…………………………152	腎障害……………………………126	単純疱疹…………………………76
桜餅のような結節………………216	真性多血症………………………202	弾性線維性仮性黄色腫…………62
坐骨部滑液包炎…………………170	蕁麻疹様紅斑……………………106	丹毒…………………………110, 186
刺し口……………………………112	━━━ す ━━━	丹毒様癌…………………………110
痤瘡様……………………………34	水疱症……………………………84	━━━ ち ━━━
左右対称性……………34, 44, 146	水疱様結節………………………70	知覚障害…………………………48
三叉神経領域……………………48	ステロイド外用薬……44, 122	中央白色萎縮性…………………92
霰粒腫……………………………32	ステロイド外用薬無効…………42	中心臍窩様………………………126
━━━ し ━━━	ステロイド紫斑…………………84	中毒疹……………………………114
シイタケ皮膚炎…………………124	スポーツ選手……………………220	鎮痛薬……………………………76
耳介偽嚢腫………………………52	スポロトリコーシス……………88	━━━ つ ━━━
色素性痒疹…………106, 134, 156	━━━ せ ━━━	土との接触………………………88
色素沈着型薬疹…………………192	脊椎麻酔後紅斑…………………166	ツツガムシ病……………………112
歯根部……………………………60	石灰沈着……………………96, 184	爪…………………………………210

強い痒み → 瘙痒	白色「丘疹」 84	母趾種子骨障害 220
て	白癬 122	ま
手足症候群 82	異型 122	マイボーム腺癌 32
徹底的検討法 67	炎症性 20	摩擦黒皮症 158
手の色素沈着 22	深在性 20	慢性膿皮症 160
デルマドローム 196	体部 122	み
てんかん発作 40	白癬菌性毛瘡 20	味覚異常 22
電気メス 166	パターン認識 117	ミカンの皮状 62, 188
伝染性軟属腫 130	発熱 112	水との接触 88
臀部角化性苔癬化皮膚 164	半球状結節 56	ミノサイクリン 192
臀裂 160, 166	ひ	ミノマイシン 112
と	光接触皮膚炎 204	脈管肉腫 186
冬季 156	非結核性抗酸菌症 88	む
透析患者 184	尾骨部 162, 164	無色素性黒色腫 18
頭頂部正中 26	火だこ 156	紫色尿バッグ症候群 222
疼痛 → 痛み	ヒドロキシカルバミド 202	め
糖尿病 126, 190, 196	皮膚筋炎 96, 124	眼鏡のフレーム 54
糖尿病性神経障害 218	皮膚紅痛症 212	メタ認知 67, 138, 174
突然 136	肥満細胞症 102	メラノーマ 210
飛び石状の結節 88	びまん性神経線維腫 136, 180	も
な	びまん性脱毛 22	毛細血管拡張性肉芽腫 18
内分泌異常 176	ヒューリスティック 171	毛巣洞 160
ナイロンタオル 158	ヒューリスティックバイアス 173	モルフェア様 190
に	表在性脂肪腫性母斑 154	問診 158
二次性 Paget 病 164	瘭疽 78	や
二重過程理論 117, 118	皮様嚢腫 38	薬疹 112, 114, 124
日光角化症 42	鼻翼欠損 48	ゆ
日光曝露 204	ふ	有茎性 150
乳癌 108, 110, 186	深そうな結節 38	融合性細網状乳頭腫症 134
乳頭状汗管嚢胞腺腫 28	腹水 144	疣状黄色腫 150
乳頭・乳房の陥凹 108	腐敗臭 200	疣状癌 218
尿バッグ 222	ブレオマイシン 124	疣状局面 194
尿膜管遺残症 142	分子標的薬 82	ら
認知バイアス 138	へ	落屑性紅斑 82
ね	平滑筋母斑 182	り
寝たきり患者 222	閉経後 146	リポイド類壊死症 190
捻髪音 200	胼胝様病変 218	利用可能性ヒューリスティック
の	扁平コンジローマ 178	138, 173
脳回 24	扁平苔癬様角化症 36	鱗屑 122
脳梗塞 94	ほ	リンパ浮腫 186, 194
は	蜂窩織炎 96, 186, 200	ろ
梅毒 178	帽状腱膜下脂肪腫 30	瘻孔 160
稗粒腫 84	疱疹性瘭疽 76	露光部 42
稗粒腫様特発性皮膚石灰沈着症 86	ホームズの推理法 171	

編著者略歴

梅林 芳弘（うめばやし よしひろ）

現職	秋田大学大学院医学系研究科皮膚科学・形成外科学講座 准教授
経歴	昭和62年3月　筑波大学医学専門学群卒業
	平成 5年4月　筑波大学臨床医学系助手
	平成 8年6月　日立総合病院主任医長
	平成14年5月　筑波大学臨床医学系講師
	平成16年7月　秋田大学医学部助（准）教授　現在に至る
主な専門分野	皮膚悪性腫瘍，皮膚病理組織学，皮膚アレルギー
主な著書	皮膚科学，第9版，金芳堂（共著）
	シンプル皮膚科学，南江堂（共著）
	あらゆる診療科で役立つ皮膚科の薬，症状からの治療パターン60，羊土社（単著）
資格	日本皮膚科学会認定皮膚科専門医，日本アレルギー学会認定専門医

皮膚科医の「見る技術」！一瞬で見抜く疾患100 ― Snap Diagnosis トレーニング帖 ―

2014年6月5日　第1版第1刷発行

編著者	梅林芳弘（うめばやしよしひろ）
発行人	須摩春樹
編集人	影山博之
（企画編集）	宇喜多具家
発行所	株式会社 学研メディカル秀潤社
	〒141-8414 東京都品川区西五反田2-11-8
発売元	株式会社 学研マーケティング
	〒141-8415 東京都品川区西五反田2-11-8
印刷・製本	株式会社 廣済堂

この本に関する各種お問い合わせ
【電話の場合】●編集内容については Tel. 03-6431-1211（編集部）
　　　　　　　●在庫，不良品（落丁・乱丁）については Tel. 03-6431-1234（営業部）
【文書の場合】〒141-8418　東京都品川区西五反田2-11-8
　　　　　　　学研お客様センター『皮膚科医の「見る技術」！一瞬で見抜く疾患100』係
【電子メールの場合】info@shujunsha.co.jp
　　　　　　　（件名『皮膚科医の「見る技術」！一瞬で見抜く疾患100』にて送信ください）

©Yoshihiro Umebayashi 2014 Printed in Japan.
●ショメイ：ヒフカイノミルギジュツイッシュンデミヌクシッカンヒャクスナップダイアグノーシストレーニングチョウ

本書を代行業者等の第三者に依頼してスキャンやデジタル化することは，たとえ個人や家庭内の利用であっても，著作権法上，認められておりません．
学研メディカル秀潤社の書籍・雑誌についての新刊情報・詳細情報は，下記をご覧ください．
　http://gakken-mesh.jp/

JCOPY 〈（社）出版者著作権管理機構委託出版物〉
本書の無断複写は著作権法上での例外を除き禁じられています．複写される場合は，そのつど事前に，
（社）出版者著作権管理機構（電話 03-3513-6969，FAX 03-3513-6979，e-mail: info@jcopy.or.jp）の許諾を得てください．

装幀	花本浩一（株式会社 麒麟三隻館）
DTP	鈴木千洋（麒麟三隻館）　三原聡子，梶田庸介（学研メディカル秀潤社 制作室）
協力	（有）ブルーインク　須川真由美

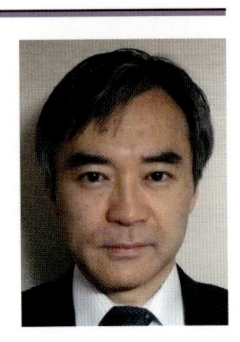